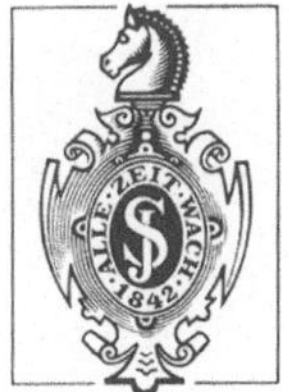

ALLE ZEIT WACHT
S
1842

Roland Schleiffer

Elternverluste

Eine explorative Datenanalyse zur Klinik
und Familiendynamik

Mit 17 Abbildungen und 93 Tabellen

Springer-Verlag Berlin Heidelberg New York
London Paris Tokyo

Priv.-Doz. Dr. med. Roland Schleiffer
Rheinische Landesklinik
Abteilung Kinder- und Jugendpsychiatrie
Kaiser-Karl-Ring 20

5300 Bonn

CIP-Titelaufnahme der Deutschen Bibliothek
Schleiffer, Roland: Elternverluste : e. explorative Datenanalyse zur Klinik u. Familiendynamik / Roland Schleiffer.
– Berlin ; Heidelberg ; New York ; London ; Paris ; Tokyo : Springer, 1988
ISBN-13: 978-3-540-19295-4   e-ISBN-13: 978-3-642-73727-5
DOI: 10.1007/978-3-642-73727-5

2119/3145-543210 Gedruckt auf säurefreiem Papier

Vorwort

Das Erlebnis, gleich zu Beginn meiner medizinischen Ausbildung von HORST EBERHARD RICHTER über die Bedeutung der Eltern-Kind-Beziehung für das seelische Wohlbefinden des Kindes aufgeklärt zu werden, hat sich im nachhinein als prägend erwiesen. Mittlerweile gehört es zum kinderpsychiatrischen Basiswissen, daß disharmonische Beziehungen in der Familie zu den bedeutsamsten pathogenen Wirkfaktoren für Kinder und Jugendliche gehören. Dieses familiendynamische Interesse bestimmte auch meine spätere Berufswahl und darüberhinaus auch das Thema meiner Habilitationsschrift, die hier in überarbeiteter und erweiterter Fassung vorgelegt wird.

Jahre später, während meiner Tätigkeit in einer kinderpsychiatrischen Klinikambulanz, machte auch ich die Erfahrung, daß Kinder, die einen Elternverlust erleiden mußten, überzufällig häufig dort als Patienten vorgestellt wurden. Es stellte sich daher die Frage, ob diesem Lebensereignis pathogene Bedeutung zukommt oder ob nicht doch weiterhin disharmonische Beziehungen der Eltern auch nach deren Trennung bestehen, die ihren pathogenen Einfluß fortsetzen.

Das ist das Thema der vorliegenden Arbeit, die aus 3 Teilen besteht. Im 1. Teil habe ich versucht, nicht so sehr einen Überblick über die Literatur im üblichen Sinne zu geben, zumal dies in Anbetracht der Überfülle an wissenschaftlichen Publikationen ein zu mühsames Unterfangen gewesen wäre. Vielmehr soll der Weg der wissenschaftlichen Beschäftigung mit dem in der Tat sehr alten Thema der Bedeutung von Elternverlusten für die kindliche Entwicklung rekonstruiert werden, ein Weg, der nicht nur einer wissenschaftlichen Logik folgt, sondern auch von soziokulturellen Einflüssen gestaltet wird.

Den empirischen Teil der Arbeit bildet die umfangreiche explorative Datenanalyse einer auslesefreien, ambulanten kinder- und jugendpsychiatrischen Klientel, die der Generierung von Hypothesen zur Bedeutung und etwaigen Pathogenität von Elternverlusten dient. Darüberhinaus ermöglicht diese statistische Untersuchung einen Einblick in die Arbeit einer ambulanten kinder- und jugendpsychiatrischen Institution.

Im abschließenden 3. Teil soll ein theoretisches Konzept entwickelt werden, das die Entwicklung der Beziehung des Kindes zu seinen Eltern auch nach deren Trennung ebenso nachzuzeichnen versucht wie die Gestaltung der elterlichen Paarbeziehung im Erleben des Kindes.

Die Durchführung der vorliegenden Arbeit wurde durch den uner-

warteten Tod meines verehrten früheren Chefs, Herrn Prof. Dr. H. HAR-
BAUER, nicht unerheblich erschwert, da ich nun allzu früh auf seine
väterliche Fürsorge und Unterstützung verzichten mußte. Um so mehr
war ich auf Helfer angewiesen, die die nun drohende wissenschaftliche
Isolation mildern halfen.

Danken möchte ich Herrn Prof. Dr. Dr. H. REMSCHMIDT, mit dem ich
den Aufbau der Arbeit durchsprechen konnte, und Prof. Dr. K. ABT
danke ich für geduldige Hilfen in statistischer Methodik. Teile der
Arbeit konnte ich mit Herrn Prof. Dr. S. MENTZOS und Prof. Dr. G. OVER-
BECK besprechen.

Zu besonderem Dank bin ich Herrn Dipl.-Psych. A. FISCHER von der
Psydata GmbH verpflichtet, von dem ich nicht nur propädeutischen
Unterricht in Datenverarbeitung erhielt, sondern der mir auch die
Datenverarbeitungsprozesse am dortigen Institut ermöglichte. Herrn
G. THOMAS von der Psydata danke ich für seine freundliche Hilfsbereit-
schaft bei der computergestützten Datenverarbeitung. Auch von Herrn
Dipl.-Psych. K. GEORGI von der Abteilung für Klinische Psychiatrie I (Lei-
ter: Prof. Dr. H. J. BOCHNIK) erhielt ich diesbezüglich wertvolle Hilfen. Die
loglineare Analyse der multivarianten Daten wurde von Herrn Dr.
H.-W. STEINBERG sowie von Herrn Dipl.-Psych. W. KRUMM vom Zentralinstitut für Seelische Gesundheit in Mannheim durchgeführt.

Die enorme Mühe der Textverarbeitung nahm Frau G. ANTHES aufop-
ferungsbereit auf sich.

Bedanken möchte ich mich auch bei den Mitarbeitern des Springer-
Verlages, insbesondere bei Frau Dr. OSTHOFF, für das mir gezeigte Interesse an der Fertigstellung dieses Buches und für die angenehme und
unkomplizierte Zusammenarbeit.

Nicht zuletzt danken möchte ich meiner Frau für ihre unermüdliche
Diskussionsbereitschaft und für die von ihr geleistete kritische Durch-
sicht des Manuskripts. Am meisten habe ich ihr jedoch dafür zu danken, daß sie es erfolgreich verstand, bei unseren beiden Kindern um
Nachsicht ob der zeitweise doch all zu sehr eingeschränkten Vaterver-
fügbarkeit zu werben.

Ihr sei diese Arbeit gewidmet.

Bonn, im August 1988   R. Schleiffer

Inhaltsverzeichnis

1 Einführung

In den letzten Jahren wird in der Kinder- und Jugendpsychiatrie in zunehmendem Maße neben den somatischen Faktoren auch sozialen, v.a. familiären Faktoren Bedeutung für das Zustandekommen psychischer Auffälligkeiten bei Kindern und Jugendlichen beigemessen. Dabei besteht eine breite Übereinstimmung darüber, daß es sich bei den die psychische Befindlichkeit der Kinder beeinträchtigenden Faktoren weit weniger um Einzelereignisse oder Traumen handelt, sondern eher um chronische intrafamiliäre Kommunikationsstörungen, die sich in der Regel aus elterlichen Querelen entwickeln.

Eine in letzter Zeit immer häufiger gewählte Möglichkeit, diese für die Kinder offensichtlich pathogene disharmonische Beziehung zwischen den Eltern zu beenden, besteht in deren Trennung.

Es stellt sich jedoch die Frage nach den Ursachen der bekannten Überrepräsentanz von Kindern und Jugendlichen mit Elternverlust in Inanspruchnahmepopulationen kinder- und jugendpsychiatrischer Einrichtungen, aus der sich schließen läßt, daß es sich bei Kindern mit einem Elternverlust um eine psychiatrische Risikopopulation handelt.

Nun ließe sich postulieren, daß es die lange Zeit vorausgelaufenen familiären Zwistigkeiten sind, die die psychische Verfassung des Kindes auch über die Trennung der Eltern hinaus beeinträchtigen. Allerdings machte die neuere kinder- und jugendpsychiatrische Forschung deutlich, daß man bei Kindern von einer beträchtlichen Anpassungsfähigkeit auch an ungünstige Kontexte und von einer ausgeprägten Plastizität bezüglich ihrer psychischen Entwicklung auszugehen habe. Demnach wäre eigentlich anzunehmen, daß die betroffenen Kinder und Jugendlichen sich gewissermaßen erholen sollten, wenn sie diesen belastenden intrafamiliären Streitigkeiten entzogen wären.

Will man diese verschiedenen Befunde und die daraus abgeleiteten theoretischen Sätze erhalten und integrieren, drängt sich die Hypothese auf, daß psychisch auffällige Kinder und Jugendliche, die einen Elternverlust erlitten haben, immer noch disharmonischen familiären und insbesondere elterlichen Beziehungen ausgesetzt sind. Gemäß dieser Hypothese sollten sich psychisch auffällige Kinder und Jugendliche mit Elternverlust nicht von solchen ohne Elternverlust, zumindest bezüglich der als pathogen anzunehmenden familiären Belastungsfaktoren, unterscheiden. Daraus ergibt sich die Vermutung, daß die Trennung der Eltern, die für die Kinder den Verlust eines oder beider Eltern bedeutet, in einer bestimmten Hinsicht, die für die psychische Befindlichkeit des Kindes relevant ist, eben nicht erfolgt ist.

In der folgenden Arbeit geht es darum, die Daten einer ambulanten kinder- und jugendpsychiatrischen Inanspruchnahmepopulation dahingehend zu explorieren, ob sich eine Hypothese aufstellen läßt, die diese Zusammenhänge zu begründen vermag, ohne auf eine Anschlußfähigkeit zu fundierten klinischen Theorien zu verzichten.

Immer wieder ließ sich beobachten, daß der junge Patient von seinem anwesenden Elternteil mit dem abwesenden leiblichen Elternteil identifiziert und dabei gleichzeitig auch abgewertet wurde. Damit einher ging dessen zumeist völliges Unverständnis hinsichtlich der eigenen Motivation für die Partnerwahl, die damit den Charakter eines mehr oder minder zufälligen Ereignisses zugesprochen bekam. Offensichtlich waren dem anwesenden Elternteil die Gründe der einstmaligen Partnerwahl nicht oder nicht mehr bewußt. Gleichzeitig fungierte der Patient nun als Partnersubstitut, was auf Probleme mit Autonomie und Individuation schließen ließ.

Die besondere Ausgestaltung der Beziehung zum Kind läßt sich daher nur auf dem Hintergrund der den Elternverlust schaffenden Trennung der Eltern verstehen. Eine diesen Befunden angemessene klinische Theorie muß eben das Verhältnis von Beziehung und Trennung thematisieren (vgl. VAILLANT 1985). Auf solche Patienten mit dieser besonderen Familiendynamik wurde in der kinderpsychiatrischen Literatur schon vereinzelt hingewiesen, etwa von McDERMOTT (1968, 1970), der auf den Zusammenhang zwischen den psychiatrischen Symptomen von Scheidungskindern und den Charakterzügen des fehlenden Elternteils einging, oder von TOOLEY (1976), der die Rolle eines „Herrn im Hause" bei den Söhnen alleinerziehender Mütter anschaulich beschrieb.

Einige kurze Fallbeschreibungen aus dem eigenen Erfahrungsbereich sollen diese Patientengruppe veranschaulichen.

1.1 Kasuistik

Die 15jährige Anna wurde überwiesen mit der Verdachtsdiagnose einer Psychose bei Drogenmißbrauch, nachdem sie sich in den letzten 2 Jahren zunehmend zurückgezogen hatte, die Schule nur noch unregelmäßig besuchte und auch bezüglich ihrer äußeren Pflege nachgelassen hatte. Die zuweisende Nervenärztin berichtete, daß Anna mit ihrer alleinerziehenden Mutter kaum mehr spräche, und wenn, dann zornig und voller Haß. Auch habe sie zu Hause schon mehrere Wohnungsgegenstände zertrümmert. Der geschiedene Vater selbst habe getrunken und seine Ausbildung abgebrochen.

Ein gemeinsames Gespräch mit Mutter und Anna war nicht möglich, da beide sich zu stark gegenseitig abwerteten. Von der Mutter war zu erfahren, daß Anna derzeit bei dem Vater wohne und von der 8. Klasse des Gymnasiums abgegangen sei. Die Mutter, eine recht mädchenhafte, hübsche Frau von 32 Jahren, berichtete, daß sie selbst ihren Mann mit 15 Jahren kennengelernt habe. Dieser habe sehr an seiner eigenen Mutter gehangen. Sein Vater habe sich das Leben genommen. Sie habe ihren Mann anfangs immer bemuttern wollen. Gegen den Willen ihrer Eltern habe sie ihn geheiratet, als Anna „unterwegs" gewesen sei. Damals habe sie auch wegen der Schwangerschaft das Gymnasium verlassen müssen. Im Gespräch konnte die Mutter von ihrer Wut auf Anna berichten, die ihr „das Leben verdorben" habe.

Anna selbst konnte ihre Symptome durchaus nachvollziehbar motivieren als Reaktion auf Verhaltensweisen ihrer Mutter, die sie als Übergriffe erlebte. Anna wurde darauf hingewiesen, daß sie die elterlichen Konflikte nunmehr wiederhole und sich in die Gefahr begebe, daß es ihr ähnlich ergehe wie dem Vater. Schon nach einigen Tagen berichtete Anna, daß sie wieder bei der Mutter sei. Beim Vater sei es nicht auszuhalten gewesen. Sie vermute, daß er Drogen einnehme. Auch sei er sehr aggressiv zu ihr gewesen, was sie gar nicht verstehen könne. Jetzt komme sie mit der Mutter besser zurecht.

Bei der katamnestischen Nachbefragung war zu erfahren, daß Mutter und Tochter weiterhin gut miteinander auskämen. Anna selbst besuchte wieder das Gymnasium.

Die Ähnlichkeit der Einschätzung von Anna und Vater durch die Mutter ließ sich im Gießen-Test gut veranschaulichen (Abb. 1).

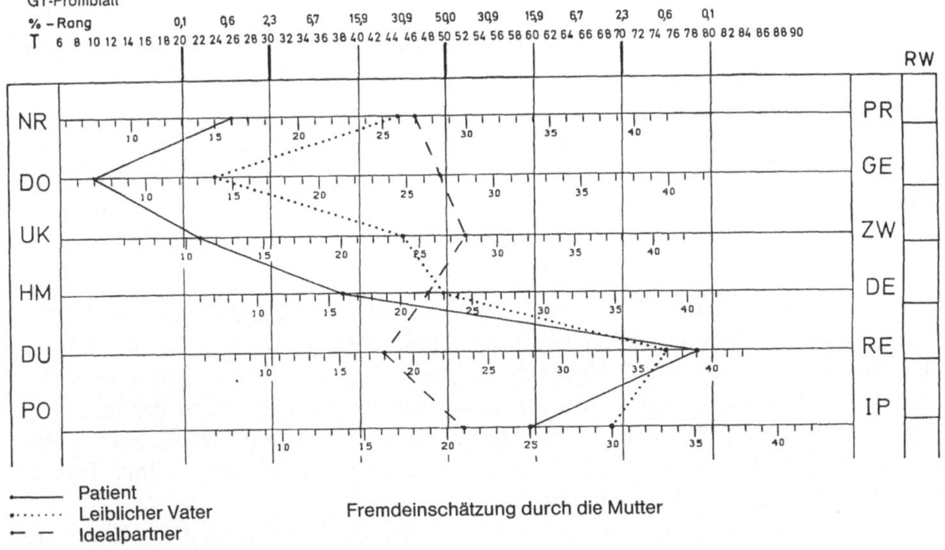

Abb. 1. Gießen-Test-Profil (Patientin Anna)

Der 16jährige Karl wurde wegen seiner delinquenten Verhaltensweisen im Rahmen eines Verwahrlosungssyndroms zugewiesen. Die Scheidung der Eltern erfolgte im Alter von 8 Jahren. Der Vater sei Alkoholiker gewesen.

Karl selbst gab an, daß der Vater mittlerweile wohl „Penner" sei. Er selbst habe vor 2 Jahren den Berufswunsch gehabt, Schausteller zu werden. Im vorigen Jahr sei er wegen seiner Vorliebe für Alkohol und Drogen in ein Heim gekommen. Seine Mutter habe ihm im Streit vorgeworfen, genau wie sein leiblicher Vater zu sein. Kurz nach der Scheidung habe die Mutter zum zweitenmal geheiratet. Die Mutter berichtete, daß ihr zweiter Mann „ganz genau das Gegenteil" von dem Jungen sei. Karl selbst äußerte den Wunsch zu erfahren, was aus seinem Vater geworden sei.

Die Profile im Gießen-Test zeigen besonders anschaulich die Spaltungstendenz (Abb. 2).

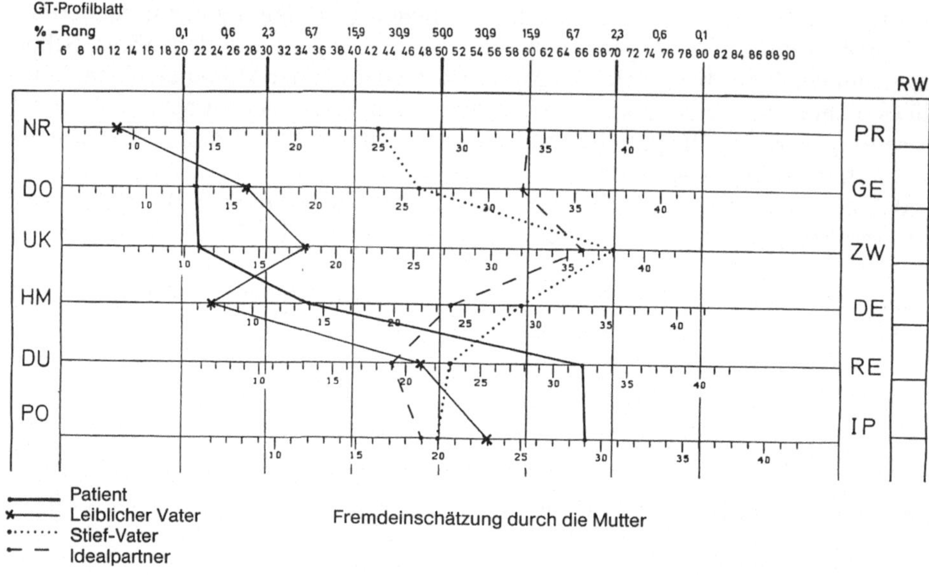

Abb. 2. Gießen-Test-Profil (Patient Karl)

Der 15 Jahre alte Bernd wurde von einem Nervenarzt zugewiesen mit der Verdachtsdiagnose einer juvenilen Psychose. Dieser berichtete, daß Bernd während der Exploration „verblasen" lächelnd vor ihm gesessen, geschwiegen oder nichtssagende Antworten von sich gegeben habe. Auffallend seien auch die femininen Züge des Jungen gewesen in Verhalten, Sprache, Mimik und Gestik. Sein Hobby sei das Häkeln von Tischdecken. Anhaltspunkte für das Bestehen einer Transsexualität hätten sich nicht gefunden.

Im Gespräch mit Bernd und seiner Mutter war zu erfahren, daß die Eltern sich trennten, als Bernd 7 Jahre alt war. Von den 5 Geschwistern seien 3 beim Vater verblieben, während die beiden anderen inzwischen ausgezogen seien.

Die Mutter gab an, daß sie jeweils körperlich krank geworden sei, als die Kinder das Haus verließen. Bernd selbst entwickelte einen Bluthochdruck, als ein Landschulheimaufenthalt anstand.

Zur Geschichte ihrer ehelichen Beziehung berichtete die Mutter, daß der Vater nach einigen Jahren einen Arbeitskollegen in das Haus einführte, der immer mehr die Rolle eines homosexuellen Partners einnahm. Zum Schluß habe sie ihn vor die Alternative gestellt, diesen Freund aus dem Hause zu verweisen oder selbst zu gehen. Der Vater habe sich für seinen Freund entschieden.

Im Gespräch fiel auf, daß die Mutter Bernd dauernd bevormundete und ihn nie zu Wort kommen ließ, was sie auch mit dem Interviewer machte.

Ein therapeutischer Kontakt kam nicht zustande. Bei der katamnestischen

Nachbefragung war zu erfahren, daß Bernd mittlerweile eine Schneiderlehre begonnen habe. Er sei homosexuell.

Der 13jährige Dieter wurde wegen einer totalen Schulverweigerung sowie wegen zunehmender verbaler und nicht-verbaler Aggressionen der Mutter gegenüber vorgestellt und dann stationär behandelt.

Die Mutter selbst trennte sich nach 16jähriger Ehe, aus der insgesamt 3 Kinder hervorgingen, von ihrem Mann, der sie seit Jahren geschlagen habe, und zog in ein Frauenhaus. Außer seine Frau habe der Vater nur Dieter geschlagen.

Die Mutter berichtete, daß sie zu ihrer Herkunftsfamilie keinen Kontakt mehr habe. Sie sei früher als Kind immer Außenseiter gewesen. Man habe ihr immer Vorwürfe gemacht und sie als „Dienstmädchen" behandelt.

Dieter selbst war anfangs sehr abweisend, nahm kaum Kontakt auf und wurde zunehmend depressiv. Die Mutter gab an, sie habe sich Dieter immer eng verbunden gefühlt. Nun habe sie allerdings den Eindruck, Dieter werde zunehmend ihrem Mann ähnlicher. Er träte „in die Fußstapfen des Vaters". Dieter selbst schilderte seine Beziehung zum Vater als sehr schlecht. Er verachte ihn.

Anmerkung:
Auch die Paardynamik solcher intergenerationalen Dyaden läßt sich häufig durch den Gießen-Test (GT) gut veranschaulichen. Der GT ermöglicht die Einschätzung der eigenen Person (Selbstbild) oder einer anderen Person (Fremdbild) sowie deren Vergleich. Seine 6 Skalen beziehen sich auf folgende Persönlichkeitsdimensionen:

1. soziale Resonanz:
   negativ sozial resonant (NR) vs. positiv sozial resonant (PR)
2. Dominanz:
   dominant (DO) vs. gefügig (GE)
3. Kontrolle:
   unterkontrolliert (UK) vs. überkontrolliert (ZW)
4. Grundstimmung:
   hypomanisch (HM) vs. depressiv (DE)
5. Durchlässigkeit:
   durchlässig (DU) vs. retentiv (RE)
6. soziale Potenz:
   sozial potent (PO) vs. sozial impotent (IP)

Offenbar werden die Kinder von ihren alleinerziehenden Eltern auf der Skala 2, auf der sich anale Züge sadomasochistischer Prägung darstellen, als sehr dominant eingestuft, auf der Skala 3 als unterkontrolliert sowie auf der Skala 5 als eher retentiv und verschlossen. Das Profil des GT solcher Paare ähnelt dem von REITER (1983, S. 125) beschriebenen Profilen von Streitehen. Zur Bedeutung des GT für die Paardiagnostik sei zudem auf BECKMANN u. JUNKER (1973), auf NERAAL et al. (1984) sowie auf BRÄHLER (1986) verwiesen.

2 Zur Entwicklung der wissenschaftlichen Beschäftigung mit der Bedeutung von Elternverlusten für Kinder und Jugendliche

2.1 Elternverlust – ein alter kinderpsychiatrischer Forschungsgegenstand

Vor fast genau 100 Jahren bemerkte EMMINGHAUS, einer der Begründer der wissenschaftlichen Kinder- und Jugendpsychiatrie, bezüglich der Ätiologie psychischer Krankheiten, es sei

> nur wenig Zuverlässiges darüber bekannt, inwieweit allgemeine sociale, politische, religiöse Verhältnisse von Einfluß sind auf die generelle Prädisposition zu psychischen Störungen. Als feststehend darf aber betrachtet werden, daß lediger Stand und Verwittwung die Krankheitsanlage steigern, . . . (zit. bei NISSEN 1986).

Überhaupt beschäftigte sich die medizinische und psychologische Kinderforschung schon von Anbeginn an mit der Frage nach der Bedeutung der Erfahrung des Verlustes eines oder beider Elternteile für das Kind. Dementsprechend umfangreich ist die Literatur zu diesem Thema, so daß eine auch nur annähernd repräsentative Übersicht zu geben als vermessene Aufgabe erscheinen muß. Vielmehr soll in diesem Teil der Arbeit versucht werden, den Entwicklungsgang der kinderpsychiatrischen Beschäftigung mit diesem Thema grob zu umreißen. Dabei kann es sich nur um eine vorläufige Skizze handeln, steht doch die wissenschaftliche Beschäftigung mit der Geschichte der Kinder- und Jugendpsychiatrie noch in ihren Anfängen (vgl. KINDT 1971; BARNER 1980; WIESBAUER 1982; FEGERT 1986).

Es soll verdeutlicht werden, daß mit dieser Thematik zentrale und komplexe Fragen nicht nur der Kinder- und Jugendpsychiatrie, sondern darüber hinaus der Entwicklungspsychologie überhaupt angesprochen sind, so daß schon von daher die Beschränkung auf eine empirische Untersuchung einer ambulanten kinder- und jugendpsychiatrischen Inanspruchnahmepopulation gerechtfertigt erscheint.

Bei der Rekonstruktion der wissenschaftlichen Beschäftigung mit einem Forschungsgegenstand ist auszugehen von einer grundsätzlichen Wechselwirkung zwischen dem Wissenschaftssystem auf der einen und den benachbarten Teilsystemen der Gesellschaft auf der anderen Seite. Die Produktion wissenschaftlichen Wissens läßt sich mithin nicht nur als Resultat einer wissenschaftsinternen Logik begreifen. Sie wird vielmehr beeinflußt durch die jeweiligen sozialen Kontexte, die die Relevanz der wissenschaftlichen Fragestellungen bestimmen. Andererseits ist die Relevanz einer Thematik, ihre Diskussionswürdigkeit, auch abhängig von der Fähigkeit des Wissenschaftssystems, den benachbarten Systemen Ergebnisse zu liefern, denen brauchbare Handlungsanweisungen zu entnehmen sind. Diese Nachbarsysteme werden dann als „Anwender" den Gang der Wissenschaftsentwicklung wiederum beeinflussen, beschleunigen oder aber eher verlangsamen. Diese von der Wissenssoziologie herausgearbeitete Wechselbeziehung (vgl. STEHR u. MEJA 1982) läßt sich gut veranschaulichen an der wissenschaftlichen Beschäftigung mit den psychischen Folgen des Elternverlustes für Kinder und Jugendliche.

2.2 Deprivation und Elternverlust

Seine prägnante Übersichtsarbeit ‚*Separation experiences: a new look at an old topic*‘ leitet RUTTER (1979 a) mit der Bemerkung ein, die wissenschaftliche Beschäftigung mit diesem Thema verdanke sich der Beobachtung von Kindern, die Gedeihstörungen aufwiesen und darüber hinaus unglücklich und apathisch erschienen, um dann sofort den amerikanischen Psychiater BAKWIN, der die Ursachen dieser Störung in einem mangelnden Kontakt zwischen Mutter und Kind sah, mit folgendem Satz aus einer Arbeit aus dem Jahre 1942 zu zitieren: „Human beings are social beings".

Ein deutschsprachiges Mitglied des Wissenschaftssystems wird überrascht sein, ist ihm doch bekannt, daß gerade deutschsprachige Kinderärzte das psychophysische Störungsbild des Hospitalismus zuerst beschrieben, etwa der österreichische Kinderarzt VON PFAUNDLER, der schon 1899 ausführte:

> Der durch die widernatürliche Säuglingspflege verursachte Schaden muß sich aber nicht darauf beschränken, daß das Kind zeitweise schreit; er kann nicht allein das seelische Gleichgewicht des Kindes, sondern auch dessen Gesundheit stören, ja das Leben bedrohen. Wo die Mutter oder eine nächste Anverwandte oder sonst eine für das Kind empfindende Person sich der Pflege ganz hingibt, wird ja schwerer Schaden solcher Art zumeist nicht eintreten. Wohl aber sieht man ihn bei Kostkindern und insbesondere in Anstalten für gesunde und kranke Säuglinge, die unzureichendes Pflegepersonal haben. Hier verfallen die Kinder oft einem als „Hospitalismus" bezeichneten Übel. Die Reaktion der Unruhe auf das Sich-Selbst-Überlassensein hört da nach Tagen bis Wochen allmählich auf, und dann setzt ein langsam fortschreitender Verfall ein, dessen Zeichen fast die ganze Pathologie des 1. Lebensjahres einschließen können. Insbesondere sind es aber die sog. Verdauungsstörungen, die den Verfall begleiten. Man glaubte vormals, es wäre die Anhäufung der Säuglinge, die als solche diesen Schaden verursacht; auch die Bakterien wurden natürlich verantwortlich gemacht. Wo aber gleich viele Säuglinge zusammengedrängt ohne jeden besonderen Aufwand an sog. medizinischer Asepsis, also unter sonst ungünstigen äußeren Verhältnissen von ihren Müttern und damit individualisierend gepflegt werden - wie in gewissen Findelanstalten Österreichs und Frankreichs -, da spielt der Hospitalismus keine annähernd ebensolche Rolle (zit. bei NISSEN 1974, S. 74).

Diese beiden Zitate verweisen auf Unterschiede in der wissenschaftlichen Orientierung. Wurde in Deutschland und darüber hinaus in Kontinentaleuropa überhaupt das Kind eher als ein Kollektiv von Reflexen, Instinkten und sensorischen Fähigkeiten angesehen, das sich nach einem Naturplan entwickele, den es nicht zu behindern gelte, fanden in den USA die Ideen von FREUD und PAVLOV eine weite Verbreitung, weil hier dem elterlichen Handeln und der Interaktion zwischen Eltern und Kindern schon früh große Bedeutung beigemessen wurde (vgl. KAGAN et al. 1983 a). Im deutschsprachigen Raum wurde den Eltern gewiß auch für die kindliche Entwicklung Bedeutung zugeschrieben, aber eher in ihrer Funktion als quasinatürliche Rollenträgerin, wobei die mütterliche Rolle als instinktmäßig abgesichert aufgefaßt wurde. Das Kind schaue sich sein Verhalten von den Eltern und insbesondere von der Mutter ab, die in einem auch als „Verhaustierung"

(ROSENBAUM 1982) etikettierten Prozeß der Etablierung von Geschlechtsrollenstereotypen auf die Rolle einer Hausfrau und Mutter festgelegt wurde. Der Vater, der fortan aushäusig zu arbeiten hatte, war in der Ausübung seiner patriarchalischen Aufsichtsfunktion dadurch erheblich behindert. Diese Funktion wurde gewissermaßen kommissarisch im 19.Jahrhundert durch den Hausarzt übernommen (DONZELOT 1977). Später wurde diese Rollenaufteilung etwa durch die Psychoanalyse noch quasianthropologisch abgesichert.

Auch das Odium, das die Stiefmutter seit Jahrhunderten umgab, findet hier eine biologistische Begründung (vgl. KÜHN 1929). Ohne instinktmäßige Absicherung durch „natürliche" Bande war es nicht zu erwarten, daß eine Stiefmutter auf ihre materiellen Interessen verzichtete. Überhaupt waren die familiären Beziehungen in traditionellen Zeiten weit eher materiell ausgerichtet als heute, allen nostalgischen Sehgewohnheiten zum Trotz (vgl. SCHLEIFFER 1982 a).

Im angloamerikanischen Sprachraum wurde demgegenüber den Beziehungen zwischen den Eltern und ihrem Kind und später auch den wechselseitigen Einflüssen eher Rechnung getragen. Das Verhalten des Kindes wurde zunehmend als erlernt betrachtet. Nicht nur das Kind wurde als beeinflußbar und lernfähig erachtet, sondern auch seine Eltern, worauf die weite Verbreitung der sog. Adviceliteratur hinweist, in der einem gebildeten Bürgertum Ratschläge in Sachen Kindererziehung gegeben wurde.

Ein weiteres Zitatenpaar soll den Unterschied in der wissenschaftlichen Orientierung veranschaulichen. So schrieb WATSON 1926 in einem populärwissenschaftlichen Beitrag für die Familienzeitschrift *Harper's*:

> We can build any man, starting at birth, into any kind of social or a-social being upon order . . . The home (mother, father, brother, sister, relations) is responsible for what the child becomes. Nurture - not nature - is responsible (zit. bei KAGAN 1983 a, S.540).

Im selben Jahr erschien in Deutschland HOMBURGERS berühmtes Werk *„Vorlesungen über Psychopathologie des Kindesalters"*. In der 16.Vorlesung, die dem Thema *Allgemeine Übersicht über die Merkmale und Einflüsse des Milieus* gewidmet ist, heißt es:

> Wenn nämlich die Mutter Schlichtheit, Natürlichkeit und Kindesnähe entweder aus eigener charakterologischer Besonderheit heraus nicht besitzt, ein in dieser Kraßheit verhältnismäßig seltener Fall, oder aber, was in sogenannten besseren Kreisen zunehmend häufiger geworden ist, diese Eigenschaften durch Setzung und Verfolgung falscher Bildungsziele und durch Verschreibung an geistige, kulturelle und soziale Modeströmungen verkümmern ließ oder einbüßte, dann verschiebt sich das Verhältnis in der Behandlung des Kindes zu ihren Ungunsten.
>
> Man kann nämlich gar nicht scharf genug hervorheben, welche Bedeutung das Gefühl der Sicherheit der Mutter in dem Verhältnis zum Kinde besitzt. Gerade diese Sicherheit, die eine instinktive und außerdem eine Sache guter Überlieferung ist, sowie dessen, was man den gesunden Menschenverstand - alias Unvoreingenommenheit und Vorurteilslosigkeit - nennt, ist am meisten durch falsche Bildungsziele, durch eine Verwissenschaftlichung der Instinkte und durch pädagogische Halbbildung gefährdet. Die Zugehörigkeit zu irgendeiner erzieherischen Lehrmeinung oder Sekte kann diese Sicherheit durchaus nicht ersetzen; die aus einer solchen etwa gewonnene Sicherheit ist dogmatisch, mag sie sich so modern und reformatorisch oder revolutionär gebärden, wie sie will. Dabei leidet nicht nur die klare ruhige Tiefe der mütterlichen Liebe, sondern auch die so überaus wichtige, eben spezifisch weibliche Fähigkeit der Beseelung der ungezählten materiellen Kleinigkeiten des Alltags, der häuslichen Verrichtungen, der vielen vom Mann meist unterschätzten und mißachteten kleinen Arbeiten und Mühen (HOMBURGER 1926, S.230).

Der Unterschied in den Beziehungen zwischen dem Wissenschaftssystem auf der einen und dem benachbarten Gesellschaftssystem auf der anderen Seite läßt sich kaum deutlicher herausstellen. Wird von HOMBURGER vor Bildungseinflüssen als Ausdruck sozialer Umwälzungen gewarnt, setzt WATSON große Hoffnungen auf die Bildung und Erziehung der Gesellschaftsmitglieder. Erscheint hier das Nicht-natürliche als verdächtig, ist es dort eher das Gegenteil.

Dieser unterschiedlichen Bewertung von Bildung und Wissen entsprachen auch unterschiedliche Handlungsanweisungen, die der medizinisch-psychologischen Kinderforschung entnommen wurden. Im deutschsprachigen Raum wurde insbesondere die materielle Situation, etwa die Räumlichkeit oder die Ernährung, aber auch die personelle Situation für die betreffenden Kinder verbessert, was zu einer deutlichen Steigerung ihrer Überlebensschancen führte, nachdem sich die exorbitante Mortalität in Heimen schon im 19. Jahrhundert zu einem bevölkerungspolitischen Problem auswuchs (vgl. HEINSOHN u. KNIEPER 1974).

In den USA blieb es jedoch nicht hierbei, sondern es setzte eine Welle der Elternberatung ein, die das Ziel hatte, solche Fremdplazierungen zu vermeiden. Das Thema „Hospitalismus und Deprivation" wurde dort zu einem zentralen kinderpsychiatrischen Thema, das mit den Namen BAKWIN, GOLDFARB, HEBB, BOWLBY und SPITZ verbunden ist.

Die biologistische Ausrichtung der wissenschaftlichen Beschäftigung mit dem Kind im deutschsprachigen Raum ließ sich dann durch die nationalsozialistische Ideologie gut verwenden. Der 2. Weltkrieg tat ein übriges, um die wissenschaftliche Entwicklung in Deutschland gänzlich zum Stillstand zu bringen.

Die Überzeugung, daß es v. a. soziale Ereignisse sind, die Veränderungen bewirken, und daß persönliche Einstellungen nicht naturgegeben, sondern gesellschaftlich vermittelt und daher auch beeinflußbar sind, muß allerdings auch zur logischen Konsequenz führen, daß die elterliche Liebe zum Kind nicht selbstverständlich ist, sondern auch fehlen kann. Die Anerkennung dieser Kontingenz, daß es nämlich auch anders möglich ist, führte gegen Ende des 2. Weltkriegs in den USA zur intensiven Beschäftigung mit dem Hospitalismusproblem und darüber hinaus zur wissenschaftlichen Thematisierung der Eltern-Kind-Beziehung überhaupt. Der Glaube an die natürliche Liebe in der Familie ließ sich nicht mehr aufrechterhalten angesichts der Tatsache, daß Eltern ihre Kinder vernachlässigen oder gar mißhandeln und umgekehrt diese von den Kindern angegriffen werden. Man begann zu zweifeln an der fraglosen Macht der Liebe zwischen den Erwachsenen und zwischen den Generationen (KAGAN 1983a).

Die oft beklagte Unschärfe des Deprivationsbegriffs (KLICPERA et al. 1985) zeigt sich schon in der anfänglich synonymen Verwendung der Begriffe „Deprivation" und „mütterliche Deprivation". Diese Gleichsetzung findet sich etwa in BOWLBYS ambitiöser Trilogie über die Grundlagen menschlicher Beziehungsfähigkeit, worauf die Wahl der deutschen Titel schon hinweist: *Bindung. Eine Analyse der Mutter-Kind-Beziehung* (1969), *Trennung. Psychische Schäden als Trennung von Mutter und Kind* (1971). Dem Vorwort des 3. Bandes *Verlust. Trauer und Depression* (1980) ist zu entnehmen, daß es auch hier um den „Verlust der Mutterfigur" geht.

Auf 2 Gründe für diese Gleichsetzung von Deprivation und dem Mangel an einer kontinuierlichen Mutter-Kind-Beziehung, der die meisten Forschungsarbeiten zu diesem Thema bis vor wenigen Jahren im Sinne eines Bias prägte (RUTTER

1979 a), soll hingewiesen werden, auf einen mehr forschungsstrategischen und auf einen soziologischen Aspekt.

So war fraglos davon auszugehen, daß die Unterbringung eines Kindes in einem Heim oder einer Klinik eine Trennung von der Mutter implizierte. BOWLBY berichtet, daß sein „Interesse an der Frage, wie unterschiedliche Formen der Familienerfahrung sich auf die Entwicklung des Kindes auswirken", auf das Jahr 1929 zurückgehe. Weiter heißt es:

> Daß ich mich dann nach dem Krieg speziell mit der Frage befaßte, welche Folgen es für die Entwicklung eines kleinen Kindes hat, wenn es von zu Hause weg und in ein Kinderheim oder ein Krankenhaus gegeben wird, statt das weitere Feld der Eltern-Kind-Interaktion zu erforschen, geschah aus mehreren Gründen. Erstens war ich davon überzeugt, daß der Verlust der Bindungsfiguren ernste nachteilige Folgen für die Persönlichkeitsentwicklung eines Kindes haben konnte. Zweitens konnte, wenn ein Kind in ein Heim oder ein Krankenhaus kam, kein Zweifel daran bestehen, daß dieses Ereignis eingetreten war, wohingegen es mit erheblichen Schwierigkeiten verbunden ist, gültige Informationen darüber zu erhalten, wie Eltern ein Kind tatsächlich behandeln. Drittens interessierte ich mich für dieses Problem, weil mir auf diesem Gebiet Präventivmaßnahmen möglich schienen (1979, S. 9).

RUTTER (1979 b) faßt die Hauptkritikpunkte an der Deprivationsforschung zusammen: Bei der mütterlichen Deprivation handele es sich nicht um ein einheitliches Konzept, da die Symptomatik nicht hauptsächlich auf den Verlust der Mutter zurückzuführen ist; die Folgen der Deprivation seien keineswegs (wie angenommen) irreversibel, da Kinder offen sind für Neuerfahrungen während ihrer gesamten Entwicklung; die Folgen seien nicht unumgänglich; vielmehr komme den protektiven Faktoren große Bedeutung zu und letztens habe Deprivation nicht unbedingt etwas mit Trennung zu tun, sondern ihre Folgen seien durch die unterschiedlichsten kausalen Mechanismen vermittelt, die, sich wechselseitig bedingend und ergänzend, einen biopsychologischen Teufelskreis unterhalten (PAPOUSEK u. PAPOUSEK 1983).

In der Folgezeit wurde diese Kritik sicherlich bisweilen überzogen (etwa: ERNST u. VON LUCKNER 1985; hierzu: LEMPP 1986 a; FISCHER 1986), zumal BOWLBY durchaus selbstkritisch immer bereit war, andere wissenschaftliche Konzepte zu integrieren (HOFFMANN 1986).

Die Deprivationsforschung führte mithin zur wissenschaftlichen Thematisierung der Mutterrolle überhaupt. Im Gegensatz zur Beschäftigung mit der Vaterfunktion wurde dabei allerdings die Notwendigkeit einer Mutterfigur nie infrage gestellt. Immer wurde nach Substitutionsmöglichkeiten für die „natürliche" Rolle der leiblichen Mutter Ausschau gehalten.

So wurde neben dem Thema der ungewollten Mutterschaft (vgl. WESSEL 1984) die Problematik lohnarbeitender Mütter wissenschaftlich behandelt (vgl. etwa HOFFMANN 1974; BRAZELTON 1986), die Problematik von Tagesmüttern (RUTTER 1981 a) oder die Rolle von Stiefmüttern (BERGQUIST 1984). BRONFENBRENNER u. CROUTER (1983) weisen darauf hin, daß die ersten Arbeiten über schädliche Auswirkungen mütterlicher Berufstätigkeit in den 30 er Jahren erschienen, als die Frauen in den Jahren der „Großen Depression" die Familien finanziell zu unterstützen hatten. Die hohe Arbeitslosigkeit habe dazu geführt, die Bedeutung des Vaters für die Familie zu untersuchen. Bemerkenswert sei die Tatsache, daß bei den Vätern deren Arbeitslosigkeit, bei den Müttern hingegen deren Lohnarbeit als für die kindliche Entwicklung schädlich angesehen wurde.

Auch die besondere Situation von Kindern in Pflegefamilien (vgl. SMITH 1979; BELFER 1979) wurde thematisiert und ebenso die Auswirkungen von Adoptionen auf die Entwicklung dieser Kinder (vgl. BOHMAN 1980; BRINICH u. BRINICH 1982; BOHMAN u. SIGVARDSSON 1984; JUNGMANN 1980).

2.3 Die Rolle des Vaters

Erst seit einigen Jahren wird systematisch diskutiert, ob einer anderen Person ebenfalls eine Kompetenz zugetraut werden kann, die mütterliche Funktion etwa bei deren Verlust adäquat zu ersetzen, dem Vater. Nach der Mutter und dem Kind gewann er zunehmend an wissenschaftlicher Dignität, wofür die Arbeiten etwa von SCHULTZ 1982; MACCOBY u. MARTIN 1983; ADAMS et al. 1984 und zuletzt FTHENAKIS 1985 ein Beleg sind. Einer der Gründe für die heutige intensive wissenschaftliche Beschäftigung mit dem Vater dürfte die Erfahrung der sog. Vaterkrise sein, die eine sozialpsychologische und anthropologische Bearbeitung dieser Thematik nahelegte (etwa MITSCHERLICH 1962). Dies kommt bei DAVID (1960) gut zum Ausdruck:

> In den vergangenen Jahren hat die Familienbewegung ganz besonders Aufgabe und Bedeutung der Mutter untersucht und öffentlich behandelt. Kernstück war das Problem der erwerbstätigen Mutter und das Los der Schlüsselkinder.
> Wenngleich wir vom erwünschten Ziel noch weit entfernt sind, kann doch gesagt werden, daß es gelungen ist, die Einsicht in dieses Problem zu wecken bzw. zu vertiefen und das öffentliche Gewissen wachzurütteln.
> Anders beim Vater. Bei ihm müssen wir erst dort anfangen, wo wir vor zahlreichen Jahren mit der Mutter begonnen haben. Dies ist insofern schwieriger, als sein Fehlen in der Familie im Hinblick auf die Folgen nicht mit jener Deutlichkeit gesehen wird wie bei der Mutter. Der Zusammenhang ist nicht so augenscheinlich. Und doch: der lebendige Organismus Familie erstirbt nicht nur, wenn das Herz, sondern auch wenn das Haupt fehlt. Es ist an der Zeit, die Diskussion nun darüber zu beginnen, soll nicht der falsche Eindruck Platz greifen, die Familie sei in der Hauptsache Gemeinschaft von Mutter und Kind, der Vater dagegen nur biologisch und finanziell notwendiges Anhängsel" (zit. bei LANDOLF 1968, S. 8).

Solchermaßen vorbereitet wurde die Vaterrolle dann auch Gegenstand der empirisch-psychologischen Forschung, als die Abwesenheit des Vaters durch steigende Scheidungsziffern gesellschaftliche Relevanz erhielt, da bei Scheidungen schließlich in über 90% der Fälle der Mutter das Sorgerecht zugesprochen wird. Diese seit dem 19. Jahrhundert traditionelle Sorgerechtsregelung – nur bei schweren Eheverfehlungen wurde der Mutter das Sorgerecht für ihr kleines Kind bei einer Scheidung abgesprochen – wird erst in letzter Zeit in Frage gestellt (vgl. FTHENAKIS 1985).

Für den Aufschwung der Vaterdiskussion dürfte auch die Tatsache von Bedeutung sein, daß in den letzten Jahren zunehmend die väterliche Miturheberschaft für die Existenz von Kindern ins Bewußtsein gehoben wurde. So verweist etwa die Diskussion über die In-vitro-Fertilisation oder über die Abtreibung darauf, daß ein Kind nicht erst mit der Geburt „auf die Welt" kommt.

Schließlich dürfte auch die feministische Thematisierung der traditionellen Geschlechtsrollenstereotypisierung die Vaterforschung gefördert haben, da aus logischen Gründen heraus die Bestimmung der Vaterfunktion notwendige Vorbedingung ist zur Erforschung der Mutterfunktion und umgekehrt (vgl. GOLDNER 1985).

Es verwundert daher nicht, daß LANDOLFs Buch *Kind ohne Vater. Ein psychologischer Beitrag zur Vater-Rolle* aus dem Jahre 1968 lange Zeit im deutschsprachigen Raum isoliert dastand. In seinem Bemühen, die anthropologisch-biologische Bedeutung der Vaterrolle zu bestimmen, betont LANDOLF einleitend:

> ... daß es in dieser Arbeit ausschließlich um jene psychologische Auswirkungen beim Kind gehen soll, welche Folge des biologisch determinierten oder schicksalsmäßigen Ausfalls der Vaterfigur sind, das heißt auf den vorzeitigen Tod des Vaters durch Krankheit, Unfall oder Krieg zurückgeführt werden können. Damit wollen wir vermeiden, daß das Problem der Vaterlosigkeit durch andersartige Faktoren verzerrt und kompliziert wird (S. 12).

Diese biologistische Ausrichtung kommt auch in den Schlußbemerkungen zum Ausdruck:

> Je länger ich mich in das Wesen der Vaterlosigkeit vertiefte, um so mehr gelangte ich zur Überzeugung, daß die Vatergestalt für das sich entwickelnde Kind von größerer biologischer Bedeutung ist, als die zu einseitig soziologisch und pädagogisch orientierten herrschenden Theorien vielfach annehmen: Das biologisch gesehen unfertige Kind ist von Natur aus auf die prägenden Kulturträger in der intimsten Gesellschaftsform, der Familie, hin angelegt. Auf dieser elementaren Ebene spielt es - eine harmonische Elternbeziehung vorausgesetzt - letztlich keine Rolle, wie und wo der Vater ist, sondern einzig die Tatsache, daß ein Vater für die Familie da ist. Und es steht für mich außer Zweifel, daß der Vater in dieser anthropologisch-biologischen Bedeutsamkeit der Mutterfigur - obwohl von ihr verschieden - in keiner Weise nachsteht (S. 210).

Ein Weg, um die Funktion des Vaters zu bestimmen, führt über die Erforschung der Bedeutung der Vaterlosigkeit für das Kind. Die empirisch-psychologische Forschung beschäftigte sich mit den Auswirkungen der Vaterlosigkeit auf die kognitive und moralische Entwicklung sowie auf die Entwicklung der Geschlechtsidentität, insbesondere bei Jungen, sowie mit dessen Bedeutung für das Zustandekommen von Verhaltensauffälligkeiten. Dabei scheint der Einfluß von Vätern auf die Kinder mit deren zunehmendem Alter deutlicher nachweisbar (BLANZ et al. 1986). FTHENAKIS, der jüngst eine umfassende Übersicht über die fast ausschließlich im angloamerikanischen Sprachraum publizierten Arbeiten zu diesem Thema vorlegte, relativiert die Generalisierbarkeit der Ergebnisse der Literatur zum Thema „Vaterlosigkeit":

> Gegen die Untersuchungen, die den Zusammenhang zwischen Vaterabwesenheit und Verhaltensauffälligkeiten bei Kindern zum Thema hatten, ist zunächst grundsätzlich einzuwenden, daß adäquate Kontrollgruppen fehlten und zumeist nur Probanden erfaßt wurden, die in psychologischer/psychiatrischer Behandlung standen. Zudem wird ein vaterloses Kind a priori als behandlungsbedürftiger eingeschätzt als ein Kind aus einer vollständigen Familie. Generell waren vaterlose Kinder und Jugendliche häufiger als Vergleichspersonen in ihrer psychosozialen Entwicklung beeinträchtigt, sie waren psychisch labiler, ängstlicher und hatten geringeres Vertrauen zu sich selbst und zu anderen, was letztlich häufiger in Verhaltens- und Persönlichkeitsstörungen resultierte. Interessant ist insbesondere der Zusammenhang zwischen der Schwere der Störung und der Dauer der Vaterabwesenheit. Der Zusammenhang zwischen Vaterabwesenheit und Erkrankungsrisiko im Erwachsenenalter wird durch eine Vielzahl von bislang nicht genügend identifizierten Variablen modifiziert.
>
> In den letzten Jahren hat die Scheidungsforschung neue Möglichkeiten zur Untersuchung der Effekte von Vaterabwesenheit eröffnet. Vor allem systemtheoretische familienorientierte Ansätze werden den komplexen familiären Interaktionsprozessen eher gerecht. Zudem konzentriert sich die Forschung heutzutage vermehrt auf die Rahmenbedingungen (ökonomischer,

ökologischer und kultureller Art) sowie auf die Bedeutung des sozialen Netzwerks, welche die
Reorganisation der Familie nach dem Verlust des Vaters und die Entwicklung des Kindes in
nicht geringem Ausmaß beeinflussen. Eine Familie ohne Vater ist demnach nicht per se als
defizitär anzusehen (1985, Bd. 1, S. 372 f.).

An dieser Stelle läßt sich verdeutlichen, daß der wissenschaftliche „Fortschritt"
vielleicht weniger in einer Produktion neuer Ergebnisse liegt, sondern eher in einer
Verbesserung ihrer Begründung, die erst Anschlußfähigkeit innerhalb des Wissenschaftssystems selbst sowie die Anwendbarkeit durch die benachbarten Gesell-
schaftssysteme ermöglicht. So kann man mit Recht fragen, ob denn seit den
Ergebnissen von LANDOLF, der resümierend bemerkt, „daß selten ein bestimmtes
Phänomen mit Sicherheit als unmittelbare Folge der Vaterverweisung angesprochen werden konnte", tatsächlich sehr viel „Neues" herausgekommen sei.

Der oben zitierten Schlußbemerkung von LANDOLF (1968) entspricht auch das
Resümee von FTHENAKIS weitgehend:

In letzter Zeit setzte sich jedoch die Auffassung durch, daß An- bzw. Abwesenheit des Vaters
als Kontinuum zu behandeln sei, und dementsprechend unterscheidet man nunmehr zwischen
unterschiedlichen Graden der „Verfügbarkeit" des Vaters (1985, Bd. 1, S. 370).

2.4 Beziehungen, Tod und Beziehungsverlust

In den letzten Jahren läßt sich eine Neuorientierung in der wissenschaftlichen
Erforschung der Beziehungen zwischen Eltern und Kind beobachten. Wurden
zunächst Unterschiede und Ähnlichkeiten von mütterlicher und väterlicher Funktion vergleichend beschrieben, insbesondere in ihren Auswirkungen auf die Entwicklung des Kindes, konzentriert sich das Interesse zunehmend auf die Familie
als systemische Triade von Mutter, Vater und Kind und ihren Subsystemen. Insbesondere dem elterlichen Subsystem wurde zunehmend Bedeutung zuerkannt,
nachdem offensichtlich wurde, daß von einer „harmonischen Elternbeziehung"
nicht ohne weiteres auszugehen ist, wie LANDOLF es letztlich noch tat. Zudem entsteht das Familiensystem erst aus dieser elterlichen Beziehung.

Auch bezüglich dieser Thematik läßt sich erwarten, über die Erforschung der
Bedeutung der Auflösung dieser Beziehung mehr über die Bedeutung der elterlichen Beziehung für das Kind überhaupt erfahren zu können. Dabei ist grundsätzlich von unterschiedlichen Modi einer Auflösung der elterlichen Beziehung auszugehen, zum einen vom Tod eines oder beider Elternteile, zum anderen von der
Auflösung dieser Dyade durch Trennung oder Scheidung. Gewissermaßen zwischen Scheidung und „natürlichem" Tod nimmt der Modus der Selbsttötung eine
Mittelposition ein, da am Suizid 2 gegensätzliche Aspekte betrachtet werden können. Zu einem läßt sich beim Suizid der Tod als Folge einer Handlung begreifen,
worauf auch der Begriff „Selbstmord" verweist, zum anderen negiert gerade das
biologische Faktum des Todes eine Anschlußfähigkeit, die Handlungen auszeich-
net (vgl. LUHMANN 1984, S. 191 ff.).

Es besteht in der Literatur weithin Übereinstimmung darüber, daß dem Ereignis
des Todes eines Elternteils „per se" keine pathogene Bedeutung für das Kind
zukommt (FELNER et al. 1975; CROOK u. RASKIN 1975; MATUSSEK u. MAY 1981) im
Gegensatz zum Suizid eines Elternteils, dessen Handlungsaspekt sich in den Ver-

haltensauffälligkeiten der Hinterbliebenen widerspiegelt. Stirbt ein Elternteil etwa infolge einer Krankheit oder eines Unfalls, besteht eher die Chance zur Beendigung dieser Beziehung im psychologischen Sinne, was auch Folgen hat für die Rollendefinition der Hinterbliebenen. So verweisen Kitson et al. (1980) auf eine größere Klarheit der Witwenrolle gegenüber der Rolle einer geschiedenen Frau.

Dennoch gibt es für ein Kind kaum ein einschneidenderes und tragischeres Ereignis als der Tod eines seiner Eltern. Aus den vergleichsweise wenigen klinischen Studien, die bis auf wenige Ausnahmen retrospektiv angelegt sind, läßt sich entnehmen, daß jüngere Kinder einerseits eher kürzer und weniger stark mit einer traurigen Verstimmung auf den Tod eines Elternteils reagieren als ältere Kinder und Jugendliche (Berlinsky u. Biller 1982; Van Eerdewegh et al. 1982; Rutter 1983). Diese Befunde verweisen auf die entwicklungsabhängige Verfügbarkeit eines Konzeptes von Tod und Vergangenheit überhaupt (vgl. Lonetto 1980). Hingewiesen werden soll in diesem Zusammenhang auf die psychoanalytische Literatur zur Frage, inwieweit Kinder überhaupt zu trauern in der Lage sind. So billigt etwa Rosenthal (1980) mit Bowlby (1980), R. A. Furman (1973) und E. Furman (1977) diese Fähigkeit schon Kindern im Alter von 3–5 Jahren zu entgegen der traditionellen psychoanalytischen Auffassung etwa von Nagera (1970), Blos (1962), Jacobson (1965) und Wolfenstein (1966), die erst Adoleszenten diese Fähigkeit, sich durch „Trauerarbeit" von den elterlichen Bezugspersonen lösen zu können, zusprechen.

Andererseits scheinen die Langzeitfolgen für das Kind deutlicher, je früher es mit dem Tod eines Elternteils konfrontiert wird. Hier sei auf die umfangreiche Diskussion hingewiesen über die Frage, ob die frühe Erfahrung des Todes, insbesondere der Mutter, für eine spätere depressive Entwicklung prädisponiert, wie dies etwa Brown u. Harris (1980) annehmen. Zumindest eine höhere Vulnerabilität für spätere Verlusterfahrungen wird vermutet (Brown et al. 1977; Brugha 1984). Ebenso wie Crook u. Eliot (1980) oder Tennant et al. (1980, 1981) konstatiert Rutter (1983) nur einen insgesamt schwach ausgeprägten Zusammenhang zwischen der Erfahrung des Todes eines Elternteils und einer späteren depressiven Entwicklung. Auch hier scheint es eher darauf anzukommen, wie dieses Ereignis verarbeitet wird, wobei es für das Kind von entscheidender Bedeutung ist, wie die Restfamilie sich mit diesem tragischen Ereignis auseinanderzusetzen vermag (vgl. Caplan u. Douglas 1969; Kennard u. Birtchnell 1982). Birtchnell (1980) weist daraufhin, daß es im Falle des Todes der Mutter für das Kind von entscheidender Bedeutung sei, ob und wie die Mutter substituiert werden kann. Einer späteren Ehe könne dabei eine protektive Funktion zukommen.

Diese Ergebnisse sind durchaus vereinbar mit der psychoanalytischen Auffassung, daß es entscheidend darauf ankomme, ob der überlebende Elternteil dem Kind die Trauerarbeit „erlaube" (Furman 1974). Eine solche „Erlaubnis" wird verständlicherweise das Kind nicht in vollem Umfange erhalten, wenn zwischen seinen Eltern eine problematische Beziehung bestanden hat. Die „Trauerarbeit" ist ebenso erschwert, wenn das Kind selbst zum verstorbenen Elternteil eine ambivalente Beziehung hatte (vgl. Gill 1986) oder wenn der überlebende Elternteil aufgrund von Todeserlebnissen in der eigenen Kindheit hierin überfordert ist (Wienforth 1985).

Wie schon erwähnt, nimmt der Suizid gewissermaßen eine Mittelstellung ein zwischen einem biologischen Faktum und einer sozialen Handlung. Gravierende psychische, aber auch körperliche Probleme, die sich häufig für die signifikanten anderen (HENSLIN 1973, RUBINSTEIN u. WINSTON 1976), für die hinterbliebenen Partner (BENNETT 1979), für die Kinder (CAIN u. FAST 1966a, b, CAIN 1972; SCHLEIFFER 1979) und für die Familie insgesamt (RUDESTAM 1977; CALHOUN et al. 1979; ADAM et al. 1982) einstellen, spiegeln den sozialen Aspekt des Suizids wider. Insbesondere die häufig anzutreffenden Schuldgefühle, auch bei den Kindern, verweisen auf den Handlungsaspekt suizidalen Verhaltens, nämlich Anschlußfähigkeit zu prozessieren.

DORPAT (1972) betont, daß Kinder häufig in ihrer Entwicklung gefährdet sind, worauf Störungen ihres Selbstwerterlebens, depressive Verstimmungszustände, Schuldgefühle bis hin zu einer Präokkupation mit Suizidwünschen hinweisen. Die Symptome werden als Unvermögen, sich einer Trauerarbeit zu unterziehen, aufgefaßt. In ihrer psychoanalytisch orientierten, klinischen Studie über die Langzeitfolgen für die Kinder faßt die Autorin zusammen, daß der Suizid eines Elternteils in der Regel einhergeht mit einer Vielzahl störender Einflüsse vor und nach diesem Ereignis. Beinahe jedes zweite Kind erfährt später eine Fremdplazierung, so daß es auf die Hilfe des verbliebenen Elternteils ganz zu verzichten gezwungen ist. Dem entspricht auch der Befund von SHEPHERD u. BARRACLOUGH (1976), die allein bei 34 von 36 Kindern nach dem Suizid eines Elternteils eine radikale Änderung ihrer Lebensumstände beobachten konnten.

Zusammenfassend läßt sich feststellen, daß im Unterschied zu Todesereignissen durch Krankheit oder Unfall dem Suizid durchaus pathogene Bedeutung zukommt. Dabei verweist dieser besondere Modus einer Beziehungsauflösung auf die Bedeutung der Qualität der Beziehungen in dieser Familie, sowohl vor als auch nach diesem Ereignis. Die aggressive Konnotation einer suizidalen Handlung ist in der psychoanalytischen Literatur schon lange betont worden (FREUD 1917; ABRAHAM 1924; FEDERN 1929). Dies gilt nicht nur für aggressive Tendenzen gegenüber den Hinterbliebenen, sondern auch umgekehrt für solche seitens der Familienangehörigen gegenüber dem Suizidanten, der gewissermaßen diese durchaus auf ihn gerichteten destruktiven Impulse realisiert mittels seiner suizidalen Handlung (RICHMAN u. ROSENBAUM 1970; ROSENBAUM u. RICHMAN 1970; SPERLING 1980; KLEMANN 1981; WIENFORTH 1985).

2.5 Scheidung und Beziehungsverlust

Bei der Trennung oder Scheidung handelt es sich um den quantitativ bedeutsamsten Modus, eine als unbefriedigend erlebte Beziehung zu beenden. Entsprechend dem rapiden Ansteigen der Scheidungsziffern im letzten Jahrzehnt nahm auch die Literatur zu diesem Thema zu, insbesondere in den USA, die auf diesem Gebiet den Trend angeben. In den USA ist die Wahrscheinlichkeit, daß eine Ehe geschieden wird, doppelt so hoch wie in der Bundesrepublik, nämlich 50% (KASLOW 1984). Von den 96222 in der Bundesrepublik geschiedenen Ehen im Jahre 1980 waren laut Bundesstatistik in 53% der Fälle Kinder betroffen, insgesamt etwa 80000. In etwa einem Viertel der Eheschließungen heiratet ein Partner nicht zum ersten Mal. Bei etwa 70% der Scheidungen folgt eine Wiederverheiratung. Auch wenn die Neigung, sich nach einer Scheidung nochmals zu verehelichen, abzunehmen scheint, besteht offensichtlich keine grundsätzliche Absage an die Institution Ehe (SCHWARZ 1982).

Diese Zahlen werfen zwangsläufig die Frage auf nach dem Verhältnis zwischen unseren normativen Vorstellungen von Ehe und Familie und ihrer normalen Ausgestaltung im statistischen Sinne. Insbesondere in den USA findet sich eine breite Literatur, die die prinzipielle Normalität etwa von Ein-Eltern-Familien oder Stieffamilien nachzuweisen versucht. Allein zwei wissenschaftliche Periodika, das *Journal of Divorce* sowie die Zeitschrift *Alternative Lifestyles* widmen sich speziell dieser Aufgabe. Auch die vielfältigen Versuche, den Scheidungsprozeß in Phasen zu zergliedern (etwa KRESSEL et al. 1980; PINO 1980; AHRONS 1980a; WALLERSTEIN u. KELLY 1980; KASLOW 1984; LEAHEY 1984; SPERLING 1985) lassen sich als Ausdruck dieser Normalisierungsbemühungen auffassen.

In der inzwischen unüberschaubar gewordenen Literatur zum Thema „Scheidung" (Literaturreferate und Bibliographien etwa bei: LEVINGER u. MOLES 1979; FINE 1980; STOBER 1980; FTHENAKIS et al. 1982; STUART u. ABT 1983; LEAHEY 1984; SCHWEITZER u. WEBER 1985) lassen sich 2 Tendenzen ausmachen, die sich wechselseitig bedingen und anregen. Zum einen findet sich eine Tendenz weg von einer globalen Betrachtung, etwa von der Beschäftigung mit der Frage, ob eine Scheidung oder ein Aufrechterhalten einer disharmonischen Ehe „um jeden Preis" für das „Kindeswohl" besser sei, hin zu der Bearbeitung spezieller Fragen und Probleme. Spezifische Faktoren und Variablen werden untersucht, wie der Einfluß des Alters, des Geschlechts des Kindes, seiner Entwicklungsstufe oder der Dauer der Ehe bis zur Trennung. Während sich die meisten Arbeiten anfänglich mit Problemen der geschiedenen Mütter und v. a. der männlichen Scheidungswaisen beschäftigten, fanden mittlerweile auch die geschiedenen Väter (JACOBS 1982, 1983) und die vaterlosen Töchter (KESTENBAUM u. STONE 1976; KALTER 1984) wissenschaftliche Aufmerksamkeit. Auch der Einfluß schlechter sozioökonomischer Bedingungen auf die Verarbeitung des Scheidungserlebnisses wurde herausgestellt (ADAMS u. HOROVITZ 1980; BLECHMAN 1982). Zum anderen läßt sich eine Tendenz zu einer integrativen Betrachtungsweise erkennen, die sich zunehmend systemtheoretisch orientiert. Die Scheidung wird nicht mehr als ein bloßes „life event" aufgefaßt, sondern als ein Prozeß (WESTMAN et al. 1970) mit einer durchaus auch mehrere Generationen umfassenden Vorgeschichte (SPERLING 1985; REICH et al. 1986), mit diesem Ereignis selbst, das allerdings in der Regel das Leben mehrerer Personen tangiert (PRUCHNO et al. 1984), sowie mit einer Nachgeschichte, deren Ausgestaltung eine herausragende Bedeutung für die weitere Entwicklung des Kindes zugeschrieben wird.

Auch wenn die frühen klinischen Studien über die Auswirkungen von Trennungen und Scheidungen der Eltern für das Kind aufgrund ihrer Beschränkung auf die Untersuchung psychiatrischer Inanspruchnahmepopulationen in der Regel zu pessimistisch ausfielen, so besteht doch Übereinstimmung darüber, daß Scheidungskinder eine psychiatrische Risikopopulation darstellen. Allerdings besteht auch Übereinstimmung darüber, daß nur von multikausalen und interaktionistischen Erklärungsmodellen Chancen zur Erklärung dieser Zusammenhänge zu erwarten sind. Auch wenn die Ergebnisse etwa der Arbeiten von MCDERMOTT (1968, 1970), TRUNNELL (1968), MORRISON (1974), TOOLEY (1976), KALTER (1977),

BERG u. KELLY (1979), KALTER u. REMBAR (1981), sowie im deutschsprachigen Raum etwa die Arbeiten von HAFFTER (1948), BECK u. LEMPP (1969), LEMPP u. RÖCKER (1973), BÜHLER u. KÄCHELE (1978), BIERMANN u. BIERMANN (1978), BENDKOWER u. OGGENFUSS (1980), STOBER (1980), STOBER et al. (1984) und SPERLING (1985) in manchen Details unterschiedliche Ergebnisse aufzeigen, so scheint die Scheidung der Eltern bei den betroffenen Kindern häufig zu Selbstwertproblemen zu führen, die mit depressiven Verstimmungszuständen einhergehen können. Insbesondere Jungen zeigen häufig aggressive Verhaltensweisen. Auch wurden Leistungsstörungen in der Schule beschrieben. Zudem findet sich etwa folgende idealtypische Charakterisierung der Beziehungen zwischen den getrennt lebenden Eltern dieser psychiatrisch auffälligen Kinder: auf dem Rücken des Kindes wird zwischen einer verbitterten und rachedürstig erscheinenden Mutter, die das Sorgerecht besitzt, und ihrem ehemaligen Ehemann, der sich von der Familie distanziert und mit ihr am liebsten nichts mehr zu tun haben möchte, der nacheheliche Streit weiter ausgetragen.

Um die typische Biasgefahr, die mit der Beschränkung auf die Untersuchung einer Patientenpopulation verbunden ist, zu vermeiden, d.h. um die Bedeutung der Scheidung für die Kinder realistischer einschätzen zu können, wurden in den letzten Jahren zunehmend auch nicht-klinische Gruppen von Kindern in Längsschnittstudien untersucht. Wohl die bekannteste Längsschnittstudie wurde von WALLERSTEIN u. KELLY in Kalifornien durchgeführt, die unter einer psychodynamischen Perspektive die Entwicklung von insgesamt 131 Kindern aus 60 Scheidungsfamilien untersuchten, zum Zeitpunkt der Scheidung selbst, nach 18 Monaten, nach 6 Jahren und zuletzt nach 10 Jahren (1980; WALLERSTEIN 1984, 1985). Ihren Ergebnissen lassen sich Zweifel entnehmen an der vorschnellen Vermutung, daß eine Scheidung für das Kind generell besser sei als sein Verbleiben in einer disharmonischen Ehe (WALLERSTEIN u. KELLY 1980). Vielmehr bedeutet nicht selten die Scheidung einen zusätzlichen Streßfaktor neben bzw. nach den Querelen der Eltern während deren Ehe.

HETHERINGTON et al. (1976, 1979, 1982) fanden in ihrer Längsschnittstudie heraus, daß insbesondere das 1. Jahr nach der Scheidung sowohl für die das Sorgerecht ausübende Mutter als auch für die Kinder eine schwere Belastung mit sich bringt. Während die Mütter sich ihren Kindern gegenüber eher rigide und wenig einfühlsam verhielten, zeigten sich die Kinder, insbesondere die Jungen, zunehmend ungehorsam und aggressiv.

Auch wenn Verhaltensstörungen keineswegs unabdingbare Folgen einer Scheidung sind, wie WALLERSTEIN u. KELLY zeigen konnten, wiesen jüngere Kinder in der ersten Zeit nach der Scheidung insgesamt deutlichere Auffälligkeiten auf. Dagegen waren die Langzeitfolgen jedoch eher ausgeprägter bei Kindern, die bei der Scheidung älter waren und sich daher an dieses Ereignis und die damit verbundenen Turbulenzen noch erinnern konnten. Die Trennung ihrer Eltern selbst erlebten alle Kinder als äußerst belastend, wobei die auftretenden Symptome alters- und geschlechtsabhängig waren, wie überhaupt die Vulnerabilität für solche Ereignisse vom Alter und Geschlecht der betroffenen Kinder abzuhängen scheint (RUTTER 1983; kritisch hierzu: LONGFELLOW 1979). Nach 18 Monaten war eine allgemeine Verschlechterung der psychischen Befindlichkeit zu beobachten. Insbesondere kam es bei Jungen zu Spannungen zwischen ihnen und der alleinerziehenden Mutter, wobei zu beachten ist, daß zumeist der Mutter das Sorgerecht zugesprochen wurde (vgl. auch HETHERINGTON 1981). Überhaupt scheint die Erfahrung der elterlichen Trennung bei Jungen eher zu einer pessimistischen Zukunftserwartung zu führen im Vergleich zu Scheidungswaisen weiblichen Geschlechts (PLUNKETT et al. 1986). Die verbreitete Auffassung, daß Kinder im Kleinkindalter am stärksten gefährdet seien (HETHERINGTON et al.; BRUN 1978), wurde in letzter Zeit etwa von WALLERSTEIN (1984) ebenso wie von HETHERINGTON (1981) infrage gestellt. Bezüglich der psychischen Entwicklung 5 Jahre nach der Scheidung fanden sich keine eindeutigen Assoziationen zum Alter des Kindes bei der Scheidung oder zum Geschlecht. Eine gute psychologische Anpassung hing dagegen eher mit dem globalen Faktor der Güte familiärer Beziehungen zusammen, etwa mit der Verfügbarkeit des abwesenden Elternteils und der Entwicklung des elterlichen Konflikts nach der Scheidung. Im Rückblick nach 10 Jahren zeigte sich, daß zum Zeitpunkt der Scheidung jüngere Kinder später als junge Erwachsene in der Scheidung ihrer Eltern ein Ereignis sahen, das ihr Leben stark beeinflußte. Dadurch erschien ihre Haltung zur Partnerschaft und Ehe geprägt. Häufig fand sich ein starker und ängstlich getönter Wunsch, es in der eigenen Ehe besser zu machen als wie bei den Eltern erlebt. Sie identifizierten sich gewissermaßen immer noch als Scheidungskinder.

Überhaupt wird ein solches Lebensereignis wie die Scheidung der Eltern oft als ein „Marker", d.h. als ein Interpretationsrahmen für das folgende Leben eingesetzt. Bezüglich der nachträglichen Beurteilung der Scheidung finden sich in der Literatur unterschiedliche Angaben. Während etwa KURDEK et al. (1981) berichten, daß bei den von ihnen untersuchten Kindern deren anfängliche negative Einstellung zur Scheidung ihrer Eltern nach 2 Jahren sich doch zum Positiven hin änderte, äußerten sich die von MITCHELL (1983) untersuchten Jugendlichen auch über 6 Jahre später noch traurig über die Scheidung ihrer Eltern, auch wenn sie insgesamt deren Scheidung als bessere Lösung einschätzten (vgl. auch McLOUGHLIN u. WHITFIELD 1984). Wie die Kinder rückblickend über die Scheidung der Eltern und deren Umgang mit ihren Problemen urteilen, hängt selbstverständlich davon ab, welche Problemlösungsstrategien ihre Eltern anzuwenden in der Lage waren. Damit ließen sich vielleicht auch die Befunde von TENNANT et al. (1980, 1981) erklären, die in ihren Arbeiten zur Auswirkung früher Elternverluste ausführen, daß die Erfahrung des Todes eines Elternteils weder das Risiko für psychische Störungen erhöht noch das Inanspruchnahmeverhalten beeinflußt im Gegensatz zur Erfahrung der elterlichen Scheidung. Solche Erlebnisse seien zwar nicht mit einer überzufälligen Häufigkeit psychiatrischer Störungen assoziiert; sie führten aber dazu, daß später schneller professionelle Helfer beim Bestehen psychischer Probleme in Anspruch genommen werden.

Wie die Kinder mit dem Ereignis des Elternverlustes umgehen, hängt von ihren – durchaus auch altersabhängigen – kognitiven Möglichkeiten ab (STOLBERG u. ANKER 1984; FREY u. GROVER 1983). Die Arbeitsgruppe um KURDEK (KURDEK et al. 1981; KURDEK u. SIESKY 1980a, b) macht in ihren Arbeiten darauf aufmerksam, daß man auch zwischen dem emotionalen und dem kognitiven Aspekt bei der Verarbeitung der Scheidungserfahrung zu unterscheiden habe. Die Verarbeitungsmöglichkeit wird für die Kinder erschwert durch eine Unsicherheit der Eltern bezüglich ihrer Gefühle und Absichten (PETERSON et al. 1984; KITSON et al. 1983, KITSON u. LANGLIE 1984). Erst eine Klärung der Beziehung zwischen den getrennt lebenden ehemaligen Partnern vermag deren Desengagement zu beheben, das die Kinder als sehr belastend erleben und das zu psychischen Störungen führen kann (ABELSOHN 1983). Erst eine wiederhergestellte Beziehungsfähigkeit ist Voraussetzung dafür, daß der Scheidungsprozeß abgeschlossen werden kann und daß eine Trennung im psychologischen Sinne erfolgt, was mit einer Wiedergewinnung der individuellen Autonomie einhergeht (SALTS 1979). Eine solche Trennung im psychologischen Sinne wird gerade durch die häufig bestehenden nachehelichen Querelen verhindert (KESHET u. ROSENTHAL 1978).

Die Ergebnisse der Scheidungsforschung stützen die These, daß die psychologische Entwicklung eines Kindes in hohem Maße von der Qualität der elterlichen Beziehung untereinander abhängt, eine Annahme, die bis auf wenige Ausnahmen (EMERY u. O,LEAHY 1984) fast von allen Autoren geteilt wird. Wie ein Kind oder ein Jugendlicher sich mit dem Erlebnis der elterlichen Scheidung oder Trennung abfindet, hängt entscheidend von der Entwicklung der elterlichen Beziehung ab. WALLERSTEIN u. KELLY (1980) betonen, daß solche äußeren Faktoren entscheidender sind als das jeweilige Alter und das Geschlecht des betroffenen Kindes. Dies läßt sich auch mit den Ergebnissen der neueren Life-event-Forschung vereinbaren, die der qualitativen Bedeutung kritischer Lebensereignisse zunehmend Gewicht beimißt (vgl. FREY u. TRIFILETTI 1983; SCHLOSS 1984; PERRIS et al. 1986a, b). Welche Bedeutung Kinder diesem Ereignis beimessen, hängt in starkem Maße ab von dem Verhalten der Eltern, wodurch das Ereignis erst seine besondere Bedeutung erhält.

Insofern läßt sich die pathogene Bedeutsamkeit der Erfahrung der elterlichen Trennung auch als sequentielle Traumatisierung im Sinne von KEILSON (1979) auffassen. Wenn ein Elternverlust sich als pathogen herausstellt, ist er eher als Prozeß denn als bloßes Ereignis aufzufassen. Die Tatsache, daß die Eltern sich trennen, verweist auf eine schlechte, zumindest für die Eltern unbefriedigende Beziehung untereinander. Es ist daher verständlich, daß schon lange auf den pathogenen Einfluß der elterlichen Beziehung vor der Scheidung hingewiesen wurde (etwa HERZOG u. SUDIA 1973). Es läßt sich darüber hinaus aber auch vermuten, daß einer ausreichend guten Beziehung nach der Scheidung protektive Bedeutung zukommt. In der Tat findet sich in der neueren Literatur weitgehend Übereinstimmung darüber, daß es hauptsächlich darauf ankommt, wie sich die Beziehung der Eltern nach ihrer Trennung entwickelt (HESS u. CAMARA 1979), auch und in besonderer Weise inwieweit der abwesende Vater noch für seine Kinder verfügbar bleibt (JACOBSON 1978a, b, c). Die Betonung der Qualität der nachehelichen Beziehung der Eltern eröffnet zudem auch therapeutische Möglichkeiten.

Im folgenden soll daher auf 3 besondere Formen der Ausgestaltung der nachehelichen Beziehungen eingegangen werden, auf die Ein-Eltern-Familie, auf die Bedingungen des elterlichen Sorgerechts nach der Scheidung im Sinne einer gemeinsamen Sorgeberechtigung sowie auf die Stieffamilie.

2.5.1 Ein-Eltern-Familien

In der Literatur zur Ein-Eltern-Familie, die zumeist aus der alleinerziehenden Mutter und ihren Kindern besteht (vgl. ADAMS et al. 1984), überwiegt die Auffassung, daß die Ein-Eltern-Situation „per se" nicht pathogen sei, daß es sich aber bei dieser Familienform um eine Risikofamilie handele (KELLAM et al. 1977; WELTNER 1982; BARRON u. EARLS 1984; SCHAUB u. SCHAUB-HARMSEN 1984). Auf vielfältige Ursachen wurde hingewiesen. THOMPSON u. CONGLA (1983) betonen, daß die Variabilität von Ein-Eltern-Familien eigentlich größer sei als die zwischen Ein-Eltern-Familien und vollständigen Familien. Von großer Bedeutung sei es, wie es zur Ein-Eltern-Familie gekommen ist, ob die Eltern verheiratet waren bzw. zusammenlebten oder ob es sich um eine primäre Ein-Eltern-Familie handelt. Die sozioökonomische Lage von Ein-Eltern-Familien ist zudem deutlich schlechter als die von Kernfamilien (ADAMS u. HOROVITZ 1980). Dabei sind finanziell am schlechtesten Familien mit ledigen Müttern gestellt. Kinder aus unvollständigen Familien scheinen insgesamt sozial benachteiligt zu sein (BÜCHLER 1978). WALLERSTEIN u. KELLY (1980) betonen die 3fache Bürde von alleinerziehenden Müttern. Sie müssen ihre Erziehungsaufgabe bewältigen, müssen ihren Haushalt führen und zudem oft über ganztätig aushäusige Lohnarbeit den Lebensunterhalt für die Familie verdienen. Die Einschränkung der materiellen, sozialen und personalen Ressourcen in Ein-Eltern-Familien bringt es mit sich, daß deren Kompetenz, Problemlagen erfolgreich zu bewältigen, begrenzt erscheint (EIDUSON 1983). Das führt auch dazu, daß alleinerziehende Eltern eher und schneller auch professionelle Hilfe in Anspruch nehmen, wenn es zu Problemen kommt (BECK u. LEMPP 1969; THOMPSON u. CONGLA 1983). Dazu paßt auch der Befund, daß Ein-Eltern-Familien keineswegs sozial isoliert zu sein scheinen (GUTSCHMIDT 1986). Aufgrund ihrer begrenzten Kontrollmöglichkeiten als alleinerziehende Eltern erwarten oder gar verlangen sie von ihren Kindern, gewissermaßen schneller zu reifen und erwachsen zu werden (REINHARD 1977; WEISS 1979; KULKA u. WEINGARTEN 1979; FRY u. TRIFILETTI 1983). Dementsprechend findet sich bei Jugendlichen aus Ein-Eltern-Familien eine Tendenz, besonders schnell und früh die Familie zu verlassen (MOORE u. HOTCH 1982).

In der Literatur wird zudem auf die häufig zu beobachtende Instabilität der Grenzen in diesen Familien hingewiesen, sowohl nach innen als auch nach außen. Die Kinder werden als „Juniorpartner" von ihren alleinerziehenden Müttern oder Vätern angesehen, die in dieser Zeit die Hilfe von außen in besonderem Maße benötigen. Es entsteht dann eine neue Dyade von Kind und seinem alleinstehenden Elternteil, die um so intimer wird, je mehr diese Familie nach außen hin isoliert ist. Schließlich sind die intrafamiliären Generationsgrenzen ganz einfach leichter zu wahren von einem sich wechselseitig in der Abgrenzung bestätigenden Elternpaar. Auch auf die Gefahr einer intergenerationalen Grenzverwischung wurde hingewiesen (DELL u. APPELBAUM 1977; SPERLING 1979b). Von soziologischer Seite wurde die unvollständige Familie schon früh als überorganisiert bezeichnet, weil die Kinder zu fest an den alleinerziehenden Elternteil gebunden erschienen (STAMPFLI 1952).

Zusammenfassend läßt sich sagen, daß das besondere psychiatrische Risiko von Ein-Eltern-Familien auf Faktoren zurückgeführt werden kann, deren Pathogenität

auch für andere Familienformen bekannt ist. Allerdings sind diese riskierenden
Merkmale bei Ein-Eltern-Familien häufiger und zudem auch oft kumulativ anzu-
treffen. Diesen größeren Problemen stehen häufig schlechtere Problemlösungsstrategien gegenüber (GUIDUBALDI u. PERRY 1984).

2.5.2 Gemeinsame Sorgerechtsregelung

Die traditionelle Sorgerechtsregelung, nach der in über 90% der Fälle der Mutter
das Sorgerecht zugesprochen wird, wird zunehmend infrage gestellt. In den USA,
in den letzten Jahren auch in Deutschland, entstand eine breite Literatur über die
Frage, wie nach einer Scheidung ein gemeinsam geteiltes Sorgerecht („joint custody") legitimiert und ausgeübt werden könne.

In dieser Diskussion wurde die lange Zeit auch in Deutschland maßgebliche
Auffassung von GOLDSTEIN et al. (1979) angezweifelt, wonach das „Kindeswohl"
am wenigsten beeinträchtigt sei, wenn das Sorgerecht eindeutig in einer Hand läge
(vgl. FTHENAKIS et al. 1982). Auf die Vorteile einer gemeinsamen Sorgerechtsregelung für die Kinder (AHRONS 1980b) und für die Eltern (ROTHBERG 1983) wird
hingewiesen, obwohl es auch an skeptischen Stimmen nicht fehlt (vgl. LASSERS
u. LASSERS 1985). Die Forderung von BENEDEK u. BENEDEK (1979a), eine solche
Regelung jeweils nur für den Einzelfall zu entscheiden, wird gestützt durch Autoren, die auf die Diskrepanz zwischen den oft publikumswirksam geäußerten For-
derungen und den geringen empirischen Befunden hinweisen (DERDEYN 1978;
auch TROST 1982; IRVING et al. 1984). FURSTENBERG u. SPANIER (1984) konstatieren, daß das gemeinsame elterliche Sorgerecht recht selten erfolgreich ausgeübt
werde.

So überzeugend die Forderung erscheint, die Sorgerechtsregelung abhängig zu
machen von der Qualität der nachehelichen Beziehungen der Eltern, so stößt man
doch hier auf ein Dilemma. Die Prognose von Kindern nach der Scheidung ihrer
Eltern erscheint dann als besonders gut, wenn die nacheheliche Beziehung der
Eltern so beschaffen ist, daß ihre Scheidung im Nachhinein als unverständlich, als
überflüssig oder gar als Fehlentscheidung anzusehen ist, es sei denn, die Trennung
der Partner würde als ein eher zufälliges Ereignis aufgefaßt. In der Tat läßt es sich
durchaus vorstellen, daß Trennungen und Scheidungen weniger bedeutungsvolle
Ereignisse darstellen, allerdings nur unter der Voraussetzung, daß reziprok hierzu
auch der Beziehungsaufnahme eine geringere Bedeutung für das Leben der Partner beigemessen wird. Das würde allerdings eine Veränderung der normativen
Konzepte intimer Beziehungen zur Voraussetzung haben.

2.5.3 Stieffamilien

Wie ein Kind mit dem Verlust eines Elternteils zurechtkommt, hängt in entscheidender Weise davon ab, ob dem Kind eine zuverlässige Beziehung zu einer ausreichend stabilen erwachsenen Bezugsperson zur Verfügung steht. Daraus folgt, daß
es von besonderer Bedeutung ist, wie der sorgeberechtigte Elternteil den Verlust
seines Partners zu verarbeiten in der Lage ist. Hierzu sind besonders soziale Kon-

takte dienlich (COLLETTA 1979). Eine häufig gewählte Möglichkeit, die relative Isolation der Ein-Eltern-Familie zu überwinden, ist die erneute Bindung des alleinerziehenden Elternteils, was die Gründung einer Stieffamilie für das Kind bedeutet. Stiefeltern können durchaus die negativen Folgen der elterlichen Trennung für die Kinder mildern. Handelt es sich bei dem sorgeberechtigten Elternteil um eine emotional instabile Persönlichkeit, sind Stiefeltern in der Lage, diesen negativen Einfluß zu „puffern", wie überhaupt der negative Einfluß eines emotional instabilen Elternteils durch einen stabileren Partner ausgeglichen werden kann (RUTTER 1979c; HETHERINGTON et al. 1982).

Schon aus theoretischen Erwägungen heraus ist eine Beantwortung der Frage, ob die Stiefsituation für das Kind schlecht oder gut sei, nicht zu erwarten. Auch hier kommt es wieder auf die Qualität der Beziehungen in der Stieffamilie an. RUTTER (1981b) berichtet, daß Kinder mit dissozialen Verhaltensweisen aus „broken-home"-Situationen" seltener aus Stieffamilien kamen. War dies doch der Fall, waren die Beziehungen disharmonisch.

Die Literatur über Stieffamilien ist mittlerweile ebenfalls kaum mehr zu überschauen. Hingewiesen werden soll lediglich auf das inzwischen schon „klassische" Werk von VISHER u. VISHER (1979), auf die Monographien von DUBERMAN (1975), SAGER et al. (1983), FTHENAKIS (1985) und KRÄHENBÜHL et al. (1986) sowie auf die Bibliographien von WALKER et al. (1979) und BERGQUIST (1984).

Geht man davon aus, daß die Qualität der verfügbaren Beziehungen darüber entscheidet, ob das Kind mit dem Erlebnis des Elternverlustes fertig wird, läßt sich folgern, daß die Stiefsituation einerseits die Chance beinhaltet, eine früher gegebene problematische Beziehung zu kompensieren, allerdings aber auch das Risiko in sich birgt, daß eine pathologische Entwicklung in Gang kommt, wenn eben die Beziehung zum Stiefelternteil gespannt ist. Eindeutige Aussagen sind mithin kaum zu erwarten. Im Gegenteil ist die Stiefsituation eher unübersichtlicher, gibt es doch in Stieffamilien ungleich mehr bedeutungsvolle Beziehungen für das Kind, etwa die Beziehung zur Herkunftsfamilie des Stiefelternteils oder zu Stief- und Halbgeschwistern. Daher ist im Stiefelternteil weniger ein Ersatz für den abwesenden Elternteil zu sehen, sondern eher ein zusätzlicher Elternteil, der die Ressourcen einer zusätzlichen Familie (MORAWETZ 1984) eröffnet, zumindest wenn es zum Elternverlust durch eine Scheidung gekommen ist.

Die Stieffamilie läßt sich daher kaum mit einer Kernfamilie vergleichen. Vielmehr handelt es sich um ein anderes Sozialsystem (MESSINGER 1984) – CHERLIN (1978) spricht von einer unvollständigen Institution – mit einer eigenen individuellen Geschichte und anderen Erwartungen, die von den einzelnen Personen und von der Gesellschaft an diese soziale Institution herangetragen werden (FURSTENBERG u. SPANIER 1984).

Es überrascht daher nicht, daß Stiefkinder, wie FTHENAKIS (1985, Bd. 2, S. 194) resümiert, „allgemein in Maßen psychosozialer Entwicklung dicht unterhalb derer von Kindern aus Kernfamilien und oberhalb derer von Kindern mit einem alleinerziehenden Elternteil liegen". Zusammenfassend läßt sich eine Scheidung sowohl für die Eltern als auch für das betroffene Kind nicht als ein Lebensereignis auffassen, sondern eher als Teil eines zeitlich ausgedehnten Prozesses der Regelung bedeutsamer zwischenmenschlicher Beziehungen (vgl. GOLDSMITH 1980; PFEFFER 1981). Welche Bedeutung für die psychische Entwicklung des Kindes der Scheidung zukommt, hängt neben somatischen Faktoren, etwa dem Temperament, von familiären, sozialen, legislativen und kulturellen Faktoren ab. Angesichts dieser Komplexität könnte man pessimistisch werden, insbesondere wenn man als Angehöriger einer Helferprofession unter Handlungsdruck steht. Allerdings hat diese Vielschichtigkeit, wie FTHENAKIS positiv konnotiert, „... auch eine positive Seite: Es gibt mit Sicherheit viele Möglichkeiten für eine erfolgreiche Bewältigung der mit der Scheidung verbundenen Probleme – für Kinder und für Eltern" (FTHENAKIS et al. 1982, S. 163) und, ist hinzuzufügen, auch für die Helfer.

2.6 Die Familie: Ein selbstreferentes System

Die in der Literatur übereinstimmend geäußerte Auffassung, daß der Elternverlust infolge eines Unfalles oder einer Krankheit in der Regel nicht pathogen sei im Gegensatz etwa zum Elternverlust durch Suizid oder Trennung, läßt den Schluß zu, daß die psychische Verarbeitung solcher Ereignisse von der Ausgestaltung der familiären Beziehungen vor und nach diesem Ereignis abhängt und von den sich daraus ergebenden Unterschieden hinsichtlich der jeweiligen Kausalattribuierung. Für den Fall des Selbstmordes oder der Scheidung läßt sich dies gut verdeutlichen, kann man in solchen Fällen von einer vor diesem Ereignis schlechten Qualität der elterlichen Beziehung ausgehen. Das Kind ist für seine Kausalattribuierung bezüglich der Scheidung seiner Eltern auf deren Auffassungen angewiesen, schon aufgrund seiner kognitiven Unreife. Gerade die Tatsache, daß sich die Eltern haben scheiden lassen, verweist auf ihre Beziehungsproblematik, die sich in der Regel auch in einem Dissens bezüglich ihrer jeweiligen Kausalattribuierung äußert (FRY u. GROVER 1983). Man wird in der Regel von den ehemaligen Partnern zumindest in der ersten Zeit nach ihrer Trennung nicht erwarten dürfen, daß sie sich einigen hinsichtlich der Ursachenverteilung für ihre Handlungen, zumal wenn diese für jeden selbst von so großer emotionaler Bedeutung sind.

Diese Probleme spiegeln sich auch in den wissenschaftlichen Konzeptualisierungen wider. Insbesondere von psychoanalytisch orientierten Autoren wird oft eine Ähnlichkeit der Trennungserfahrung mit der Erfahrung des Todes herausgestellt (SUGAR 1970; MOSS u. MOSS 1973). OSHMAN u. MONOSEVITZ (1978) berichten von Todesphantasien bei Scheidungskindern. CROSBY et al. (1983) verwenden das bekannte Modell von KÜBLER-ROSS (1969), um die Verarbeitung solcher Trennungserfahrungen zu beschreiben.

Der empirische Befund, daß Scheidungen oft für die getrennten Partner ebenso wie für deren Kinder gravierende Probleme auch über lange Zeit (WALLERSTEIN 1985, 1986) mit sich bringen, ist die logische Konsequenz der gefühlsmäßigen Investition in diese Partnerschaft und Folge einer unauflösbaren Antinomie der Kommunikation, wie CSEF u. WYSS (1985) aus anthropologischer Sicht bemerken. Um diese Folgen einer Trennung zu entdramatisieren, müßte man das zugrundeliegende Ehemodell etwa im Sinne einer Partnerschaftsehe ändern, in der einer geringeren affektiven Bedeutung auch eine einfachere Auflösungsmöglichkeit dieser Paarbeziehung entspricht (ROUSSEL 1980). In einem selbstreferenten sozialen System wie dem der Ehe trägt das Wissen um die Kontingenz, d. h. das gemeinsam geteilte Wissen um die Nichtselbstverständlichkeit, ja eigentlich Unwahrscheinlichkeit einer solch intimen Kommunikationsform (vgl. LUHMANN 1982, 1984), gerade dazu bei, deren Bedeutung für die Partner zu steigern. Für intime Beziehungen ist deren Störanfälligkeit Voraussetzung und Konsequenz zugleich. Insofern spiegelt sich in den steigenden Scheidungsziffern auch ein Interesse an der Institution „Ehe" wider (vgl. BERGER u. BERGER 1984). Es stellt sich hier eine für die Entwicklungspsychologie wie für die Kinderpsychiatrie äußerst wichtige Frage nach den Risiken einer Veränderung des Ehemodells für die Entwicklung der Kinder (vgl. LEMPP 1986b), denn in einem selbstrückbezüglichen System reflektiert die relative Harmlosigkeit seiner Auflösung auch seine Bedeutung, die die Mitglieder dieses Systems diesem beimessen. Eine solche Beziehungskonstitution stünde allerdings konträr zu den gegenwärtigen normativen Vorstellungen von Ehe und Familie in unserer Gesellschaft. Auch lassen sich derzeit noch keinerlei Hinweise für eine Entwicklung zu einer solchermaßen affektiv ausgedünnten Beziehungsform zwischen den Geschlechtern und zwischen den Generationen ausmachen. Im Gegenteil gewinnt die Familie in dem Maße zunehmend an affektiver Bedeutung, als emotionale Gratifikationen im Alltag immer seltener zu erwarten sind. Diese familiäre „Tyrannei der Intimität" (SENNETT 1983) bringt jedoch die Kinder in Gefahr, schon mit „normalen" Erziehungsproblemen ihre Eltern, die heute oft schon unter zu großem Erwartungsdruck stehen, emotional zu überfordern oder ihnen gar zur Last zu fallen (vgl. DRESCHER u. FACH 1985).

Da das psychische System des Kindes in seiner Entwicklung abhängig ist von dem sozialen System des elterlichen Paares, seinen jeweils dyadischen Beziehungen zu den beiden Eltern und vom Familiensystem überhaupt, insofern als die Komplexität dieser sozialen Systeme zum Aufbau des psychischen Systems des Kindes zur Verfügung steht im Sinne einer Interpenetration (LUHMANN 1977; JENSEN 1978), sind die Folgen von weniger intimen Beziehungen innerhalb der Familie für das Kind derzeit noch nicht auszumachen. Eine solche historische Veränderung müßte Auswirkungen haben auf die Bildung der intrapsychischen Repräsentanzen, auf die Bildung von Konzepten und Schemata, auf die Bindungs- und Beziehungsfähigkeit überhaupt.

Darüber hinaus stellt sich die systemtheoretisch interessante Frage, unter welchen Bedingungen ein sinnhaftes, selbstrückbezügliches System sich überhaupt aufzulösen vermag. Im Gegensatz zu rein biologischen Systemen vermögen sinnhafte Systeme systemintern mit den Grenzen zwischen dem System und ihrer Umwelt umzugehen, d.h. sie können die Grenze ihres Systems selbst bestimmen und daher auch über die Zugehörigkeit ihrer Mitglieder selbst verfügen. Die häufigen Scheidungsquerelen sind Ausdruck und Folge dieses Prinzips der Selbstreferenz. Da ein soziales System wie das der Familie oder der Ehe aus deren Handlungseinheiten konstituiert wird, stellt sich die Frage, ob sich ein solches selbstreferentes System überhaupt durch Handeln eines einzigen Mitglieds auflösen läßt, wenn eine Handlung Anschlußhandeln zu ermöglichen hat. Eine systemtheoretische Betrachtung kann auch verständlich machen, daß das Kind durch seine „Verhaltensstörungen" versuchen kann, dieses Familiensystem aufrecht zu erhalten, eine mittlerweile geläufige Umdeutung kindlicher Symptome und Verhaltensauffälligkeiten (vgl. ISAACS 1982).

Der Kliniker hat es mit einer hochselektiven Gruppe von Familien zu tun, mit Familien, deren Probleme mit der Trennung darauf hinweisen, daß bei den Mitgliedern dieses Systems eben keine Übereinstimmung darüber besteht, ob dieses Sozialsystem aufrecht erhalten werden soll oder nicht. Oft genug wird dem professionellen Helfer der Auftrag erteilt, zu entscheiden, ob eine Auflösung oder eine Rehabilitierung dieses Systems angezeigt sei. Kinder scheinen dabei zumindest anfangs kaum jemals einer Auflösung das Wort zu reden, worauf auch ihre Verhaltensstörungen hindeuten.

In der modernen Familie ist der Konflikt zwischen den Bedürfnissen des Elternpaares und den Bedürfnissen des Kindes institutionalisiert. Erfolgskriterium für die moderne Ehe und Bedingung für einen Zusammenhalt der Partner ist die Bedürfnisbefriedigung jedes einzelnen Partners. Gerade die sich verändernde Erwartungshaltung von Frauen, die zunehmend die traditionellen Geschlechtsrollenstereotype in Frage stellen (vgl. SPREY 1979), führen zunehmend zu einer Veränderung der Ausübung der Elternrollen (SPERLING 1979 a).

Das Hinzukommen von Kindern, wodurch sich eine Familie erst konstituiert, impliziert notwendig auch einen gewissen Verzicht auf diese Selbstverwirklichung in der Partnerschaft, der aber ausgeglichen werden kann durch das Erleben einer befriedigenden familiären Beziehung. Dieser Verzicht auf eine mögliche Steigerung der Differenzierung der einzelnen Familienmitglieder zugunsten des familiären Ganzen (vgl. WILLKE 1983) wird mit der Ankunft eines Kindes unumgänglich. Da ein solches Ereignis in Zeiten möglicher Geburtenplanung letztlich als Ergebnis sozialen Handelns angesehen werden muß, was sich niederschlägt auch in der zeitlichen Ausdehnung des vorelterlichen Konkubinats (VON MÜNCH 1983) als Folge der Entkopplung von Sexualität und Reproduktion (vgl. LENZEN 1985), kommt es zu emotionalisierten Reaktionen, wenn das Unternehmen der Familiengründung sich im Nachhinein als Fehlentscheidung erweist, etwa im Falle von Problemen mit den Kindern, oder gar rückgängig gemacht wird wie im Falle einer Trennung oder Scheidung.

Die hohen Scheidungsziffern lassen keinen Zweifel daran, daß diese höhere Ebene eines Ausgleichs von Differenzierung und Integration nur allzu oft nicht erreicht wird. Dies gilt insbesondere für solche Mitglieder des sozialen Systems „Familie", die in ihrer persönlichen Eigenart so rigide festgelegt sind, daß eine Anpassung an ihre Umwelt kaum zu erwarten ist. Vielmehr verfügen gerade rigide strukturierte Individuen nur über geringe psychische Ressourcen, so daß etwa die erforderliche Anpassung an ihren Kontext, in diesem Falle an die Familie, nicht gelingt und sie eher das Familiensystem verlassen. Insofern drängt sich Skepsis auf, ob sich Eltern, die sich in ihrer Partnerschaft schon nicht anzupassen vermochten, nach ihrer Scheidung nun einvernehmlich für das Wohl der gemeinsamen Kinder sich einzusetzen in der Lage sein sollten. Eine gemeinsame geteilte Sorgerechtsregelung erscheint daher zumindest für einen Kliniker als zu optimistisch oder gar als Illusion. Da das Kind aber auf die Erwachsenen angewiesen ist, um sich „selbst" zu verwirklichen, muß eine liberale und unkomplizierte Scheidungsregelung geradezu eine Verrechtlichung der Sorgeregelung provozieren. Daß die professionellen psychosozialen Helfer diese Probleme ohne staatliche Rahmenbedingungen in den Griff bekommen, erscheint doch eher als Ausdruck ihrer Omnipotenzphantasien. Das Kind dem guten Einvernehmen seiner Eltern auch nach deren Scheidung ohne Rechtsschutz zu überlassen, bedeutet für dieses ein in der Tat zu großes Risiko.

Der weitaus größere Handlungsspielraum in modernen Gesellschaften führt zwangsläufig zu einem höheren Risiko, da man nun im Falle des Mißlingens die Schuld letztlich sich selbst zuzuweisen hat. Die Wahrnehmung des größeren Risikos und das Gefühl der gestiegenen Verantwortlichkeit führt zu einer Emotionalisierung, nicht nur in den Familien, sondern offenbar auch bei den Mitgliedern des Wissenschaftssystems, die sich mit dieser Problematik beruflich befassen (vgl. ULLMANN 1986). Die Wissenschaftler sind auch als Mitglieder des Wissenschaftssystems selbst „Betroffene" insofern, als sie merken, daß sie mit ihren Ergebnissen den Gegenstand ihrer Forschungen selbst beeinflussen. Ebenso wie in der Therapie mit Scheidungsfamilien (KASLOW 1984) beeinflußt die jeweilige Sichtweise auch den wahrgenommenen Gegenstand. Dies läßt sich bei der Diskussion über die Möglichkeit einer gemeinschaftlichen Sorgerechtsregelung anschaulich beobachten, die kompliziert wird durch die wechselseitigen Einflüsse von Wissenschaftssystem, Rechtssystem und Sozialpolitik (vgl. FTHENAKIS et al. 1982).

Entsprechend der in modernen Gesellschaften allen Gesellschaftsmitgliedern prinzipiell gegebenen Möglichkeit, Familien zu gründen bzw. auf die Familienbildung zu verzichten, steigt auch das Risiko, falsche Entscheidungen zu treffen und sich, aber auch den Kindern, zu schaden. Angesichts der unausweichlich gestiegenen Verantwortlichkeit scheint in den letzten Jahren in der Kinderpsychiatrie eine Wissenschaftsrichtung gewissermaßen Trost und Beruhigung zu versprechen, die die Kompetenz von Kindern betont und dabei die pathogene Relevanz früher Lebenserfahrungen für die psychische Entwicklung von Kindern zumindest relativiert wissen möchte (vgl. CLARKE u. CLARKE 1976; HEMMINGER 1982; ERNST u. VON LUCKNER 1985). Eine Biologisierung der Psychopathologie erscheint geeignet, Angst zu reduzieren, da in nichtsinnhaften Systemen ein Möglichkeitsraum für Entscheidungen, die notwendig riskant sind, nicht mehr gegeben ist. SPERLING (1983) verweist diesbezüglich auf das enthusiastische Interesse an der Diagnose „Minimale zerebrale Dysfunktion (MCD)" in den USA.

Es ist sicherlich angebracht, die Auswirkung sogenannter traumatischer Lebensereignisse zu relativieren, insbesondere ihre schicksalhafte Pathogenität zu bestreiten und stattdessen auf protektive Faktoren und Kompensationsmöglichkeiten hinzuweisen. Insgesamt besteht aber doch Übereinstimmung darüber, daß neben biologischen Faktoren v.a. kontinuierlich wirksame negative familiäre Erfahrungen für die psychische Entwicklung des Kindes von größter Bedeutung sind. Unter den protektiven Faktoren kommt der Präsenz zuverlässiger Bezugspersonen besondere Bedeutung zu, die gerade kleinen Kindern bei der Bewältigung gravierender Belastungen helfen können (vgl. DÜHRSSEN 1984; TRESS 1986), auch wenn noch nicht hinreichend geklärt ist, inwieweit solche negativen Erfahrungen völlig ausgeglichen werden können (TIZARD u. HODGES 1978; RUTTER 1979c). Auch scheinen Verlusterfahrungen nicht nur das biologische System direkt zu beeinflussen (PINDERHUGHES 1971; HOFER 1984). Vielmehr beeinflußt die Erfahrung einer gelungenen bzw. mißlungenen Verarbeitung eines solchen kritischen Lebensereignisses die spätere Belastungsfähigkeit im Sinne einer Steigerung der Widerstandsfähigkeit oder der Vulnerabilität (vgl. BARRON u. EARLS 1984; RUTTER 1985). Auch wenn die Mechanismen, die zur Vulnerabilität oder Widerstandsfähigkeit führen, noch nicht hinreichend verstanden sind, ist davon auszugehen, daß biologische, etwa genetische, und psychosoziale Faktoren sich wechselseitig beeinflussen.

BIRTCHNELL (1980) beschreibt ein Modell, wonach einerseits eine genetisch fundierte Persönlichkeitsstörung eines Elternteils die Wahrscheinlichkeit erhöht, daß die Ehe geschieden wird, andererseits aber die auf das Kind vererbte Persönlichkeitsstörung dieses wiederum zu psychiatrischen Symptomen prädisponieren kann. Diesem Modell zufolge beeinflußt die genetische Disposition die Vulnerabilität bzw. Toleranz bezüglich belastender Situationen, die sie gleichzeitig auf der sozialen Ebene herbeiführt. Überhaupt erscheint die in der Literatur immer wieder zu beobachtende Neigung, frühere Erfahrungen gegen spätere oder Lebensereignisse gegenüber dauerhafte Strukturen aufzurechnen, wenig sinnvoll, da beide Merkmale sich wechselseitig bedingen. Ereignisse werden auf dem Hintergrund von Erwartungsstrukturen erst wirksam sein können. Ebenso sind Erwartungsstrukturen nur aufrecht zu erhalten, wenn es immer wieder zu diese Erwartungen enttäuschenden und Diskontinuität herstellenden Ereignissen kommt (vgl. LUHMANN 1984). Diese epistemologischen Fragen haben mittlerweile auch in der Kinder- und Jugendpsychiatrie Eingang gefunden (vgl. RUTTER 1985).

Nach alldem wird deutlich, daß das Thema „Elternverlust" einen „biopsychosozialen" Ansatz (ENGEL 1982) nahelegt, der Grundsatzfragen der Psychiatrie des Kindesalters, der Entwicklungspsychologie und der Wissenschaftstheorie überhaupt aufwirft. Dabei scheint am ehesten ein systemtheoretisch fundierter Zugang geeignet zu sein, um der überaus komplexen Zusammenhangsstruktur von biologischen, psychischen und sozialen Faktoren adäquate Modelle zu erarbeiten, wie es jüngst MATTEJAT (1985 b) für eine familienorientierte Kinder- und Jugendpsychiatrie exemplarisch aufgezeigt hat. Systemtheoretische Überlegungen lassen darüber hinaus aber auch Zweifel angebracht erscheinen, inwieweit wissenschaftliche Ergebnisse schnell zu erwarten sind, zumal solche dieser Komplexität angemessene Forschungsstrategien erst ansatzweise vorhanden sind. Überblickt man die Literatur zum Thema „Elternverlust", so wird man auf eine fast schon stereotype Forderung stoßen, mittels Kontrollgruppen die Wirkung einzelner distinkter Variablen genauer in ihrer Wirkung zu bestimmen. Beispielsweise wird für die Untersuchung der Frage, ob eine Scheidung einer disharmonischen Ehe für das betroffene Kind nicht besser sei als sein Verbleiben in einer solchen Familie, gefordert, diese beiden Gruppen vergleichend zu untersuchen, um die Variable „Scheidung" in ihrer Auswirkung zu bestimmen. Aus der Theorie selbstreferenter Systeme folgt jedoch, daß disharmonische Ehen, die durch Scheidung aufgelöst werden, sich eben nicht vergleichen lassen mit disharmonischen Ehen, die andauern, weil gerade deren Streitigkeiten das Typische, ja bisweilen den Sinn solcher Ehen ausmachen. Relevante Merkmale selbstreferenter Systeme lassen sich nicht isolieren, so daß es eine wissenschaftliche Illusion ist, solche Merkmale „per se" beschreiben zu können. Etwa beeinflussen die Familienmerkmale „Scheidung" oder „Elternverlust durch Suizid" aufgrund ihrer Selbstreferenz immer alle anderen Merkmale.

Gerade weil für den Kinderpsychiater in der Regel ein dringendes Handlungsbedürfnis besteht, kann sich aber die Wissenschaft nur schlecht zufrieden geben mit einem gänzlichen Verzicht auf jede Generalisierung und es belassen bei Einzelfallanalysen, denen immer etwas Anekdotisches anhaftet. Als vertretbarer Kompromiß erscheint der Versuch, Typologien aufzustellen.

Insofern sollte es gerechtfertigt sein, im folgenden sich auf einen Typ von Kindern und Jugendlichen mit Elternverlust zu beschränken und zwar von Kindern, die nach einem Elternverlust psychiatrisch auffällig werden, genauer ausgedrückt, auf Kinder und Jugendliche, die eine kinder- und jugendpsychiatrische Klinik ambulant in Anspruch nehmen. Im folgenden wird daher explizit darauf verzichtet, generalisierbare Aussagen über den etwaigen pathogenen Einfluß eines Elternverlustes „per se" für Kinder und Jugendliche aufzustellen. Vielmehr sollen die Daten einer ambulanten kinder- und jugendpsychiatrischen Inanspruchnahmepopulation dahingehend exploriert werden, ob sich relevante Zusammenhänge zwischen einzelnen Faktoren auffinden lassen, denen auch Hinweise auf therapeutische Handlungsmöglichkeiten zu entnehmen sind.

3 Ausmaß und Bedeutung von Elternverlusten für eine ambulante kinder- und jugendpsychiatrische Inanspruchnahmepopulation – eine empirische Untersuchung

3.1 Untersuchungsmethodik

3.1.1 Beschreibung der Untersuchungsstichprobe und der Informationsgewinnung

Untersucht wurden insgesamt 438 Patienten und ihre Familien, die in der Zeit vom 1.10.1980 bis zum 31.3.1982 die Ambulanz der Abteilung für Kinder- und Jugendpsychiatrie am Zentrum der Psychiatrie der Johann-Wolfgang-Goethe-Universität in Frankfurt aufsuchten. Es handelt sich bei diesen 438 Patienten um eine auslesefreie Inanspruchnahmepopulation dieser Institution. Alle Patienten wurden vom Verfasser selbst untersucht. Die Patienten, die bei ihrer Erstvorstellung einen anderen Kollegen antrafen, wurden aus dem Untersuchungskollektiv herausgenommen. Dies war lediglich der Fall bei eigener etwa urlaubs- oder krankheitsbedingter Abwesenheit.

In der Ambulanz waren nur ein Kinderpsychiater sowie ein Klinischer Psychologe tätig. Alle Patienten wurden zuerst kinderpsychiatrisch untersucht und dann, wenn erforderlich, dem Klinischen Psychologen vorgestellt. Es handelt sich zudem um eine besondere ambulante Inanspruchnahmepopulation. Bestand bei Patienten eine eindeutige Indikation für eine stationäre Aufnahme, wurden sie unter Umgehung der Ambulanz direkt stationär aufgenommen. Dies war etwa der Fall bei psychotischen Patienten oder bei Patienten, deren Problematik so gravierend war, daß eine stationäre diagnostische Abklärung angezeigt erschien.

Formal erfolgte die Zuweisung immer über ärztliche Kollegen, die für die Patienten bzw. ihre Eltern einen Überweisungsschein ausstellten. Haus-, Kinder- oder Nervenärzte veranlaßten in der Regel die Zuweisung. Zumeist wurde allerdings die Vorstellung von einer Erziehungsberatungsstelle, einem schulpsychologischen Dienst oder einer anderen Institution des psychosozialen Versorgungssystems initiiert.

Das Einzugsgebiet der Klinik umfaßt hauptsächlich die Stadt Frankfurt und das umgrenzende Rhein-Main-Gebiet. Es handelt sich mithin um eine Inanspruchnahmepopulation aus einer Großstadt mit überwiegend von Städtern bewohntem Umfeld. Zu einem geringen Teil stammten die Patienten aus ländlichen Gebieten des weiteren Umkreises, der im Gegensatz zum Rhein-Main-Gebiet kinderpsychiatrisch bzw. kinderpsychologisch unterversorgt ist. Im engeren Sinne war die Stadt Frankfurt in dem Untersuchungszeitraum auch kinder- und jugendpsychiatrisch unterversorgt. Außer der klinischen Institution gab es einen niedergelassenen Kinder- und Jugendpsychiater sowie einen kinderpsychiatrischen Kollegen, der den Erziehungsberatungsdienst der Stadt Frankfurt leitete. Allerdings ist das erziehungsberaterische sowie ambulante kinderpsychotherapeutische Angebot der Stadt Frankfurt als überdurchschnittlich gut zu bezeichnen.

Auch wenn Untersuchungen zu dieser Thematik fehlen, ist anzunehmen, daß für die Patienten aus dem Rhein-Main-Gebiet sowie aus der Stadt Frankfurt die Vorstellung in der kinderpsychiatrischen Klinik der Universität eine besondere Bedeutung hat. Zumeist wurden Patienten der Klinik vorgestellt, die eine lange Problemgeschichte aufwiesen und bei denen schon frühere Therapieversuche unternommen worden waren. Lediglich Kinder und Jugendliche, die aus kinderpsychiatrisch unterversorgten Gebieten stammten, nahmen die Universitätsklinik als erste Institution in Anspruch. Für die Patienten aus Frankfurt und der näheren Umgebung ist von einem Trend zur Bevorzugung anderer Institutionen auszugehen.

Alle Patienten wurden im Rahmen der kinderpsychiatrischen Untersuchung auch körperlich untersucht, wobei insbesondere der neurologische und motoskopische Befund erhoben wurde. Außerdem bestand die Möglichkeit zur Durchführung weiterer neurophysiologischer bzw. röntgenologischer Untersuchungen.

Für viele Patienten wurde zudem ein Termin mit der klinischen Psychologin vereinbart. In der Regel standen 2 Termine, die zusammen etwa 3 Stunden dauerten, zur Verfügung, um das Problem des Patienten einzuschätzen und einen Therapievorschlag zu unterbreiten. Nur ein einziger Termin kam bei Patienten zustande, bei denen sofort die Indikation für eine stationäre Therapie zu stellen war, bei Patienten, die den 2. Termin nicht mehr wahrnahmen und wegblieben, zuletzt auch bei Patienten, die psychiatrisch unauffällig erschienen. Eine Reihe von Patienten wurde in der Poliklinik selbst ambulant kinderpsychiatrisch, zumeist psychotherapeutisch, betreut. Die Patienten suchten, von einigen wenigen Jugendlichen abgesehen, nie alleine und von sich aus die Poliklinik auf, sondern befanden sich in Begleitung ihrer Bezugspersonen, zumeist der Mutter. Für den 2. Termin wurde regelmäßig versucht, mit der gesamten Familie, sofern vorhanden, zu sprechen.

3.1.2 Datengewinnung

Die während der Untersuchung aufgenommenen Informationen wurden in der Krankengeschichte des jeweiligen Patienten festgehalten. Im Frühjahr 1983 wurde eine katamnestische Nachbefragung bei den 138 Patienten durchgeführt, bei denen ein Elternverlust vorlag. Dabei bestand Gelegenheit, fehlende Daten nachträglich zu erheben. Hierzu wurden die Bezugspersonen telefonisch kontaktiert. Dies gelang bei insgesamt 133 Patienten. Manche Patienten hatten auch weiterhin Kontakt zur Klinik. Einige Eltern nahmen die Gelegenheit wahr, noch einmal einen Wiedervorstellungstermin auszumachen. Die Daten aller Patienten wurden dann der Krankengeschichte entnommen und in eine für die EDV-Analyse geeignete Form gebracht, wobei der Dokumentationsbogen der kinder- und jugendpsychiatrischen Klinik am Zentralinstitut für Seelische Gesundheit in Mannheim (Dir.: Prof. Dr. Dr. M. SCHMIDT) als Orientierungsrahmen diente. Die Daten wurden dann später auf EDV-Lochkarten übertragen.

3.1.3 Datenbasis

Die Datenbasis läßt sich in 5 Bereiche gliedern:

1) Identifikationsdaten,
2) Daten zur sozialen Situation,
3) psychischer Befund,
4) Angaben zur Therapie,
5) katamnestische Angaben.

Identifikationsdaten
Bei den Identifikationsdaten handelt es sich um die Angaben zum Geschlecht,
zum Alter und zur Nationalität der Patienten.

Daten zur sozialen Situation
Die Daten zur sozialen Situation sind umfangreich. Es handelt sich um Angaben
über den etwaigen Besuch des Kindergartens oder der Schule, um Angaben zur
Berufsausbildung und insbesondere zur familiären Situation. Hier interessierte
v. a. das Alter der Eltern bzw. der Bezugspersonen, deren sozioökonomischer Status, die Zahl der Geschwister der Patienten sowie ihre Geschwisterposition. Zur
Einschätzung des sozioökonomischen Status wurden die Berufe der Eltern bzw.
Bezugspersonen erfaßt, wobei die psychiatrische Basisdokumentation der Deutschen Gesellschaft für Psychiatrie und Nervenheilkunde (DILLING et al. 1983)
benutzt wurde. Die Variable „sozioökonomischer Status" (SÖS) wurde sodann
dichotomisiert nach dem Beruf mit dem höchsten Sozialprestige innerhalb einer
Familie, wobei das Schema von KLEINING u. MOORE (1968) berücksichtigt wurde.
Zudem wurde das zeitliche Ausmaß der Berufstätigkeit der Bezugspersonen
erfaßt.
   Besondere Bedeutung für die vorliegende Untersuchung kam den Angaben
über einen etwaigen Elternverlust zu. Hierzu wurden folgende Variablen gebildet:

- Alter des Patienten beim Elternverlust;
- abwesender Elternteil (Vater, Mutter, beide Eltern);
- Modus des Elternverlustes (Trennung, Scheidung, Suizid = „Scheitern", Tod
  außer Suizid);
- Dauer der elterlichen Beziehung;
- Rekonstitution (Stiefsituation);
- Existenz von Halbgeschwistern;
- Existenz von Stiefgeschwistern;
- Kontakte zwischen dem Patienten und seinem abwesenden Elternteil (>
  12 mal/Jahr = regelmäßig, 4- bis 11 mal/Jahr = gelegentlich, <4 mal/Jahr =
  selten, kein Kontakt);
- Kontakte zwischen den getrennten leiblichen Eltern (wie oben definiert).

Psychischer Befund
Der psychische Befund wurde sowohl beim Patienten selbst sowie bei seiner
Familie erhoben. Zur Erfassung der Symptomatik des Patienten wurde der dia-

gnoseergänzende Symptomkatalog der Mannheimer kinder- und jugendpsychiatrischen Klinik (POUSTKA u. SCHIEBER 1983) in leicht modifizierter Form verwendet:

1) suizidale Handlungen;
2) automutilative Handlungen;
3) aggressive Handlungen;
4) Mißhandlung, geschlagen werden;
5) Mutismus;
6) Negativismus;
7) nicht dissoziale Schulverweigerung;
8) relative Leistungsschwäche in Schule/am Arbeitsplatz;
9) Stereotypien;
10) Tics;
11) Enuresis;
12) Enkopresis;
13) Sprechstörung;
14) Eßstörung;
15) Schlafstörungen;
16) nichtzerebrale Anfälle;
17) Trennungsprobleme, Unselbständigkeit;
18) Hypoaktivität, Passivität;
19) Kontaktstörungen, Kommunikationsstörungen;
20) medizinisch nicht indizierter Drogenmißbrauch;
21) nicht delinquente Störung des Sozialverhaltens;
22) dissoziale Verhaltensweisen;
23) auffällige Gewohnheiten;
24) Angst;
25) andere;
26) keine Symptome.

Bis zu 3 Nennungen wurden zugelassen. Die einzelnen Symptome wurden zudem zu insgesamt 5 Symptomgruppen zusammengefaßt, wobei diese Gruppenbildung aufgrund klinischer Erwägungen vorgenommen wurde. Folgende 5 Symptomgruppen wurden gebildet:
- aggressiv-dissoziale Symptomatik: 3), 20), 21), 22);
- emotionale Symptomatik: 1), 2), 6), 23), 24);
- Kontaktstörung: 7), 17), 18), 19);
- Leistungsstörung: 8);
- körpernahe Symptomatik: 9), 10), 11), 12), 13), 14), 15), 16).
Die Diagnosen wurden gemäß dem Multiaxialen Klassifikationsschema (MAS) nach RUTTER et al. (1975) gestellt, wobei das Glossar zum MAS von REMSCHMIDT u. SCHMIDT (1977) benutzt wurde. Diese Klassifikation beruht auf der 9. Revision der Internationalen Klassifikation der Krankheiten (ICD 9). Auf der 1. Achse waren 2, auf der 4. und 5. Achse 3 Diagnosennennungen möglich. Bezüglich der Diskussion über Klassifikationen und Dokumentation sei auf REMSCHMIDT (1983) verwiesen.

Die Diagnosen der 1. Achse des MAS wurden in Anlehnung an ACHENBACH u. EDELBROCK (1978, 1979) in 3 diagnostische Großgruppen aufgeteilt entlang der deskriptiv-phänomenologischen Dimension „Externalisierung-Internalisierung". Bezüglich der Bewertung dieser Definition verschiedener Typen psychischer Störungen bei Kindern und Jugendlichen sei auf MATTEJAT (1985 a, S. 32 ff., 1985 b, S. 100 ff.) verwiesen, der auf die Nähe dieser Dimension zu alltagsweltlichen Attribuierungsschemata bezüglich psychischer Probleme hinweist, wodurch auch eine größere Übereinstimmung hinsichtlich dieser Klassifikation zu erwarten sei. Internalisierten Syndromen liegen – vereinfacht ausgedrückt – Probleme mit dem Selbst zugrunde, während sich in externalisierten Syndromen eher Konflikte mit der Umwelt (ACHENBACH 1980) ausdrücken.

Die Einteilung wurde wie folgt vorgenommen:

a) Ein Patient wurde nicht klassifiziert, wenn bei beiden Nennungen der 1. Achse des MAS ausschließlich eine Psychose (ICD 295 – 299) oder körperliche Symptome psychischen Ursprungs (ICD 306) diagnostiziert wurden. Auch wurden solche Diagnosen nicht klassifiziert, wenn die Einteilung aus theoretischen Überlegungen nicht plausibel erschien wie z. B. bei vielen „speziellen, nicht anderweitig klassifizierbaren Symptomen oder Syndromen" (ICD 307) oder bei Unterformen des hyperkinetischen Syndroms (ICD 314.0, 314.1). In diese Gruppe fallen zudem auch die Patienten, bei denen keine psychiatrische Diagnose gestellt wurde.

b) Ein Patient wurde der Gruppe der „internalisierten Syndrome" zugeordnet, wenn bei beiden Nennungen der 1. Achse des MAS ausschließlich folgende Diagnosen erschienen:

- ICD 300 (neurotische Störung);
- ICD 313 (spezifische emotionale Störungen des Kindes- und Jugendalters) außer 313.3 (... mit Empfindsamkeit, Scheu und Abkapselung) sowie 313.8 (andere oder kombinierte emotionale Störung);
- ICD 307.1 (Anorexia nervosa);
- ICD 309.0 (kurze depressive Reaktion);
- ICD 309.1 (verlängerte depressive Reaktion);
- ICD 309.2 (Anpassungsreaktion mit vorherrschender emotionaler Störung).

c) Ein Patient wurde der Diagnosengruppe „externalisierte Syndrome" zugeordnet, wenn auf der 1. Achse des MAS kein internalisiertes Syndrom genannt, sondern sich ausschließlich folgende Diagnosen fanden:

- 309.3 (Anpassungsreaktion mit vorherrschender Störung des Sozialverhaltens);
- 312.0 (nichtsozialisierte Störung des Sozialverhaltens);
- 312.1 (sozialisierte Störung des Sozialverhaltens);
- 312.2 (Störung des Sozialverhaltens mit Zwangscharakter);
- 314.2 (hyperkinetisches Syndrom mit Störung des Sozialverhaltens).

d) Der Diagnosengruppe „gemischte Syndrome" wurden Patienten zugewiesen, bei denen folgende Diagnosen genannt wurden:

- ICD 309.4 (Anpassungsreaktion mit emotionaler Störung und Störung des Sozialverhaltens);

- ICD 312.3 (Störung des Sozialverhaltens mit emotionaler Störung);
- ICD 313.3 (spezifische emotionale Störung des Kindes- und Jugendalters mit Beziehungsschwierigkeiten);
- ICD 313.8 (andere oder kombinierte emotionale Störung).

Zudem wurden Patienten dieser Gruppe zugeordnet, die bei den 2 Nennungen auf der 1. Achse sowohl eine aus der Gruppe der internalisierten Syndrome sowie eine aus der Gruppe der externalisierten Syndrome erhielten.

Die Eltern der Patienten wurden bezüglich etwaiger psychiatrischer Auffälligkeiten eingeschätzt.

Zuletzt wurde versucht, das Familiensystem einzuschätzen. Dies geschah zum einen mit Hilfe des Konstruktes der „bezogenen Individuation" nach STIERLIN et al. (1977), das v. a. die Ausprägung der interpersonellen Beziehungen in der Familie beschreiben soll. Die Abgrenzungsfähigkeit der Mitglieder des Familiensystems wurde mittels einer 5 stufigen Skala zwischen den Extremen „Ausstoßung" und „Fusion" beurteilt. Die „optimale Mitte" wird als „Dialogfähigkeit" bezeichnet.

Zum anderen wurde das Familiensystem bezüglich seiner funktionalen Kompetenz eingeschätzt in Anlehnung an MINUCHIN et al. (1975) und OLSON et al. (1979, 1980). Mit Hilfe einer 5 stufigen Skala zwischen den Extremen „rigide" und „chaotisch" wurde versucht, die Fähigkeit der Familien einzuschätzen, mit Aufgaben, Problemen und Konflikten umzugehen. Während „rigide-dysfunktionale" Familien sich nicht an Veränderungen anzupassen vermögen und deshalb an starren Rollen- und Kompetenzverteilungen festhalten, fehlt es „chaotisch-dysfunktionalen" Familien an klaren, Orientierung bietenden Strukturen. Die „optimale Mitte" dieser Dimension wird als „flexibel" bezeichnet.

Angaben zur therapeutischen Intervention
Aus den Angaben zur Therapie wurden 2 Variablen gebildet:

- durchgeführte Therapie;
- Zahl der wahrgenommenen Termine.

Katamnestische Angaben
Die Informationen, die bei der katamnestischen Nachbefragung, die durchschnittlich 18 Monate nach dem Erstkontakt stattfand, zu erhalten waren, wurden zu 3 Variablen zusammengefaßt:

- Veränderungen bezüglich der Haushaltsgemeinschaft;
- Einschätzung der Symptomentwicklung;
- Einschätzung der Gesamtsituation des Patienten.

3.1.4 Würdigung der Datenbasis

Bei den untersuchten Patienten handelt es sich um Mitglieder einer klinischen Inanspruchnahmepopulation, deren Daten mithin nicht eigens zur wissenschaftlichen Bearbeitung der Problematik von Elternverlusten gesammelt wurden. Dies muß nicht unbedingt von Nachteil sein, da die Informationen aufgrund ihrer klinischen Relevanz erhoben wurden. Wegen des Versorgungsauftrages der Ambulanz war eine zeitliche Begrenzung gegeben, die die Datenerhebung einschränken mußte. Diese Beschränkung kann allerdings bei allen Nachteilen auch die Gefahr verringert haben, den Elternverlust in seiner pathogenen Bedeutung überzubewerten. Betont werden muß, daß die Angaben über den Elternverlust und die Verarbeitung dieses Ereignisses fast ausschließlich von dem das Sorgerecht innehabenden Elternteil stammen. Insofern sind manche Angaben alles andere als „objektiv", so etwa die Angaben zur Psychopathologie des abwesenden Elternteils oder die Einschätzung der Beziehung zwischen den getrennt lebenden Eltern. Allerdings ist davon auszugehen, daß die psychiatrische Relevanz solcher Angaben nicht in ihrer „Objektivität" liegt. Vielmehr reflektieren diese situativen Einschätzungen die Konstruktion der Wirklichkeit des Kindes durch seine erwachsenen Bezugspersonen. Insofern sollten diese Variablen trotzdem informativ sein.

Vielleicht das größte Problem der vorliegenden Untersuchung bringt die Tatsache mit sich, daß die Patienten nur von 1 Untersucher untersucht wurden. Es stellt sich hier die Frage, inwieweit diese Ergebnisse überhaupt reliabel sein können. Dies betrifft insbesondere die diagnostischen Einschätzungen des Familiensystems, der elterlichen Dyade, aber auch die Einschätzungen bezüglich des MAS, dessen Reliabilität auf den verschiedenen Achsen durchaus unterschiedlich zu bewerten ist (REMSCHMIDT et al. 1983; VAN GOOR-LAMDO 1984). Gerade bei den sich auf das Familiensystem beziehenden Variablen wäre eine intersubjektive Einschätzung nützlich, um eine personengebundene Voreingenommenheit zu relativieren, zumal solche familiendiagnostischen Konstrukte überhaupt schlecht meßbar sind (vgl. REMSCHMIDT u. MATTEJAT 1981). Andere Daten, etwa die Identifikationsdaten oder auch manche Diagnosen sind verläßlicher. Um diese Einschränkungen etwas zu entschärfen, wurde im 1. Teil der empirischen Untersuchung die untersuchte Stichprobe mit anderen untersuchten ambulanten Inanspruchnahmepopulationen bezüglich der Achsen des MAS verglichen.

Auch wenn aufgrund der besonderen persönlichen und institutionellen Situation des Untersuchers eine Interraterreliabilität nicht gegeben war, soll doch auf den Vorteil einer hohen Intraraterreliabilität hingewiesen werden, da alle Patienten von einem einzigen Untersucher untersucht wurden. Darüberhinaus wurden die Informationen innerhalb eines möglichst kurzen Zeitraums zu Daten transformiert, so daß von einer hinreichenden Konstanz der Einschätzungskriterien und dadurch von einer hohen intrasubjektiven Übereinstimmung auszugehen sein sollte.

Streng genommen beschreiben die erhobenen Daten allerdings ausschließlich die Interpretationsmuster, die sich der Untersucher von seiner Interaktion mit den ihn in Anspruch nehmenden Klienten gemacht hat.

3.1.5 Zur Methodik der Auswertung

Entsprechend der ambulanten klinischen Untersuchungssituation wurden die Informationen in quasi-halbstrukturierter Form gesammelt. Diese Informationen wurden dann fast ausschließlich in qualitative und verbale Daten transformiert.

Die verbalen Daten werden im Kap. 4 bearbeitet, wobei interpretative Verfahren angewendet werden, wie sie etwa die Psychoanalyse bereitstellt. In der empirischen Untersuchung geht es vorwiegend um die Auswertung von qualitativen Daten. Überhaupt spiegeln qualitative Daten den Grad der Theoriebildung in den Sozial- und Verhaltenswissenschaften wider (RUDINGER et al. 1985), denen die Kinderpsychiatrie auch zuzurechnen ist. Die statistischen Methoden, mit deren Hilfe diese Daten angemessen zu behandeln sind, müssen berücksichtigen, daß diese überwiegend Nominalskalenniveau aufweisen. Einige der qualitativen Daten konnten in Kategorien bzw. Klassen eingeteilt werden, so daß sie Ordinalskalenniveau erreichten.

Wie die Übersicht über die Literatur zu diesem Thema schon vermuten läßt, handelt es sich hier um ein umfangreiches Datenmaterial. Die Struktur dieser Ex-post-Daten soll im folgenden beschrieben werden im Sinne einer die deskriptive Statistik formalisierenden und erweiternden explorativen Datenanalyse (vgl. ABT 1983 a, b). Bei der Zusammenfassung und teilweise graphischen Darstellung der Daten soll darauf geachtet werden, ob sich Hinweise finden lassen für unvermutete Strukturen und Zusammenhänge zwischen den einzelnen Variablen (zur explorativen Datenanalyse: IHM 1980). Dem retrospektiven Untersuchungsdesign angemessen kann es lediglich darum gehen, Hypothesen zu erzeugen.

Es handelt sich um multivariate Daten einer überaus komplexen Struktur, da schon aus systemtheoretischen Überlegungen heraus von wechselseitigen Interaktionen auch höherer Ordnung auszugehen ist. Angesichts dieser komplexen Struktur des Datenmaterials erscheint ein statistisches „Minimalprogramm" durchaus angebracht.

Bei dem im folgenden zumeist angewandten χ^2-Test handelt es sich um eine solche einfache Methode, mit deren Hilfe die Assoziation zwischen zwei qualitativen Daten überprüft werden soll. Zwei Variablen erscheinen dann als assoziiert, wenn sie statistisch nicht unabhängig sind. Dabei sagt das Ergebnis dieser statistischen Analyse etwa einer Kontingenztabelle nichts aus über die Art des Zusammenhangs zwischen beiden Variablen. Überhaupt ist bei hochkomplexen, selbstreferenten Systemen eine klare Differenzierung zwischen unabhängigen und abhängigen Variablen letztlich nicht durchzuführen. Mit Hilfe des χ^2-Tests sollen uni- bzw. bivariate Modelle überprüft werden. Da aber der Kliniker unter Handlungsdruck steht und sich daher nicht zufriedengeben kann, lediglich zirkuläre Zusammenhänge zu konstatieren, soll versucht werden, diese Assoziationen mit Hilfe anderer klinischer, nichtstatistischer Aspekte in synoptischer Weise lineal (SIMON 1983) zu interpretieren, um letztlich zu Handlungsanweisungen zu kommen.

Mit Hilfe des errechneten p-Wertes, der ausschließlich deskriptiven Charakter hat, soll der Leser die Assoziationen interpretieren und mittels einer „subjektiven α-Korrektur" (ABT 1983 b) deren Bedeutsamkeit einschätzen. Dem explorativen Charakter der Untersuchung entsprechend geht es also nicht um ein Erreichen oder Nichterreichen von Signifikanzen. Vielmehr drückt der deskriptive p-Wert die Überschreitungswahrscheinlichkeit aus, mit der gefundene Assoziationen noch als zufällig anzusehen sind. Da im folgenden eine Vielzahl von Assoziationen untersucht wird, ist eine „α-Aufblähung" zu erwarten, weil mit der Zahl der Überprüfungen die Wahrscheinlichkeit für einen α-Fehler anwächst. In einer explorativen Datenanalyse sollte dieses Risiko aber einzugehen erlaubt sein. Daher wurde

etwa auf eine BONFERRONI-HOLM-Korrektur zur Fixierung maximaler Fehlschluß-
risiken verzichtet.

Zudem wäre bei einigen Fragestellungen eher eine Kleinhaltung des Fehlers
2. Art sinnvoll, so daß eine Signifikanzschwellenkorrektur nicht angebracht
erscheint. Wie aus dem Eingangskapitel hervorgeht, läßt sich beim Vergleich zwischen Patienten mit Elternverlust und ohne Elternverlust erwarten, daß sich
bezüglich der als pathogen vermeinten Zusammenhänge, insbesondere bezüglich
des Zusammenhangs zwischen chronischen familiären Konflikten und psychiatrischer Störung des Kindes, keine Unterschiede zwischen den beiden Patientengruppen werden auffinden lassen. Daher soll auf auch schon geringe Hinweise für
einen doch bestehenden Unterschied hingewiesen werden. Es soll mithin der Feh-
ler 2. Art, d. h. das Risiko der fälschlichen Beibehaltung der Nullhypothese möglichst klein gehalten werden.

Obwohl manche Datensätze Ordinalskalenniveau aufweisen, was den Einsatz
von Rangkorrelationen messenden Verfahren ermöglicht, kommt lediglich der
χ^2-Test zur Anwendung. Durch die Bearbeitung der Daten lediglich auf Nominalskalenniveau kommt es notwendig zu einem gewissen Informationsverlust.
Dieser wird jedoch in Kauf genommen angesichts der Vorteile, insbesondere einer
besseren Vergleichbarkeit der Ergebnisse, die die Beschränkung auf ein statistisches Verfahren mit sich bringt.

Überdies wird in 2 Rechnungen eine statistische Analyse mit log-linearen
Modellen durchgeführt. Dieses statistische Verfahren hat sich zur Analyse von in
multivariaten Kontingenztafeln angeordneten nominalen Daten als geeignet
erwiesen (BISHOP et al. 1975; UPTON 1978; LANGEHEINE 1980). In diesen beiden
Rechnungen dienen die Symptomatik der Patienten mit Elternverlust bzw. die
Ergebnisse ihrer Kurzzeitkatamnese als Zielvariable, deren Zusammenhang mit
anderen Variablen in einem Modell zu rekonstruieren versucht wird. Dabei
beschreibt der p-Wert die Zuverlässigkeit der hypothetischen Modelle. Kritisch
anzumerken ist, daß das log-lineare Modell in erster Linie daten- und nicht theo-
rieorientiert ist (RUDINGER et al. 1975). Lediglich im Nachhinein wird eine optimale Hypothesenstruktur festgestellt.

3.1.6 Gliederung der empirischen Untersuchung

Im 1. Teil werden die Patienten ohne Elternverlust mit den Patienten mit Elternverlust bezüglich der oben angegebenen Variablen verglichen. Dies ermöglicht
auch einen Vergleich mit anderen untersuchten kinder- und jugendpsychiatrischen
Inanspruchnahmepopulationen, dem insofern besondere Bedeutung zukommt, als
die Daten der vorliegenden Arbeit nur von einem Untersucher alleine erhoben
wurden. Zuletzt läßt sich die klinische Population hinsichtlich der Verteilung einzelner Variablen mit der Gesamtbevölkerung vergleichen, wobei hierfür auch auf
die Daten der repräsentativen Bevölkerungsumfrage ALLBUS 1982 zurückgegriffen wird.

Die diesen Daten zugrundeliegende „ALLBUS-Typologie" (PORST 1984) eignet
sich für einen solchen Vergleich häufig besser als etwa die amtliche Statistik, da sie
soziologisch relevante Tatbestände, etwa das Bestehen einer Stiefsituation oder

einer festen Partnerschaft, differenziert und nicht aufgrund rein formaler, etwa juristischer Kriterien zusammenfaßt.

> Die Daten wurden vom Zentralarchiv für empirische Sozialforschung, Universität zu Köln, zugängig gemacht. Sie entstammen der Allgemeinen Bevölkerungsumfrage der Sozialwissenschaften (ALLBUS) 1982. Der ALLBUS ist ein von der DFG gefördertes Vorhaben und stand 1982 unter der Leitung von M. R. LEPSIUS (Heidelberg), E. K. SCHEUCH (Köln) und R. ZIEGLER (München). Der ALLBUS wird in enger Zusammenarbeit mit dem Zentrum für Umfragen, Methoden und Analysen (ZUMA) e. V. in Mannheim und dem Zentralarchiv realisiert. Für den ALLBUS 1982 lag die ZUMA-Projektleitung bei K. U. MAYER (jetzt Berlin). Weder die vorgenannten Personen und Institute, noch das Zentralarchiv tragen irgendeine Verantwortung für die Analyse oder Interpretation der Daten in der vorliegenden Arbeit.

Im 2. Teil werden dann die Patienten mit Elternverlust mit den Patienten ohne Elternverlust bezüglich der aufgefundenen Assoziationen zwischen jeweils 2 weiteren Merkmalen verglichen, die als pathognostisch relevant angesehen werden. Als Nullhypothese dient die Vermutung, daß sich diese Zusammenhänge in beiden Patientengruppen ebenso auffinden lassen, daß sich mithin der Elternverlust bei den Patienten lediglich als besondere Ausdrucksform eines chronischen familiären Konfliktes beschreiben läßt.

Im 3. Teil der empirischen Untersuchung wird die besondere Ausdrucksform dieser Konfliktsituation bei den Patienten, die einen Elternverlust erlitten hatten, beschrieben.

3.2 Vergleich zwischen Patienten mit Elternverlust und Patienten ohne Elternverlust bezüglich einzelner weiterer Merkmale

3.2.1 Geschlecht

Von den insgesamt 438 ambulanten Patienten waren 258 (58,9%) männlichen, 180 (41,1%) weiblichen Geschlechts. Die Jungen waren mithin auch in der Inanspruchnahmepopulation der Frankfurter Klinik in ähnlicher Weise deutlich überrepräsentiert wie in den kinder- und jugendpsychiatrischen Kliniken Berlin, Mannheim und Zürich (CORBOZ et al. 1983), Göttingen (HÖGER et al. 1984) oder Viersen (HORN 1985).

Diese sog. Knabenwendigkeit ist bei beiden Patientengruppen gleich ausgeprägt. Sie beträgt für die Patienten mit Elternverlust 58,7%, für die Patienten ohne Elternverlust 59,0%.

3.2.2 Alter

Im Vergleich zur Gesamtbevölkerung sind in der Klinikpopulation lediglich die 1- bis 3 jährigen sowie die über 16 jährigen Kinder und Jugendlichen unterrepräsentiert, während die anderen Altersstufen deutlich überrepräsentiert sind (Abb. 3, Abb. 4). Auch dieses Ergebnis deckt sich in etwa mit den in der Literatur vorfindbaren Angaben.

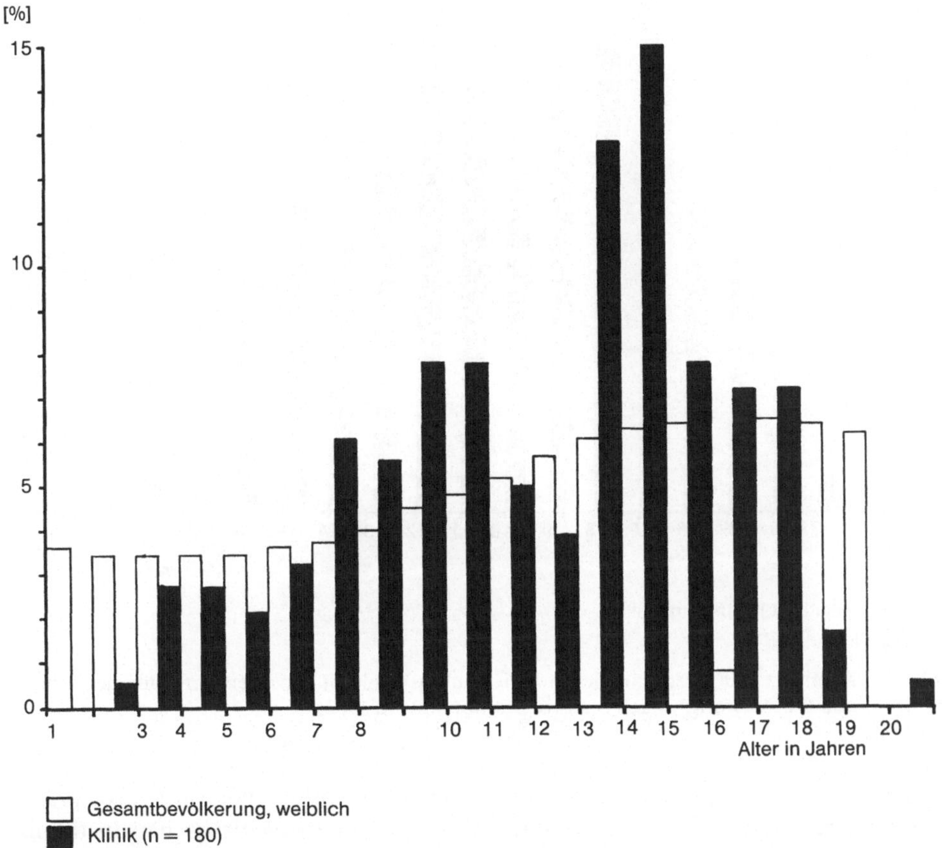

Abb. 3. Altersverteilung der weiblichen Patienten im Vergleich zur Altersverteilung der Mädchen in der Gesamtbevölkerung. (Nach Statistisches Bundesamt, 1982)

Wie Abb. 5 zeigt, ist die Altersverteilung bei den Patienten mit Elternverlust 2gipflig mit Maxima bei den 10jährigen und 14jährigen Patienten, während die Altersverteilung bei den Patienten ohne Elternverlust eher 1gipflig verläuft. Dieser Befund dokumentiert die unterschiedliche Geschlechtsverteilung in den verschiedenen Altersstufen (vgl. Abschn. 3.3.3).

3.2.3 Nationalität

Von den 438 Patienten waren 50 (11,4%) Ausländer. Während 1981 der Anteil von Haushalten mit ausländischem Haushaltsvorstand in der gesamten BRD 7,9% betrug (Statistisches Bundesamt 1982a), muß für den industriellen Ballungsraum des Rhein-Main-Gebietes von einem deutlich höheren Ausländeranteil an der Bevölkerung ausgegangen werden. Im Jahre 1982 waren etwa ⅓ der unter 18 Jahre alten Einwohner der Stadt Frankfurt Ausländer (Dezernent für Jugend 1986).

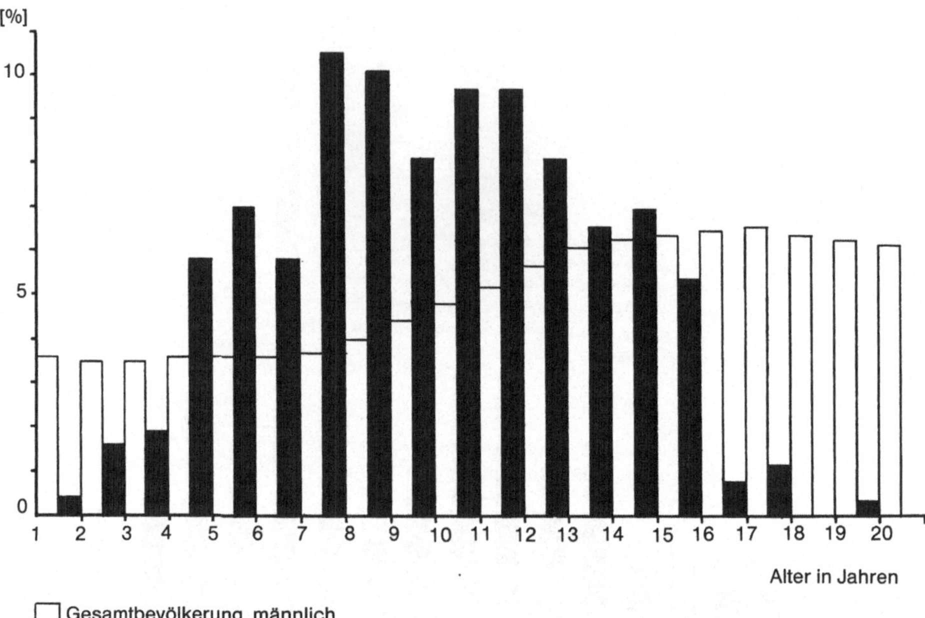

Abb. 4.   Altersverteilung der männlichen Patienten im Vergleich zur Altersverteilung der Jungen in der Gesamtbevölkerung. (Nach Statistisches Bundesamt, 1982)

Bei der Frankfurter Klinikpopulation läßt sich mithin die sonst ausgeprägte Unterrepräsentanz von „Gastarbeiterkindern" in kinderpsychiatrischen Institutionen (POUSTKA 1984) zumindest nicht so deutlich feststellen. Von den 50 ausländischen Patienten hatten lediglich 8 (16,0%) einen Elternverlust erlitten, von den 388 deutschen Patienten dagegen 130 (33,5%). Elternverluste kommen mithin bei ausländischen Patienten seltener vor (Tabelle 1 A*). Ausländische Familien scheinen insgesamt stabiler zu sein. Während es laut Bundesstatistik im Jahre 1981 in 15,5% der deutschen Familien mit Kindern unter 18 Jahren einen alleinerziehenden Elternteil gab, war dies bei den ausländischen Familien nur in 8% der Fall. Da davon auszugehen ist, daß auch bei ausländischen Kindern v.a. familiäre und weniger sozioökonomische und weitere soziodemographische Merkmale einen Zusammenhang mit psychischen Störungen aufweisen (POUSTKA 1984), werden im folgenden die ausländischen Patienten nicht gesondert betrachtet.

3.2.4 Umschriebene Entwicklungsrückstände (2. Achse des MAS)

Eine diesbezügliche spezielle Diagnostik wurde nur beim Bestehen von Verdachtsmomenten durchgeführt. Im Vergleich etwa zu den Kliniken in Berlin, Mannheim und Zürich fand sich nur bezüglich der Häufigkeit der Diagnose „umschriebener

---

* Alle Tabellen, die mit „A" gekennzeichnet sind, befinden sich im Anhang ab S. 121.

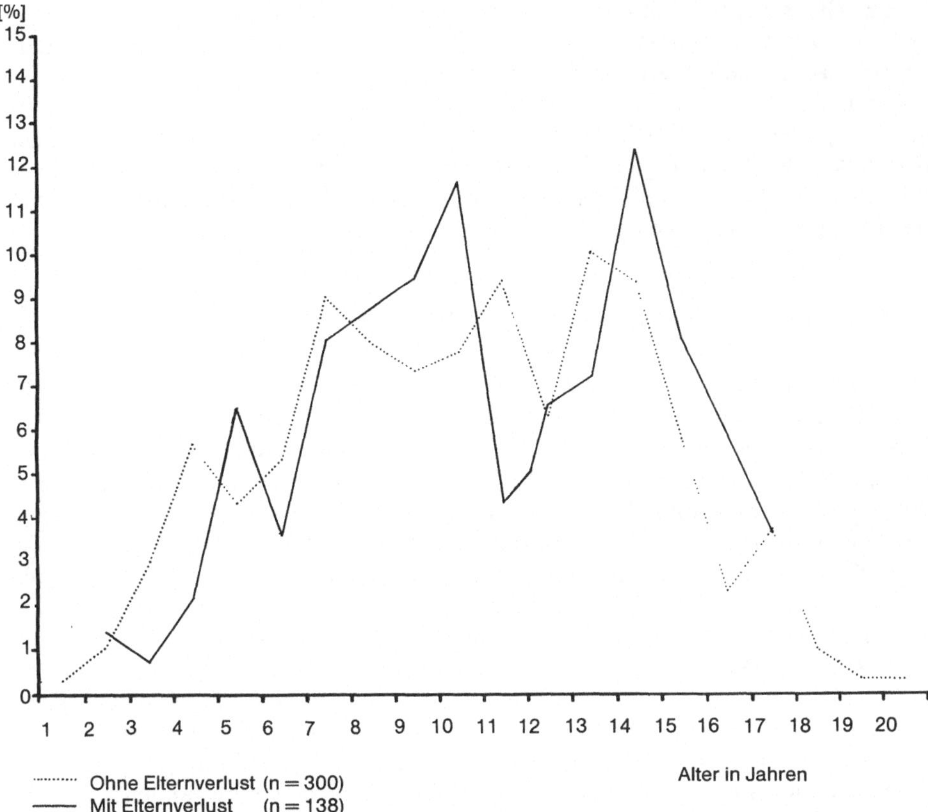

Abb. 5. Alter der Patienten bei der Vorstellung in der Klinik: Vergleich zwischen den Patienten mit und ohne Elternverlust

Rückstand in der motorischen Entwicklung" ein deutlicher Unterschied. Ein solcher Entwicklungsrückstand wurde bei 34 Patienten (7,8%) diagnostiziert, während diese Diagnose in den anderen Kliniken lediglich in bis zu 4% der Fälle gestellt wurde. Dieser Befund verweist auf eine offensichtlich niedrigere Schwelle für die Diagnose eines auffälligen motoskopischen Befundes.

Bei den Patienten ohne Elternverlust wurden häufiger multiple Entwicklungsrückstände diagnostiziert, während sich bei den Patienten mit Elternverlust häufiger keine Entwicklungsrückstände fanden (Tabelle 2 A).

3.2.5 Intelligenzniveau (3. Achse des MAS)

Da die Intelligenz der Patienten nur dann genauer, d. h. mit psychologischen Testverfahren, untersucht wurde, wenn der klinische Eindruck bestand, daß eine Minderbegabung am Zustandekommen der psychischen Störung beteiligt sein könnte, wurde lediglich eine Dichotomisierung von „deutlich unterdurchschnittliche Intelligenz" (IQ < 85) und „zumindest durchschnittliche Intelligenz" (IQ > 85) vorgenommen, zumal zu erwarten ist, daß bei einer klinischen Einschätzung des Intelligenzniveaus mittlere Werte bevorzugt werden.

Bei 18,6% der Frankfurter Patienten wurde eine unterdurchschnittliche Intelligenz festgestellt. Das Ergebnis ist mit den Ergebnissen aus den anderen Kliniken (CORBOZ et al. 1983) vergleichbar und entspricht auch der Erwartungsverteilung. Zwischen den Patienten mit Elternverlust und ohne Elternverlust gab es bezüglich des Intelligenzniveaus keine Unterschiede.

3.2.6 Körperliche Symptomatik (4. Achse des MAS)

Hier wurden nur die Nennungen berücksichtigt, die sich auf eine Störung des Zentralnervensystems beziehen, v. a. auf die Verdachtsdiagnose „leichte frühkindliche Hirnschädigung" bzw. „MCD" (ICD 348.4) sowie auf die Gruppe der Epilepsien (ICD 345), zumal körperliche Erkrankungen nur dann dokumentiert wurden, wenn ein Zusammenhang mit der psychischen Störung vermutet wurde wie etwa beim Vorliegen sog. psychosomatischer Krankheiten.

Bei 2,7% der Patienten wurde eine Epilepsie diagnostiziert, was den Ergebnissen aus den anderen Kliniken entspricht.

Demgegenüber wurde bei 168 Patienten (38,4%) die Verdachtsdiagnose einer minimalen zerebralen Dysfunktion (MCD) gestellt. Die deutliche Überrepräsentanz dieser Diagnose ist mit Sicherheit auf unterschiedliche diagnostische Kriterien zurückzuführen. Es wurden alle Patienten dieser diagnostischen Kategorie zugeordnet, wenn bei dem mehrdimensionalen Untersuchungsgang (FOCKEN 1978) zumindest in 2 der folgenden Bereiche Auffälligkeiten bestanden:

- Risikofaktoren in der Anamnese;
- neurologisch, insbesondere motoskopische Befunde;
- Befunde im EEG oder bei neuroradiologischen Untersuchungen;
- testpsychologische Befunde (etwa Göttinger Formreproduktionstest).

Im Unterschied etwa zu den von FOCKEN (1978) aufgestellten diagnostischen Kriterien wurde der psychopathologische Befund nicht zur Diagnosestellung herangezogen, um die Diagnose „MCD" auf eine somatische Diagnose entsprechend der 4. Achse des MAS zu beschränken. Bestanden besondere psychische Symptome, etwa mangelnde Konzentrationsfähigkeit oder Hyperaktivität, wurde als klinisch-psychiatrisches Syndrom gemäß der 1. Achse des MAS die Diagnose eines „hyperkinetischen Syndroms" (ICD 314) gestellt. Das führte zu einer hohen Überschneidungshäufigkeit dieser beiden Diagnosen „hyperkinetisches Syndrom" und „Verdacht auf MCD". Bei 62 der 73 Patienten (84,9%), die als 1. Diagnose ein hyperkinetisches Syndrom zugeteilt bekamen, wurde auch die Verdachtsdiagnose „MCD" gestellt sowie bei 76 von 91 Patienten (93,5%), die diese Diagnose als 1. oder 2. Diagnose erhielten. Umgekehrt wurden bei 76 Patienten, bei denen der Verdacht einer MCD bestand, die Diagnose „hyperkinetisches Syndrom" gestellt (45,0%). Im Gegensatz hierzu fanden SCHMIDT et al. (1982) keine überzufällige Überschneidungshäufigkeit dieser beiden Diagnosen.

In der vorliegenden Untersuchung wurde die Diagnose „MCD" gewissermaßen traditionell als Summationsdiagnose gestellt. Insbesondere die Ergebnisse der Mannheimer epidemiologischen Untersuchung (ESSER et al. 1981; SCHMIDT et al. 1982) konnten noch nicht berücksichtigt werden. Die dort vorgebrachte Kritik an der Summierung ungewichteter Merkmale bei der Diagnosenstellung legt gewissermaßen eine „Entmythologisierung" (SCHMITT 1977) dieses diagnostischen Etiketts nahe. Insofern sollte diese Summationsdiagnose im folgenden lediglich als Verdachtsdiagnose gewertet werden, wie überhaupt eine MCD-Diagnose aufgrund von medizinischen oder psychologischen Einzeluntersuchungen nur als Verdachtsdiagnose zu werten ist (THIESEN-HUTTER u. SCHIRM 1981), gegen deren Verwendung im Bereich der explorativen Forschung allerdings wenig Bedenken bestehen sollten.

Die besondere Definition dieser Diagnose erklärt auch die hohe Prävalenz von 38,4% in der untersuchten ambulanten Klinikpopulation. Diese Zahl ist allerdings durchaus vergleichbar mit anderen Angaben bezüglich klinischer Populationen (etwa LEMPP 1978), zumal auch die Angaben zur Prävalenz in nichtklinischen Populationen außerordentlich schwanken. ESSER et al. (1981) fanden in ihrer epidemiologischen Untersuchung eine Prävalenz von 12,6% bei 8 jährigen unter Anwendung strenger diagnostischer Kriterien, eine Zahl, die auch den Ergebnissen von SIEBER (1978) entspricht.

Die Häufigkeit von Elternverlusten war bei den Patienten mit MCD-Verdacht ähnlich hoch wie bei den Patienten ohne diese Verdachtsdiagnose.

3.2.7 Familienstatus

Hier ist von Bedeutung zum einen der Beziehungsstatus in der Herkunftsfamilie des Patienten. Diese Angaben beziehen sich in der überwiegenden Zahl der Fälle auf die Beziehung zwischen den leiblichen Eltern der Patienten. Bei 9 Patienten (2,1%) handelt es sich um Adoptivkinder; 3 dieser 9 Adoptivkinder hatten einen Elternverlust erlitten insofern, als sich ihre Adoptiveltern getrennt hatten. Im folgenden werden die Adoptiveltern mit den leiblichen Eltern zu einer Gruppe zusammengefaßt.

Von den insgesamt 438 Patienten lebten 300 gemeinsam mit ihren beiden leiblichen bzw. Adoptiveltern zusammen; 138 (31,5%) der Patienten hatten mithin einen Elternverlust erlitten. Bei 121 dieser Patienten hatten sich die Eltern getrennt, scheiden lassen oder hatten nie zusammen gelebt. Bei 4 Patienten hatte sich der Vater oder die Mutter suizidiert; 13 Patienten erlitten den Elternverlust durch den unfall- oder krankheitsbedingten Tod eines Elternteils.

Beim Vergleich der Daten bezüglich des Status der Herkunftsfamilie in den untersuchten Inanspruchnahmepopulationen anderer Kliniken (Tabelle 3 A) muß beachtet werden, daß es sich bei der Frankfurter Klientel um eine streng ambulante Inanspruchnahmepopulation handelt, die sich in vielen Bereichen von einer stationären Klientel unterscheidet, so auch bezüglich des Beziehungsstatus der Eltern. Bei einer stationären Klientel finden sich weitaus häufiger sogenannte „Broken home"-Situationen (REMSCHMIDT et al. 1974; STEINHAUSEN et al. 1984; BECK u. JUNGJOHANN 1985; HORN 1985). Insgesamt ist das Ausmaß von Elternverlusten bei der Frankfurter Klientel durchaus vergleichbar mit dem anderer deutscher kinder- und jugendpsychiatrischer Institutionen.

Neben dem Beziehungsstatus der Eltern sind von Bedeutung die Angaben über den Aufenthaltsort des Kindes, d.h. die Angaben über den Status seiner Bezugspersonen (Tabelle 4A). Mit ihrem alleinstehenden Elternteil lebten 68 der 438 Patienten (15,5%) zusammen. Dies entspricht in etwa den Angaben aus anderen Kliniken (JUNGMANN et al.1978, HÖGER et al.1984, HORN 1985). Die für kinder- und jugendpsychiatrische Institutionen typische Überrepräsentanz von sogenannten Heimkindern findet sich hingegen nicht. Lediglich 6 Patienten (1,4%) lebten in einem Heim.

Insgesamt findet sich auch in der Frankfurter Inanspruchnahmepopulation mit 31,9% eine mehr als doppelt so hohe Prävalenzrate von Elternverlustsituationen im Vergleich zur Gesamtbevölkerung (Tabelle 5A).

3.2.8 Sozioökonomischer Status

Patienten aus Familien mit niedrigem sozioökonomischen Status sind in der Frankfurter Klientel deutlich überrepräsentiert (Tabelle 6A), insbesondere wenn man davon ausgeht, daß die Frankfurter Patienten zumeist aus städtischem Milieu entstammen.

Die der Literatur zu entnehmenden Angaben zum sozioökonomischen Status von kinder- und jugendpsychiatrischen Patienten verweisen darauf, daß das Inanspruchnahmeverhalten der Bevölkerung bezüglich der jeweiligen Institution durchaus unterschiedlich ist. Die Sozialschichtverteilung der Frankfurter Klientel ist am ehesten vergleichbar mit der aus Göttingen (HÖGER et al.1984) oder Viersen (HORN 1985) und unterscheidet sich von der von MATTEJAT (1985 b) beschriebenen Berliner Klinikpopulation.

Bezüglich des sozioökonomischen Status fanden sich zwischen den Patienten mit Elternverlust und ohne Elternverlust keine Unterschiede.

3.2.9 Kinderzahl und Geschwisterposition in der Aufenthaltsfamilie

In 10 Familien der untersuchten Patienten lebten durchschnittlich 22 Kinder. Diese Zahl entspricht den Verhältnissen in der Bundesrepublik überhaupt. Dem ALLBUS 1982 ist zu entnehmen, daß seinerzeit in der Bundesrepublik in 10 Familien insgesamt 21 Kinder lebten. Im Vergleich zu anderen kinder- und jugendpsychiatrischen Inanspruchnahmepopulationen, etwa der Düsseldorfer Klinik (REINHARD 1984), handelte es sich bei den Frankfurter Patienten häufiger um Einzelkinder.

Vergleicht man die Familien der Patienten mit Elternverlust mit den Familien der Kinder ohne Elternverlust, läßt sich erkennen, daß in 10 Familien der Patienten mit Elternverlust insgesamt 20 Kinder lebten, während es bei den Patienten ohne Elternverlust 22 waren. Deutlich häufiger waren Patienten mit Elternverlust Einzelkinder (Tabelle 7A). Dieser Befund ist zu erwarten, da mit dem Elternverlust die elterliche Partnerschaft beendet ist.

Da der für das einzelne Individuum durchaus als relevant anzunehmende Zusammenhang zwischen der Geschwisterposition und der Art der psychischen Störung aufgrund der hohen Variabilität der beteiligten Einflußfaktoren statistisch kaum nachweisbar ist (vgl. Ernst u. Angst 1983; Reinhard 1984; Langenmayr 1985; Lempp 1986 b), wird im folgenden auf diesen Zusammenhang nicht näher eingegangen.

3.2.10 Psychiatrische Auffälligkeit bei den Eltern

Häufig wurden die Eltern der Patienten als psychopathologisch auffällig eingeschätzt (Tabelle 8 A, Tabelle 9 A). Wie oben bereits ausgeführt, handelt es sich bei diesen Einschätzungen keineswegs um „objektive" Ergebnisse, insbesondere weil mit den abwesenden Elternteilen kaum jemals gesprochen werden konnte. Eine Voreingenommenheit des Untersuchers kann nicht ausgeschlossen werden. Allerdings berichtet etwa Rutter, daß fast 10% der Mütter von zufällig ausgewählten 14jährigen Kindern psychiatrisch auffällig waren, und daß jedes 5. Kind zumindest mit einem psychisch auffälligen Elternteil zusammenlebte. Wolf u. Acton (1968) fanden ein doppelt so hohes Ausmaß psychiatrischer Auffälligkeit bei den Eltern einer kinder- und jugendpsychiatrischen Klientel im Vergleich zu einer unausgelesenen Population.

Zwischen den Patienten mit Elternverlust und ohne Elternverlust gibt es deutliche Unterschiede (Tabelle 10 A). Während bei den Patienten ohne Elternverlust in 78% der Fälle beide Eltern als psychiatrisch unauffällig eingeschätzt wurden, war dies bei den Patienten mit Elternverlust lediglich in 39,9% der Fall. Bei aller Vorsicht angesichts der eingeschränkten Qualität dieser Daten sollten die Ergebnisse dennoch insofern relevant sein, als sie etwas über die Ausgestaltung der nachehelichen Beziehung der Eltern aussagen.

3.2.11 Aktuelle abnorme psychosoziale Umstände

Da die Klassifikation auf dieser Achse des MAS sehr stark von den implizit verwendeten Konzepten abhängt, sind hier die größten Unterschiede zu den Befunden aus anderen Kliniken zu erwarten. Abbildung 6 zeigt die Verteilung dieser diagnostischen Zuordnung bezüglich der gesamten Patientenpopulation und der beiden Subgruppen.

Ein Vergleich zu den bei Corboz et al. (1983) mitgeteilten Befunden läßt erkennen, daß sich die Kategorien „Disharmonie in der Familie", „unzureichende oder inkonsistente elterliche Kontrolle" sowie „unzureichende oder verzerrte intrafamiliäre Kommunikation" deutlich häufiger finden als in den anderen Kliniken, während „keine bedeutsamen psychosozialen Umstände" sowie „psychische Störungen bei anderen Familienmitgliedern" seltener diagnostiziert wurden. Die Überrepräsentanz der zuerst genannten 3 Diagnosen mag mit der besonderen familiendynamischen Orientierung des Untersuchers zusammenhängen.

Beim Vergleich zwischen den Patienten mit Elternverlust und ohne Elternverlust bezüglich dieser Kategorien (Abb. 6) muß beachtet werden, daß die Kategorie

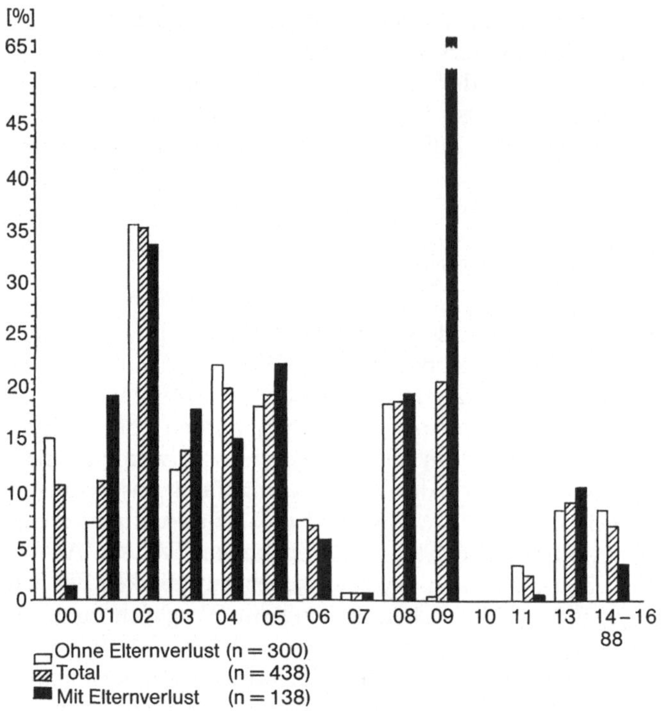

Abb. 6. Abnorme psychosoziale Umstände (5. Achse des MAS): Vergleich ihrer Häufigkeit bei Patienten mit und ohne Elternverlust

„abnorme familiäre Verhältnisse" für alle Patienten mit Elternverlust, soweit sie nicht in Stieffamilien leben, zutrifft. Um diese Verzerrung auszugleichen, bietet es sich an, die „abnormen psychosozialen Umstände" ohne die Kategorie „abnorme familiäre Verhältnisse" in der Rangfolge ihrer Häufigkeit aufzuführen. Dabei ergibt sich, daß in beiden Gruppen am häufigsten „Disharmonie in der Familie" festgestellt wurde. Während dann bei den Patienten ohne Elternverlust mit Abstand die Kategorie „übermäßig ausgeprägte oder abnorme familiäre Beziehungen" folgt, ist es bei der Gruppe der Patienten mit Elternverlust die Kategorie „unzureichende oder inkonsistente elterliche Kontrolle". Die Differenzen sind allerdings recht gering. Die besondere Häufung der Kategorie „psychische Störung bei anderen Familienmitgliedern" bei den Patienten mit Elternverlust muß teilweise sicherlich auf den eben erwähnten Bias zurückgeführt werden.

3.2.12 „Bezogene Individuation"

Der Befund, daß nur etwa bei jedem 10. Patienten dessen Familie als „dialogfähig" eingeschätzt wurde (Tabelle 11 A), dürfte wahrscheinlich auf einen für Kliniker typischen Zirkelschluß zurückzuführen sein. Allerdings ist die absolute Häufigkeit weniger relevant, zumal Vergleichsangaben bezüglich anderer Inanspruchnahmepopulationen fehlen. Zudem geht es bei der empirischen Untersuchung durchweg um relationale Sachverhalte.

Bezüglich dieses Familienmerkmals finden sich zwischen den Patienten ohne Elternverlust und Patienten mit Elternverlust deutliche Unterschiede. Bei letzteren wurden gehäuft die Extreme diagnostiziert. Auch fand sich eine Tendenz in Richtung „Ausstoßung".

3.2.13 Funktionale Kompetenz

Auch bezüglich dieser Einschätzung des Familiensystems muß ein typischer Bias in Betracht gezogen werden. Nur bei 15,5% aller Patienten wurde die funktionale Kompetenz der jeweiligen Familie als „flexibel" eingeschätzt (Tabelle 12 A). Die Familien der Patienten mit Elternverlust erschienen allerdings deutlich häufiger als chaotisch.

3.2.14 Klinisch-psychiatrisches Syndrom (1. Achse des MAS)

Der Abb. 7 sind die relativen Häufigkeiten der diagnostischen Zuordnung auf der 1. Achse des MAS zu entnehmen, wobei zu beachten ist, daß für jeden Patienten 2 Diagnosennennungen möglich waren. Im Vergleich zu den von CORBOZ et al. (1983) berichteten Angaben ist zum einen die geringe Zahl psychotischer Störungen (ICD 295 – 299) auffallend, zum anderen die erhöhte Diagnoserate hyperkinetischer Syndrome (ICD 314). Ersteres dürfte mit der schon oben erwähnten besonderen Funktion der Ambulanz in der Frankfurter Klinik zu begründen sein. Die deutliche Überrepräsentanz hyperkinetischer Syndrome wird sich sicherlich auf das diagnostische Verhalten des Untersuchers zurückführen lassen, dürfte aber auch mit einem besonderen Zuweisungsverhalten der Institutionen, die von dem damals an der Klinik durchgeführten wissenschaftlichen Projekt über hyperkinetische Kinder mit einer MCD wußten (s. hierzu FOCKEN et al. 1984; ROSSEL 1985), zusammenhängen.

Wenn man allerdings berücksichtigt, daß nur bei 62 Patienten die Diagnose „hyperkinetisches Syndrom" als alleinige Diagnose gestellt wurde, relativiert sich der Unterschied beträchtlich. Insgesamt sind die Unterschiede der diagnostischen Zuordnung bis auf diese Diagnose doch gering.

Von den 438 Patienten konnten insgesamt 290 (66,2%) den entlang der Dimension „Internalisierung-Externalisierung" gebildeten diagnostischen Großgruppen zugeordnet werden; von diesen 155 (53,4%) den internalisierten Syndromen, 87 (30,0%) den gemischten und 48 (16,6%) den externalisierten Syndromen.

Abbildung 8 zeigt die Verteilung der Diagnosen bezüglich der 1. Achse des MAS bei den Patienten mit und ohne Elternverlust. Es fällt auf, daß die Diagnose „Störung des Sozialverhaltens" (ICD 312) deutlich häufiger bei Patienten mit Elternverlust vorkam, während die Diagnosen „spezifische, nicht-psychotische psychische Störung nach Hirnschädigung" (ICD 310) sowie „hyperkinetisches Syndrom" (ICD 314) bei Patienten mit Elternverlust seltener gestellt wurden. Die Einzeldiagnosen sind Tabelle 14 A zu entnehmen.

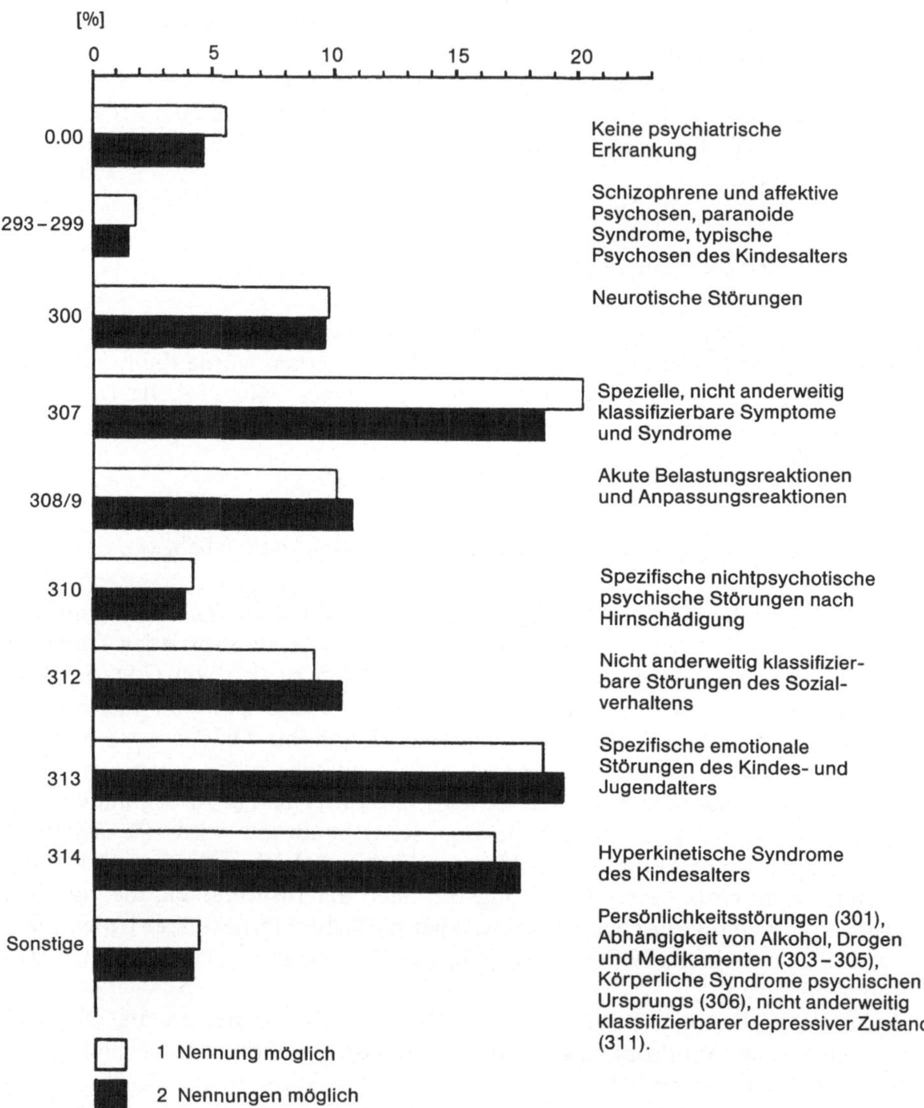

Abb. 7. Verteilung klinisch-psychiatrischer Syndrome (Achse 1 des MAS) bei den 438 Patienten

Der Vergleich zwischen Patienten mit und ohne Elternverlust bezüglich der diagnostischen Gruppen (Tabelle 13 A) läßt erkennen, daß Patienten mit Elternverlust deutlich häufiger „gemischte" Syndrome aufwiesen als Patienten ohne Elternverlust.

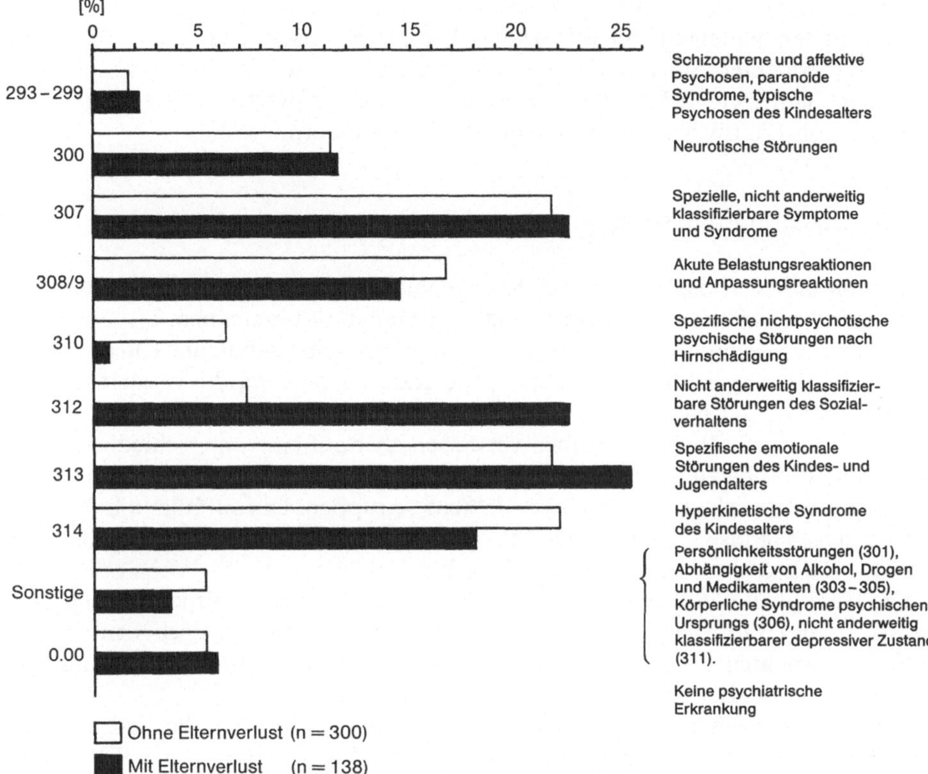

Abb. 8.   Verteilung der klinisch-psychiatrischen Syndrome (Achse 1 des MAS): Vergleich zwischen Patienten mit und ohne Elternverlust (2 Nennungen waren möglich)

3.2.15 Symptomatik

Die Verteilung der Patienten in die Symptomgruppen (Tabelle 15 A) macht deutlich, daß häufig Kombinationen von Symptomen aus verschiedenen Symptomgruppen vorliegen (vgl. STEINHAUSEN u. GÖBEL 1983); 61 der insgesamt 406 diesen Symptomgruppen zuzuordnenden Patienten (15,0%) wiesen Symptome aus 3 Symptombereichen auf. Am häufigsten kamen körpernahe Symptome in „reiner" Form vor. Die Überlappungshäufigkeit ist deutlich höher bei Patienten mit Elternverlust. Dies trifft insbesondere auf körpernahe Symptome und Leistungsstörungen zu, die bei Patienten mit Elternverlust seltener isoliert vorlagen.

Diese Befunde stehen in Übereinstimmung mit den eben erwähnten Unterschieden zwischen den beiden Patientengruppen bezüglich deren Zuordnung zu den diagnostischen Gruppen. Tabelle 16 A ist die Häufigkeit von Elternverlustsituationen bezogen auf die Verteilung der Einzelsymptome zu entnehmen. Fand sich bei den Patienten eine autoaggressive und automutilative Symptomatik oder bestand eine Suizidalität, war es deutlich häufiger zu einem Elternverlust gekommen. Ebenso hatten Patienten mit dissozialen Verhaltensweisen, aber auch mit einer „nicht delinquenten Störung des Sozialverhaltens", etwa mit einer Schulphobie, besonders häufig einen Elternverlust erlitten. Bemerkenswert ist das häufige Vorkommen von Elternverlusten bei enkopretischen Kindern.

3.2.16 Zusammenfassung

Insgesamt läßt sich das Frankfurter Krankengut als eine recht „typische" kinder- und jugendpsychiatrische Inanspruchnahmepopulation bezeichnen, insbesondere wenn man in Rechnung stellt, daß es sich um eine rein ambulante Klientel handelt. Damit lassen sich einige Unterschiede erklären, so etwa die vergleichsweise geringe Prävalenz psychotischer Störungen. Die meisten Unterschiede zu den in der Literatur vorfindlichen Angaben verweisen eher auf eine unterschiedliche diagnostische Einschätzung der Patienten durch den Untersucher als auf tatsächliche Unterschiede zwischen den jeweiligen Patientengruppen. Die auffallend hohe Prävalenz der Diagnose „hyperkinetisches Syndrom" (ICD 314) sowie der Diagnose „MCD" (ICD 348.4) hat hierin sicherlich ihre Ursache.

Die Häufigkeit von Elternverlusten in der untersuchten Inanspruchnahmepopulation ist insgesamt vergleichbar mit den in der Literatur angegebenen Daten. Allerdings suchten deutlich weniger Heimkinder die Frankfurter Klinik auf im Vergleich zu anderen Kliniken.

Patienten, die einen Elternverlust erlitten hatten, zeigten eine besonders deutliche 2 gipflige Altersverteilung im Vergleich zu den Patienten ohne Elternverlust. Ausländische Patienten kommen häufiger aus sogenannten vollständigen Familien. Bei den Patienten mit Elternverlust handelt es sich deutlich häufiger um Einzelkinder. Dieser Befund läßt den Schluß zu, daß einerseits mit der Zahl der Kinder die Trennungstendenz der Eltern reduziert wird, daß andererseits in der Kinderzahl sich auch die Dauerhaftigkeit der Paarbeziehung dokumentiert.

Patienten mit Elternverlust wiesen deutlich häufiger keine Entwicklungsrückstände auf als die Patienten ohne Elternverlust, bei denen insbesondere häufiger multiple Entwicklungsrückstände diagnostiziert wurden. Dieser Befund ließe sich als Hinweis auf eine pathogene Bedeutsamkeit der Elternverlustsituation per se werten insofern, als dieser somatische Faktor die Vulnerabilität erhöht, so daß keine kontextuellen Belastungsfaktoren hinzuzutreten brauchten. Allerdings wurde bei den Patienten ohne Elternverlust genauso oft die Verdachtsdiagnose „MCD" gestellt wie bei den Patienten mit Elternverlust. Die Befunde von BÜHLER u. KÄCHELE (1978), die bei Scheidungskindern deutlich seltener eine MCD fanden, ließen sich nicht replizieren.

Die leiblichen Eltern der Patienten mit Elternverlust wurden weitaus häufiger als psychisch auffällig eingeschätzt. Dieser Befund verweist auf die besondere Kausalattribuierung des Ereignisses der Trennung oder Scheidung seitens des anwesenden Elternteils. Der Paarkonflikt, der zur Trennung führte, wird offensichtlich häufig einseitig Personmerkmalen des abwesenden Elternteils zugeschrieben. Bezüglich der das Familiensystem beschreibenden Variablen wurden die

Familien mit Elternverlust öfter den extremen Kategorien zugeordnet. Deutlich häufiger fanden sich Ausstoßungstendenzen. Auch wurde das Familiensystem häufig als chaotisch eingeschätzt.

Hinsichtlich der klinisch-psychiatrischen Syndrome fanden sich zwischen den Patienten mit Elternverlust und ohne Elternverlust nur bei 3 Diagnosen deutliche Unterschiede. Bei den Patienten ohne Elternverlust wurde öfter die Diagnose „hyperkinetisches Syndrom" (ICD 314) sowie die Diagnose „nichtpychotische psychische Störung nach Hirnschädigung" (ICD 310) gestellt. Die letztere Patientengruppe dürfte sich stark überschneiden mit der Gruppe der Patienten mit multiplen Entwicklungsstörungen. Dagegen wurde bei den Patienten mit Elternverlust deutlich häufiger die Diagnose „Störung des Sozialverhaltens" (ICD 312) gestellt. Allerdings ließen sich bei Patienten mit Elternverlust nicht häufiger externalisierte Syndrome, sondern häufiger gemischte Syndrome diagnostizieren. Dieser Befund läßt vermuten, daß die Zusammenhänge zwischen psychiatrischer Störung, insbesondere zwischen dissozialer Symptomatik und dem Vorhandensein einer „Broken-home"-Situation, auf die in der Literatur wiederholt hingewiesen wurde (etwa GLUECK u. GLUECK 1950; TUCKMANN u. REGAN 1966; ANDERSON 1968; McDERMOTT 1970; BÜHLER u. KÄCHELE 1978) komplexer sind. Entsprechend zeigten Patienten mit Elternverlust deutlich häufiger polysymptomatische Störungsbilder, was auch als Hinweis auf eine prekäre Distanzregulierung und auf eine Beziehungs-störung dieser Kinder und Jugendlichen gewertet werden kann. Auch bestand bei den Patienten mit Elternverlust öfter eine Suizidproblematik. Dieser Zusammenhang ist aus der Literatur bekannt (JACOBS u. TEICHER 1966; STOBER et al. 1984).

3.3 Vergleich der Patienten mit Elternverlust mit den Patienten ohne Elternverlust bezüglich der Assoziation zwischen zwei weiteren Merkmalen

3.3.1 Methodisches Vorgehen

Im folgenden sollen die Patienten hinsichtlich einiger Assoziationsmuster beschrieben werden, von denen angenommen wird, daß sie für das Zustandekommen psychischer Störungen bei Kindern und Jugendlichen relevant sind. In einem ersten Schritt werden die Daten der gesamten untersuchten Population nach bedeutsamen bivariaten Assoziationen exploriert. Hinsichtlich dieser gefundenen Assoziationsmuster wird dann in einem zweiten Schritt die Gruppe der Patienten mit Elternverlust mit der Gruppe der Patienten ohne Elternverlust verglichen. Da vermutet wird, daß bezüglich dieser als pathognostisch relevant angesehenen Zusammenhangsmuster keine oder nur geringe Unterschiede bestehen, soll die Interpretation der deskriptiven p-Werte der statistischen Tests dem Leser überlassen bleiben. Für diesen ersten Schritt sollte die Interpretation mithin konservativer vorgenommen werden als für den zweiten Schritt.

Tabelle 1 zeigt die im folgenden zu untersuchende Assoziationsmatrix, wobei sich die rechte obere Hälfte auf die gesamte Inanspruchnahmepopulation bezieht,

Tabelle 1. Übersicht über die untersuchten bivariaten Zusammenhänge (rechte obere Hälfte) und den durch das Hinzufügen des Faktors „Elternverlust" resultierenden Veränderungen dieser Assoziationen (linke untere Hälfte). Da aus verlagstechnischen Gründen nicht alle Tabellen dokumentiert werden können, werden teils lediglich die statistischen Kennwerte (χ^2, Freiheitsgrade, deskriptives p) aufgeführt, teils wird auf die betreffende Textstelle verwiesen. $\emptyset$ = deskr. p 0,15

	1	2	3	4	5	6	7	8	9	10	11
1 Alter		Tabelle 21 A	$\chi^2 = 47,73$ df = 3 p < 0,00001	$\emptyset$		$\emptyset$	Tabelle 32 A	Tabelle 39 A	$\emptyset$	$\chi^2 = 20,11$ df = 6 p < 0,002	Tabelle 20 A
2 Geschlecht	Abschn. 3.3.3		$\chi^2 = 36,00$ df = 1 p < 0,00001	$\chi^2 = 3,06$ df = 1 p < 0,09	$\emptyset$	$\emptyset$	Tabelle 36 A	Tabelle 40 A	$\emptyset$	Tabelle 18 A	Tabelle 19 A
3 Verdacht auf MCD	$\emptyset$	$\emptyset$		$\emptyset$	$\emptyset$	$\emptyset$	$\emptyset$	$\emptyset$	$\emptyset$	0,01	Tabelle 23 A
4 Sozioökonomischer Status	$\emptyset$	$\emptyset$	$\emptyset$		$\chi^2 = 9,21$ df = 1 p < 0,003	$\chi^2 = 14,11$ df = 2 p < 0,0003	Tabelle 28 A	$\emptyset$	$\chi^2 = 19,05$ df = 4 p < 0,0008	$\emptyset$	$\emptyset$
5 Kinderzahl		$\emptyset$	$\emptyset$	Abschn. 3.3.5		$\emptyset$	$\emptyset$	$\emptyset$	$\emptyset$	$\emptyset$	$\emptyset$
6 Psychiatrische Auffälligkeit der Eltern	$\emptyset$	$\emptyset$	$\emptyset$	$\emptyset$	$\emptyset$			Tabelle 41 A	Tabelle 42 A	Tabelle 30 A	$\chi^2 = 34,95$ df = 12 p < 0,0006
7 Abnorme psychosoziale Umstände	Tabellen 34 –36 A	$\emptyset$	Abschn. 3.3.4	$\emptyset$	$\emptyset$			Tabelle 45 A	Tabelle 46 A	Tabelle 39 A	Tabelle 38 A
8 Bezogene Individuation	Abschn. 3.3.9	$\emptyset$	Tabelle 28 A	Abschn. 3.3.5	$\emptyset$	Tabelle 43 A	Abschn. 3.3.9		Tabelle 53 A	Tabelle 49 A	Tabelle 47 A
9 Funktionale Kompetenz	$\emptyset$	$\emptyset$	Tabelle 27 A	$\emptyset$	$\emptyset$	Tabelle 44 A	Abschn. 3.3.9	Abschn. 3.3.9		Tabelle 52 A	Tabelle 48 A
10 Diagnosengruppe	Tabelle 22 A	$\emptyset$	Abschn. 3.3.4	$\emptyset$	$\emptyset$	$\emptyset$	$\emptyset$	Tabelle 50 A	Tabelle 51 A		Tabelle 17 A
11 Symptomatik	Abschn. 3.3.3	Abschn. 3.3.3	Tabelle 25 A	$\emptyset$	$\emptyset$	Tabelle 31 A	Abschn. 3.3.9	$\emptyset$		$\emptyset$	

die linke untere auf den Vergleich zwischen den Patienten mit Elternverlust und den Patienten ohne Elternverlust bezüglich dieser Assoziationsmuster.

Obwohl aus theoretischen Vorüberlegungen heraus deutlich wird, daß eine Trennung von unabhängigen und abhängigen Variablen der komplexen Realität oft nicht angemessen ist, sollen doch die diagnostischen Großgruppen sowie die Symptomatik-Gruppen als Zielvariablen dienen. Aus pragmatischen Gründen heraus erscheint eine solche Differenzierung gerechtfertigt, da der Kinder- und Jugendpsychiater wegen der psychischen Störung der Kinder, die in Diagnosen und Symptome gefaßt werden, in Anspruch genommen wird.

3.3.2 Beziehung zwischen Symptomgruppen und Diagnosegruppen

Entsprechend der Definition der diagnostischen Gruppen wurde bei den Patienten mit einer dissozialen Symptomatik nie eine Diagnose gestellt, die den internalisierten Sydromen zugerechnet wird. Umgekehrt finden sich fast alle Patienten mit einer rein emotionalen Symptomatik in der Gruppe der internalisierten Syndrome, ebenso wie die Patienten mit einer reinen Kontaktstörung und ausschließlich körpernaher Symptomatik. Patienten, die nur wegen Leistungsstörungen oder körpernaher Symptomatik vorgestellt wurden, konnten deutlich am schlechtesten den 3 entlang der Dimension „Internalisierung – Externalisierung" gebildeten diagnostischen Gruppen zugeordnet werden (Tabelle 17 A).

Diese Zusammenhänge lassen sich bei den Patienten mit Elternverlust ebenso wie bei den Patienten ohne Elternverlust beobachten. Überdies finden sich bei beiden Patientengruppen die meisten Symptome bei den gemischten Syndromen, was als ein Hinweis auf die Schwere dieser Störungen aufgefaßt werden kann.

3.3.3 Alters- und Geschlechtsabhängigkeit von Diagnose und Symptomatik

Abbildung 9 zeigt die Verteilung der Diagnosengruppen bezogen auf das Vorstellungsalter der Patienten. Dabei bezieht sich die linke Hälfte der Säulen lediglich auf die den Diagnosengruppen zugeordneten Patienten, während die rechte Säulenhälfte den Anteil der Patienten widergibt, der diesen Gruppen nicht zuzuordnen war.

Es läßt sich erkennen, daß mit höherem Alter der Patienten häufiger internalisierte Syndrome diagnostiziert wurden. Insbesondere bei den 6- bis 10jährigen Patienten findet sich ein hoher Anteil an externalisierten Syndromen. Diesem Befund kommt insofern besondere Bedeutung zu, als die meisten hyperkinetischen Syndrome (ICD 314), die vor allem in dieser Altersstufe vorkommen, nicht den externalisierten Syndromen zugeordnet wurden. Der Anteil nichtkategorisierter Syndrome ist dementsprechend in den Altersgruppen der jüngeren Patienten am höchsten.

Die Altersverteilung der Diagnosengruppen muß zusammen mit der Geschlechtsverteilung betrachtet werden (Tabelle 18 A). Zusammengefaßt läßt sich sagen, daß nach dem Grundschulalter der Internalisierungsgrad der Störung

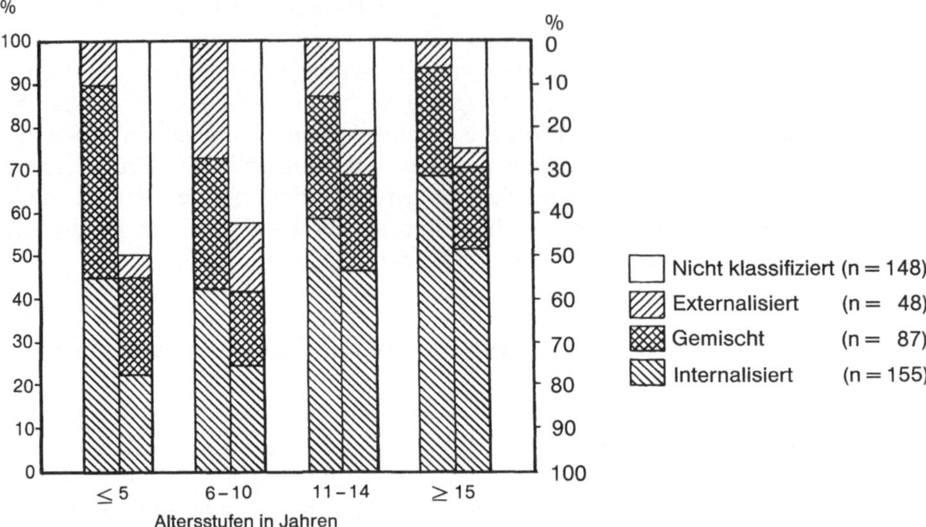

Abb. 9. Altersverteilung der diagnostischen Gruppen bei den 438 Patienten

zunimmt, wobei zu beachten ist, daß mit dem Alter auch der Anteil weiblicher Patienten deutlich zunimmt, die weitaus häufiger internalisierte Störungen aufweisen als die männlichen Patienten. Diese Befunde deuten darauf hin, daß Jungen, die ihre Probleme eher mit externalisierenden Mechanismen zu lösen versuchen, dann auffällig werden, wenn sie im Grundschulalter mit der Schule als dem ersten extrafamiliären sozialen System konfrontiert werden, das ihrem Verhalten gegenüber weniger Toleranz aufbringen dürfte als ihre Familien. Wahrscheinlich nimmt in dieser Zeit damit einhergehend auch die Toleranz seitens der Eltern ab. Mit der Pubertät sind dann zunehmend internalisierte Störungen Anlaß zur Vorstellung in der Klinik. Dem entspricht die deutliche Mädchenwendigkeit bei den älteren Patienten, die in der Frankfurter Klientel besonders ausgeprägt ist.

Es besteht eine deutliche Geschlechtsabhängigkeit der Symptomatik, vor allem eine besonders ausgeprägte Knabenwendigkeit bei rein dissozial-aggressiver Symptomatik sowie bei polysymptomatischen Störungsbildern (Tabelle 19 A). Umgekehrt handelt es sich bei den Patienten, die ausschließlich wegen emotionaler Symptome vorgestellt wurden, überwiegend um Mädchen. Eine relative Mädchenwendigkeit findet sich auch bei dem Vorliegen einer rein körpernahen Symptomatik.

Die Symptomatik ist zudem deutlich altersabhängig (Tabelle 20 A). Leistungsprobleme sind so gut wie nie vor der Einschulung Anlaß zur Vorstellung. Von den anderen monosymptomatischen Gruppen zeigen sich zudem körpernahe Symptome ebenfalls an ein jüngeres Alter gebunden, während sich Kontaktstörungen deutlich häufiger bei älteren Patienten fanden.

Vergleicht man die Patienten mit Elternverlust mit den Patienten ohne Elternverlust hinsichtlich des Zusammenhangs von Altersverteilung und Geschlechtsverteilung, läßt sich nur für die männlichen Patienten eine etwas andere Altersverteilung erkennen in Abhängigkeit vom Faktor „Elternverlust". Die Geschlechtsverteilung ist eindeutig altersabhängig bzw. die Altersverteilung der Patienten eindeutig geschlechtsabhängig (Tabelle 21 A). Dieser Befund steht in Übereinstimmung mit der Literatur. Die bekannte Überrepräsentanz der Jungen in der Altersgruppe der 6- bis 10jährigen ist allerdings hier besonders ausgeprägt ebenso wie die der Mädchen in den höheren Altersstufen.

Diese Assoziationen finden sich sowohl bei den Patienten ohne Elternverlust als auch bei den Patienten mit Elternverlust, bei letzteren allerdings insgesamt schwächer ausgeprägt. Ursache hierfür ist die unterschiedliche Altersverteilung der männlichen Patienten in Abhängigkeit von Faktor „Elternverlust". So besteht bei den männlichen Patienten mit Elternverlust eine noch deutlichere Überrepräsentanz der 6 bis 10 Jahre alten Patienten. Auch finden sich häufiger adoleszente Patienten. Dementsprechend ändert sich bei den Patienten mit Elternverlust der Zusammenhang zwischen ihrem Vorstellungsalter und dem Internalisierungsgrad ihrer Störungen (Tabelle 22 A).

Während bei den Patienten ohne Elternverlust kein klarer systematischer Zusammenhang zwischen diesen beiden Variablen besteht, wurden bei den Patienten mit Elternverlust in den Altersstufen bis 14 Jahren deutlich öfter „gemischte Syndrome" diagnostiziert. Demgegenüber fand sich bei den älteren Patienten mit Elternverlust ein noch höherer Internalisierungsgrad als bei den altersgleichen Patienten ohne Elternverlust, obwohl der Anteil weiblicher Patienten in dieser Gruppe geringer ist als bei den Patienten ohne Elternverlust.

Bezüglich der Beziehungen zwischen der Altersverteilung und der Symptomatik finden sich nur bei den Patienten im Alter zwischen 6 und 10 Jahren Unterschiede durch das Hinzufügen des Faktors „Elternverlust". Die 6- bis 10jährigen Patienten mit Elternverlust weisen häufiger dissoziale Symptome auf als ihre altersgleichen Mitpatienten ohne Elternverlust. Auch fanden sich bei ihnen deutlich häufiger Symptomkombinationen.

Die deutliche Assoziation zwischen dem Geschlecht der Patienten und den diagnostischen Gruppen findet sich bei den Patienten mit Elternverlust ebenso wie bei den Patienten ohne Elternverlust.

Das Kriterium „Elternverlust" verändert die Assoziationen zwischen der Geschlechtszugehörigkeit der Patienten und ihrer Symptomatik nur bei den männlichen Patienten. Männliche Patienten mit Elternverlust waren häufiger dissozial oder kontaktgestört, wurden dagegen seltener wegen Leistungsstörungen oder körpernaher Symptome vorgestellt. Männliche Patienten mit Elternverlust hatten zudem deutlich häufiger eine polysymptomatische Problematik als Jungen ohne Elternverlust.

3.3.4 Minimale zerebrale Dysfunktion (ICD 348.4)

In Übereinstimmung mit der Literatur findet sich eine deutliche Alters- und Geschlechtsabhängigkeit dieser Verdachtsdiagnose „MCD" (ICD 348.4). Es besteht eine deutliche Knabenwendigkeit. Bei 129 der insgesamt 168 Patienten, die diese Verdachtsdiagnose erhielten, handelte es sich um Jungen (76,8%). Überdies wird sie bevorzugt im Grundschulalter gestellt. Allein 97 dieser Patienten waren zwischen 6 und 10 Jahre alt (57,4%).

Diese Alters- und Geschlechtsabhängigkeit findet sich bei den Patienten mit Elternverlust ebenso wie bei den Patienten ohne Elternverlust.

Zwischen diesem körperlichen Merkmal und der Verteilung der Diagnosengruppen und der Symptomatik bestehen ebenfalls in Übereinstimmung mit der Literatur statistisch nachweisbar deutliche Assoziationen. So besteht eine deutliche Assoziation zwischen der Verdachtsdiagnose „MCD" und reinen Leistungsstörungen (Tabelle 23 A). Dieser Zusammenhang ist leicht verständlich, da diese Kinder in typischer Weise unter Aufmerksamkeits- und Konzentrationsstörungen leiden, die ihre kognitive Kompetenz beeinträchtigen. Zudem wurde bei Patienten mit Entwicklungsrückständen (Tabelle 24 A) diese Diagnose ebenso häufiger gestellt wie bei Patienten, deren Intelligenz als unterdurchschnittlich eingeschätzt wurde.

Lag ein Elternverlust vor, fand sich ein etwas veränderter Zusammenhang. Patienten mit der Verdachtsdiagnose „MCD" wurden deutlich häufiger wegen einer polysymptomatischen Problematik vorgestellt, wenn es zu einem Elternverlust gekommen war. Zudem wiesen diese Patienten häufiger rein aggressive Symptome auf (Tabelle 25 A). Der Faktor „Elternverlust" verstärkt mithin die bestehende Assoziation zwischen der Symptomatik und dem Merkmal „Verdacht auf MCD".

Bei Patienten mit dem Merkmal „Verdacht auf MCD" wurden häufiger externalisierte Syndrome diagnostiziert als bei Patienten ohne diesem Merkmal. Dieser bekannte Zusammenhang ist offensichtlich nicht altersbedingt. Er läßt sich auch bei den 6- bis 10jährigen Patienten nachweisen, bei denen diese Verdachtsdiagnose bevorzugt gestellt wird.

Auch diese Assoziationen lassen sich bei den Patienten mit Elternverlust nicht mehr nachweisen. Das Ereignis des Elternverlustes verstärkt die Externalisierungstendenz ebenso wie das Bestehen der Verdachtsdiagnose „MCD". Bei den Patienten ohne Elternverlust wird durch das Merkmal „Verdacht auf MCD" der Anteil externalisierter Syndrome, bei den Patienten ohne Elternverlust der Anteil gemischter Syndrome vermehrt.

Zwischen der Variablen „Verdacht auf MCD" und den Variablen „sozioökonomischer Status", „Kinderzahl", „psychiatrische Auffälligkeit bei Eltern", „abnorme psychosoziale Umstände" sowie den beiden Systemvariablen „bezogene Individuation" und „funktionale Kompetenz" fanden sich keine systematischen Zusammenhänge.

Allerdings bringt das Hinzufügen des Faktors „Elternverlust" überzufällige Assoziationen zwischen der Variablen „Verdacht auf MCD" und den sich auf das Familiensystem beziehenden Variablen „bezogene Individuation" und „funktionale Kompetenz" sowie dem Merkmal „unzureichende oder inkonsistente elterliche Kontrolle". Bei den Patienten mit „unzureichender oder inkonsistenter elterlicher Kontrolle" wurde zumeist die Verdachtsdiagnose „MCD" gestellt, wenn sie keinen Elternverlust erlitten hatten, während es bei den Patienten ohne Elternverlust deutlich seltener der Fall war. Offenbar liegt ein gleichsinniger Effekt der Faktoren „Elternverlust" und „Verdacht auf MCD" vor. Dies läßt sich darauf zurückführen, daß gehäuft bei Patienten im Grundschulalter eine „unzureichende oder inkonsistente elterliche Kontrolle" auffiel (s. Abschn. 3.3.8).

Während bei Patienten ohne die Verdachtsdiagnose „MCD" der Faktor „Elternverlust" eine deutliche Ausstoßungstendenz mit sich bringt (Tabelle 26 A), sind die Unterschiede bei den Patienten mit dieser Verdachtsdiagnose nicht so deutlich. Hier fanden sich beim Vorliegen eines Elternverlustes häufiger extreme Einschätzungen bezüglich der Variablen „bezogene Individuation". Bezüglich ihrer funktionalen Kompetenz wurden die Familien der Patienten ohne die Verdachtsdiagnose „MCD" deutlich häufiger als chaotisch eingeschätzt, wenn es zu einem Elternverlust gekommen war (Tabelle 27 A). Dieser Effekt war bei den Patienten mit Verdacht auf MCD weniger deutlich nachweisbar.

Zusammenfassend läßt sich sagen, daß sich der Faktor „Elternverlust" und das Merkmal „Verdacht auf MCD" in einigen Beziehungen gleichsinnig auswirken. Der Grund hierfür dürfte auch in der besonderen Alters- und Geschlechtsabhängigkeit der Diagnose „MCD" liegen. Insbesondere bei Jungen im Alter zwischen 6 und 10 Jahren wurde diese Verdachtsdiagnose gestellt. Ebenfalls fand sich bei Jungen im Alter von 6 und 10 Jahren eine Überrepräsentanz des Faktors „Elternverlust".

3.3.5 Sozialstatus

Während zwischen dem sozioökonomischen Status, der dichotomisiert behandelt wird, und dem Alter der Patienten keine statistisch nachweisbare Assoziation besteht, findet sich eine solche zwischen dem sozioökonomischem Status und dem Geschlecht der Patienten. Von den 284 Patienten aus Familien mit höherem sozioökonomischen Status waren 179 (63,0%) Jungen, von 128 aus Familien mit niedrigem sozioökonomischen Status lediglich 69 (53,9%).

Diese Assoziation fand sich sowohl bei den Patienten mit als auch bei den Patienten ohne Elternverlust.

Zwischen den Variablen „sozioökonomischer Status" und den diagnostischen Kategorien sowie den Symptomgruppen gab es weder bei der gesamten Untersuchungspopulation noch bei den Teilpopulationen bedeutsame Unterschiede.

Demgegenüber ließen sich Assoziationen nachweisen zwischen den Variablen „sozioökonomischer Status", „Kinderzahl", „Ausmaß der elterlichen Psychopathologie" und der 5. Achse des MAS sowie der Systemvariablen „funktionale Kompetenz".

Der Befund, daß ein niedriger sozioökonomischer Status mit einer hohen Kinderzahl in der Familie assoziiert ist, überrascht nicht. Allein bei 89 der insgesamt 111 Patienten mit mindestens 2 Geschwistern (80,2%) wurde der sozioökonomische Status ihrer Familie als niedrig eingeschätzt.

Dieser Zusammenhang findet sich nicht mehr bei den Familien mit Elternverlust. Auch bei Familien mit bis zu 2 Kindern zeigt sich der Faktor „Elternverlust" mit einem deutlich niedrigerem sozioökonomischen Status assoziiert.

Es besteht ein deutlicher Zusammenhang zwischen dem sozioökonomischen Status und dem Vorhandensein einer psychiatrischen Störung bei den Eltern. Der sozioökonomische Status ist am höchsten bei den Patienten, deren Eltern beide als psychopathologisch unauffällig eingeschätzt wurden, und am niedrigsten, wenn beide auffällig erschienen.

Diese Zusammenhänge ließen sich sowohl bei den Patienten mit Elternverlust als auch bei den Patienten ohne Elternverlust nachweisen.

Betrachtet man die Beziehungen zwischen dem sozioökonomischen Status und den auf der 5. Achse des MAS dokumentierten „abnormen psychosozialen Umständen", läßt sich erkennen, daß insbesondere die Kategorie „unzureichende oder inkonsistente elterliche Kontrolle" deutlich mit einem niedrigen sozioökonomischen Status korreliert zu sein scheint (Tabelle 28 A).

Auch dieser Zusammenhang findet sich bei den Patienten mit Elternverlust ebenso wie bei den Patienten ohne Elternverlust.

Der zwischen der Variablen „sozioökonomischer Status" und der das Familiensystem beschreibende Variablen „bezogene Individuation" bestehende Zusammenhang findet sich verstärkt bei der Gruppe der Patienten mit Elternverlust. Bei diesen Patienten mit Elternverlust ist ein höherer sozioökonomischer Status deutlich mit einer Ausstoßungstendenz assoziiert (Tabelle 29 A).

Zudem wurde bei den Patienten aus Familien mit niedrigem sozioökonomischem Status deutlich häufiger das Familiensystem als chaotisch eingeschätzt. Bei 39 der insgesamt 259 Patienten aus Familien mit niedrigem sozioökonomischen Status (15,1%) erschien das Familiensystem chaotisch, während dies nur bei 2 der 124 Patienten aus besser situierten Familien (1,6%) der Fall war.

Diese Assoziation wurde durch den Faktor „Elternverlust" nicht beeinflußt.

3.3.6 Kinderzahl

Von den hier untersuchten Variablen zeigten nur die Variable „sozioökonomischer Status" einen statistisch nachweisbaren Zusammenhang mit der Variablen „Kinderzahl". Wie bereits erwähnt (Abschn. 3.3.5) war diese Assoziation nur noch bei den Patienten ohne Elternverlust nachweisbar.

3.3.7 Psychiatrische Auffälligkeiten bei den Eltern

Auf den statistisch nachweisbaren Zusammenhang zwischen den Variablen „psychiatrische Auffälligkeit der Eltern" und „sozioökonomischer Status" wurde bereits eingegangen (s. Abschn. 3.3.5). Eine besondere Alters- und Geschlechtsabhängigkeit fand sich hingegen nicht, ebensowenig ein Zusammenhang mit der Variablen „Verdacht auf MCD".

Zwischen der Variablen „psychiatrische Auffälligkeit bei den Eltern" und der Verteilung der Diagnosen entlang der Dimension „Internalisierung – Externalisierung" besteht eine Assoziation insofern, als mit dem Ausmaß der elterlichen Psychopathologie der Internalisierungsgrad der Diagnosen abnimmt (Tabelle 30 A).

Diese Beziehung findet sich sowohl bei den Patienten mit als auch ohne Elternverlust.

Zwischen der elterlichen Psychopathologie und der Art der Symptomatik besteht ebenfalls ein statistisch nachweisbarer Zusammenhang. Wurden beide Eltern als psychiatrisch auffällig eingeschätzt, fanden sich häufiger aggressiv-dissoziale Symptome. Auch bestand dann eine größere Symptombelastung.

Nur wenn beide Eltern als psychiatrisch unauffällig eingeschätzt wurden, ließ sich ein Unterschied zwischen den Patienten mit Elternverlust und ohne Elternverlust bezüglich dieser Assoziation auffinden. Bei dieser Merkmalskonstellation wirkte sich der Faktor „Elternverlust" in ähnlicher Weise aus wie das Merkmal „elterliche Psychopathologie". Patienten mit psychiatrisch unauffälligen Eltern, die ausschließlich wegen einer Leistungsproblematik oder nur wegen körpernaher Symptome vorgestellt wurden, hatten kaum jemals einen Elternverlust erlitten (Tabelle 31 A).

3.3.8 Abnorme psychosoziale Umstände (5. Achse des MAS)

Bei den 5 am häufigsten genannten Items der 5. Achse des MAS besteht eine deutliche Alters- und Geschlechtsabhängigkeit (Tabelle 32 A). Ein „Mangel an emotionaler Wärme in den intrafamiliären Beziehungen" sowie eine „unzureichende oder inkonsistente elterliche Kontrolle" fand sich häufiger bei den Patienten im Grundschulalter, während „übermäßig ausgeprägte oder abnorme familiäre Beziehungen" und „unzureichende oder verzerrte intrafamiliäre Kommunikation" häufiger bei den älteren Patienten auffielen. Dagegen fand sich „Disharmonie in der Familie" unabhängig von der Altersverteilung der Patienten.

Für die beiden Items „Disharmonie in der Familie" und „unzureichende oder inkonsistente elterliche Kontrolle" ergaben sich durch das Einbeziehen des Faktors „Elternverlust" keine Veränderungen des Zusammenhanges mit der Altersverteilung. Dagegen wird die Assoziation zwischen dem Merkmal „Mangel an emotionaler Wärme in den intrafamiliären Beziehungen" und einem jüngeren Vorstellungsalter durch das Hinzukommen des Faktors „Elternverlust" verstärkt (Tabelle 33 A).

Während bei den Patienten ohne Elternverlust „Übermäßig ausgeprägte oder abnorme familiäre Beziehungen" fast ausschließlich in der Altersstufe der 6- bis 14 jährigen diagnostiziert wurden, nivellierte sich dieser Zusammenhang durch das Hinzufügen des Faktors „Elternverlust" (Tabelle 34 A). „Unzureichende oder verzerrte intrafamiliäre Kommunikation" wurde bei Patienten ohne Elternverlust gehäuft bei den 11- bis 14 jährigen Patienten beobachtet, während dies bei den Patienten mit Elternverlust schon im Alter von 6 bis 10 Jahren häufiger der Fall war (Tabelle 35 A).

Betrachtet man die Geschlechtsverteilung der 5 am häufigsten diagnostizierten „abnormen psychosozialen Umstände" (Tabelle 36 A), läßt sich erkennen, daß für die Kategorien „Mangel an emotionaler Wärme in den intrafamiliären Beziehungen" sowie „unzureichende oder verzerrte intrafamiliäre Kommunikation" eine besondere Knabenwendigkeit besteht, insbesondere im Gegensatz zur Kategorie „unzureichende oder verzerrte intrafamiliäre Kommunikation", bei der eine geringe Mädchenwendigkeit zu beobachten ist. Diese Beziehungen entsprechen auch der oben genannten Altersabhängigkeit.

Sie finden sich sowohl bei den Patienten mit als auch ohne Elternverlust.

Zwischen den 5 am häufigsten genannten Items der 5. Achse des MAS und den diagnostischen Gruppen besteht eine deutliche Assoziation (Tabelle 37 A). Bei den Kategorien „Disharmonie in der Familie", „Mangel an emotionaler Wärme in den intrafamiliären Beziehungen" sowie „unzureichende oder inkonsistente elterliche Kontrolle" finden sich bevorzugt gemischte Syndrome, wobei bei der Kategorie

„unzureichende oder inkonsistente elterliche Kontrolle" der Externalisierungsgrad besonders hoch ist. Bei den Kategorien „übermäßig ausgeprägte oder abnorme familiäre Beziehungen" und „unzureichende oder verzerrte intrafamiliäre Kommunikation" finden sich dagegen häufig internalisierte Syndrome. Diese Befunde stehen bis auf die Assoziation der Kategorie „unzureichende oder verzerrte intrafamiliäre Kommunikation" in guter Übereinstimmung mit den von MATTEJAT (1985 b) mitgeteilten Befunden.

Diese Assoziationen bestehen ebenso bei den Patienten mit Elternverlust wie bei den Patienten ohne Elternverlust.

Auch zwischen der Symptomatik und den Items der „abnormen psychosozialen Umstände" bestehen statistisch deutlich nachweisbare Zusammenhänge. Fiel bei den Patienten „Disharmonie in der Familie" auf, fand sich häufiger eine dissozial-aggressive Symptomatik und seltener eine monosymptomatische Kontaktstörung oder körpernahe Problematik (Tabelle 38 A). Eine ähnliche Assoziation besteht zu den Items „Mangel an emotionaler Wärme in den intrafamiliären Beziehungen" sowie „unzureichende oder inkonsistente elterliche Kontrolle". Ein „Mangel an emotionaler Wärme" sowie eine „unzureichende Kontrolle" war zudem mit einer insgesamt höheren Symptombelastung assoziiert.

Diese Zusammenhänge finden sich bei beiden Patientengruppen gleichermaßen mit Ausnahme der Patienten, bei denen eine „unzureichende oder inkonsistente elterliche Kontrolle" vorlag. War es bei diesen Patienten zu einem Elternverlust gekommen, wurden häufiger mehrere Problembereiche angegeben. Keiner der betreffenden 31 Patienten wurde ausschließlich wegen Leistungsproblemen vorgestellt.

3.3.9 Familiensystem

Bei den beiden Variablen „bezogene Individuation" sowie „funktionale Kompetenz", die sich auf das Familiensystem insgesamt beziehen, besteht nur für die erstgenannte Variable eine Alters- und Geschlechtsabhängigkeit. Bei sehr jungen Patienten findet sich eine leichte Tendenz in Richtung „Ausstoßung", während die Familien mit älteren Patienten eher bindende Tendenzen aufweisen (Tabelle 39 A). Entsprechend zeigt sich auch das Geschlechtsverhältnis (Tabelle 40 A). Hier überwiegen bei den männlichen Patienten Tendenzen in Richtung Ausstoßung, bei den Mädchen in Richtung Bindung.

Vergleicht man die Patienten mit Elternverlust mit denen ohne Elternverlust, läßt sich erkennen, daß insbesondere bei den jungen Patienten mit einem Elternverlust eine deutlichere Ausstoßungstendenz besteht. Allein bei einem Drittel der bis zu 5 Jahre alten Patienten mit Elternverlust fand sich eine extreme Ausstoßungstendenz in ihren Familien, während sich bei den jugendlichen Patienten mit Elternverlust häufiger fusionierte Beziehungen ausmachen ließen.

Nicht überraschend sind die deutlichen Assoziationen zwischen der Variablen „psychiatrische Auffälligkeit der Eltern" und den beiden sich auf das Familiensystem beziehenden Variablen. Es findet sich ein Zusammenhang zwischen elterlicher Psychopathologie und Ausstoßungstendenzen (Tabelle 41 A) und einem als chaotisch eingeschätzten Familiensystem (Tabelle 42 A).

Beide Assoziationen finden sich bei allen Patienten unabhängig vom Ereignis des Elternverlustes. Allerdings zeigt sich, daß bei Patienten, bei denen kein Elternteil als psychiatrisch auffällig eingeschätzt wurde, der Elternverlust einerseits mit einer Ausstoßungstendenz (Tabelle 43 A), andererseits mit einem dysfunktionalen Familiensystem assoziiert war, wobei die beiden extremen Ausprägungsgrade betroffen waren (Tabelle 44 A).

Zwischen den 5 am häufigsten genannten Items der 5. Achse des MAS und den beiden sich auf das Familiensystem beziehenden Variablen gibt es deutliche Zusammenhänge (Tabelle 45 A). Während die Kategorien „Disharmonie in der Familie" sowie „Mangel an emotionaler Wärme in den intrafamiliären Beziehungen" assoziiert sind mit einer Ausstoßungstendenz, ist es bei der Kategorie „übermäßig ausgeprägte oder abnorme familiäre Beziehungen" umgekehrt.

Die gleichen Zusammenhänge finden sich sowohl bei den Patienten mit Elternverlust als auch bei den Patienten ohne Elternverlust bis auf die Kategorie „Disharmonie in der Familie". Hier zeigt sich, daß ein Elternverlust in einer disharmonischen Familie die Ausstoßungstendenz noch verstärkt.

Zwischen den Kategorien der „abnormen psychosozialen Umstände" und der Systemvariablen „funktionale Kompetenz" finden sich ebenso deutliche Assoziationen (Tabelle 46 A). Das Familiensystem der Patienten, bei denen ein „Mangel an emotionaler Wärme in den intrafamiliären Beziehungen" sowie eine „unzureichende oder inkonsistente elterliche Kontrolle" diagnostiziert wurde, wurde häufiger als chaotisch eingeschätzt.

Bei den Kategorien „Disharmonie in der Familie" und „unzureichende oder inkonsistente elterliche Kontrolle" finden sich unterschiedliche Zusammenhänge bei den beiden Patientengruppen. Bei den Patienten mit Elternverlust wurde das Familiensystem häufiger als chaotisch eingeschätzt, wenn eine intrafamiliäre Disharmonie auffiel oder wenn die elterliche Kontrolle ungenügend ausgeprägt erschien.

Untersucht man die Beziehungen zwischen der Variablen „bezogene Individuation" und den Symptomgruppen (Tabelle 47 A), läßt sich erkennen, daß eine dissoziale Symptomatik mit Austoßungstendenzen in der Familie einhergeht, während Kontaktprobleme demgegenüber in Familien mit fusionierten Beziehungen gehäuft vorkommen. Die Familien der Patienten mit emotionaler oder körpernaher Symptomatik wurden am häufigsten als dialogfähig eingeschätzt.

Zwischen den beiden Patientengruppen, den Patienten mit Elternverlust und den Patienten ohne Elternverlust, fanden sich im wesentlichen die gleichen Zusammenhänge.

Ein Blick auf die Beziehungen zwischen der Systemvariablen „funktionale Kompetenz" und den Symptomgruppen der Patienten (Tabelle 48 A) macht die Assoziation zwischen einer dissozialen Symptomatik und einem chaotischen Familiensystem deutlich. Bei Patienten mit Kontaktstörungen fand sich demgegenüber häufiger ein als rigide eingeschätztes Familiensystem. Die funktionale Kompetenz der Familie wurde bei den Patienten am höchsten eingeschätzt, wenn diese ausschließlich wegen emotionaler Symptome vorgestellt wurden. Der Faktor „Elternverlust" scheint auch hier diese Zusammenhänge eher zu verdeutlichen. So wurde alleine bei 10 der 19 Patienten ohne Elternverlust, die lediglich emotionale

Symptome aufwiesen, das Familiensystem bezüglich seiner funktionalen Kompetenz als flexibel eingeschätzt.

Die Untersuchung der Zusammenhänge zwischen der Variablen „bezogene Individuation" und den 3 Diagnosegruppen (Tabelle 49 A) macht Assoziationen zwischen einer Ausstoßungstendenz und der Zuordnung zu gemischten bzw. externalisierten Syndromen einerseits sowie zwischen einem Bindungsmodus und der Zuordnung zu internalisierten Syndromen andererseits deutlich. Bei keinem der 22 Patienten aus als fusioniert eingeschätzter Familie wurde ein externalisiertes Syndrom diagnostiziert. Im Ausstoßungsmodus drückt sich offensichtlich das externalisierende Problemlösungsverhalten der Familien aus und umgekehrt.

Diese Zusammenhänge stellen sich für die Patienten mit Elternververlust etwas verändert dar. Patienten ohne Elternverlust aus als dialogfähig eingeschätzter Familie haben fast ausschließlich internalisierte Syndrome, während der Elternverlust eine externalisierende Tendenz hin zur Entwicklung gemischter Syndrome mit sich zu bringen scheint (Tabelle 50 A). Ebenso bringt der Elternverlust bei Patienten aus als fusioniert eingeschätzter Familie eine externalisierende Tendenz mit sich (Tabelle 51 A). Bei diesen finden sich fast nur internalisierte Syndrome, wenn sie mit ihren zusammenlebenden Eltern wohnen.

Auch zwischen der Variablen „funktionale Kompetenz" und den Diagnosegruppen bestehen deutliche Assoziationen (Tabelle 52 A). Es zeigt sich, daß ein als flexibel eingestuftes Familiensystem mit der Ausbildung internalisierter Syndrome korrelliert ist, während bei den als eher chaotisch eingeschätzten Familiensystemen diesbezüglich eine Externalisierungstendenz bestand. Bei den insgesamt 6 Patienten mit Elternverlust, deren Familiensystem als rigide eingeschätzt wurde, wurden ausschließlich internalisierte Syndrome diagnostiziert, während der Elternverlust bei Patienten aus chaotischer Familie die externalisierende Tendenz deutlich verstärkt.

Ausgehend von den Diagnosengruppen zeigen sich ähnliche Zusammenhänge. So wurde bei den Patienten, bei denen ein „internalisiertes Syndrom" diagnostiziert wurde, im Falle eines Elternverlustes das Familiensystem häufiger als rigide eingeschätzt, bei Patienten mit einem „gemischtem Syndrom" dagegen häufiger als chaotisch-dysfunktional.

Nicht überraschend stellen sich die Beziehungen zwischen den beiden familiensystemischen Variablen „bezogene Individuation" und „funktionale Kompetenz" dar (Tabelle 53 A). Ein Ausstoßungsmodus fand sich in den Familien, die bezüglich ihrer funktionalen Kompetenz als „chaotisch" eingeschätzt wurden. Auch fusionierte Systeme waren eher in chaotisch-dysfunktionalen Familien zu beobachten. Wie zu erwarten, erscheinen Familien, die hinsichtlich ihrer Kompetenz und Generationsabgrenzung als flexibel eingeschätzt wurden, auch als eher dialogfähig.

Diese Beziehungen finden sich fast durchweg sowohl bei den Patienten mit Elternverlust als auch ohne Elternverlust.

3.3.10 Zusammenfassung

Die für kinder- und jugendpsychiatrische Inanspruchnahmepopulationen typische Alters- und Geschlechtsabhängigkeit von Symptomatik und Diagnose läßt sich sowohl bei den Patienten mit Elternverlust als auch bei den Patienten ohne Elternverlust nachweisen. Allerdings ist die Altersstufe der 6- bis 10jährigen bei den Patienten mit Elternverlust vergleichsweise überrepräsentiert, was mit einer besonderen Betonung der Externalisierungstendenz dieser Altersgruppe einhergeht. Dementsprechend wurden diese Patienten auch häufiger wegen einer polysymptomatischen Störung vorgestellt. Bei den Patienten im Pubertätsalter fanden sich häufiger internalisierte Syndrome, wenn es bei ihnen zu einem Elternverlust gekommen war, obwohl in dieser Altersgruppe die Mädchenwendigkeit eher geringer ausgeprägt war als in der Gruppe der pubertierenden Patienten ohne Elternverlust. Es läßt sich mithin vermuten, daß der alters- und geschlechtstypische Umgang mit Problemen eher prononciert wird, wenn es zu einem Elternverlust kommt.

Die meisten der gefundenen Unterschiede zwischen den beiden Patientengruppen, den Patienten mit Elternverlust und den Patienten ohne Elternverlust, lassen sich auf Unterschiede ihrer Alters- und Geschlechtsverteilung zurückführen. Damit ist der Befund zu erklären, daß der Faktor „Elternverlust" mehrere Merkmale in gleichsinniger Weise beeinflußt wie das Merkmal „Verdacht auf MCD", das überwiegend die 6- bis 10jährigen männlichen Patienten aufwiesen. Dieser Zusammenhang zeigt sich besonders deutlich bei den Patienten mit dem Merkmal „unzureichende oder inkonsistente elterliche Kontrolle", bei denen sich in Abhängigkeit von der jeweiligen Basisrate ähnliche Zusammenhänge zur Symptomatik und zu den diagnostischen Gruppen fanden.

Bei den Patienten, bei denen die Verdachtsdiagnose „MCD" nicht gestellt wurde, waren deutliche Ausstoßungstendenzen festzustellen, wenn es zu einem Elternverlust gekommen war. Eine ähnlich strukturierte Wechselwirkung ließ sich auch bei der Variablen „sozioökonomischer Status" finden. Bei Patienten aus Familien mit höherem sozioökonomischem Status fand sich eine besonders deutliche Ausstoßungstendenz, wenn ein Elternverlust vorlag. Diese Befunde lassen die Hypothese zu, daß eine besonders gestörte und pathogene Familiendynamik anzunehmen ist, wenn es trotz Vorliegen der beiden protektiven Faktoren „kein Verdacht auf MCD" sowie „höherer sozioökonomischer Status" zur Entwicklung einer psychischen Störung gekommen ist.

Überhaupt verweisen die Befunde auf eine sehr komplexe, überwiegend zirkulär organisierte Zusammenhangsstruktur. Beispielsweise fand sich eine Assoziation zwischen den Merkmalen „niedriger sozioökonomischer Status" und „psychiatrische Auffälligkeit der Eltern", die ihrerseits jeweils mit dem familiensystemischen Merkmal einer „chaotisch-dysfunktionalen Kompetenz" verbunden waren. Letzteres Merkmal ist ebenso wie das Merkmal „psychiatrische Auffälligkeit der Eltern" mit dem Vorliegen einer dissozialen Symptomatik bei den Kindern assoziiert. Allerdings fand sich kein Zusammenhang zwischen dieser besonderen Symptomatik und dem Merkmal „niedriger sozioökonomischer Status".

Eine weitere Assoziationskette besteht etwa zwischen den Variablen „Symptomatik", „diagnostische Gruppe", „Alter", „Geschlecht", „abnorme psychosoziale

Umstände" und den das Familiensystem beschreibenden Variablen „bezogene Individuation" und „funktionale Kompetenz". So wurden jüngere männliche Patienten gehäuft wegen multipler Symptome vorgestellt, die als Ausdruck ihres externalisierenden Problemlösungsverhaltens gewertet werden können. Deren Familien wurden eher als dysfunktional und ausstoßend eingeschätzt, insbesondere wenn ein Mangel an elterlicher Kontrolle zu beobachten war.

Diese Befunde sind allerdings nicht vorschnell als Beweis für eine bei den Patienten und ihren Familien gegebene Zusammenhangsstruktur zu werten. Vielmehr lassen sie sich auch auf bestimmte bei dem Untersucher existente diagnostische Schemata zurückführen. Diese Frage ist aufgrund des bereits erwähnten besonderen Untersuchungsdesigns nicht zu entscheiden. Sie muß es auch nicht, da es in der vorliegenden Untersuchung nicht um die Bestimmung absoluter Häufigkeiten von Merkmalen geht, sondern um die Beschreibung der Relationen zwischen den Merkmalen und deren Vergleich zwischen den beiden Patientengruppen.

Die statistisch nachweisbaren Zusammenhänge zwischen den Variablen „sozioökonomischer Status" und den Variablen „psychiatrische Auffälligkeit bei Eltern", „abnorme psychosoziale Umstände" sowie den beiden sich auf das Familiensystem beziehenden Variablen finden sich bis auf den eben berichteten Befund bei beiden Patientengruppen. Der für die gesamte Untersuchungspopulation gegebene deutliche Zusammenhang zwischen einem niedrigen sozioökonomischen Status und einer hohen Kinderzahl läßt sich bei den Patienten mit Elternverlust nicht mehr nachweisen, da die Basisrate des Merkmals „niedriger sozioökonomischer Status" bei diesen Patienten schon höher ist. Auch dieser Befund verweist auf den durch das Ereignis des Elternverlustes gegebenen besonderen Kontext, der die meisten Unterschiede zwischen den beiden untersuchten Gruppen erklären dürfte. Dies trifft insbesondere auf die geschlechts- und altersabhängigen Merkmale zu, da für ein Kind das Risiko, einen Elternverlust zu erleiden, in jüngerem Alter größer ist. Zudem scheint die altersabhängige Vulnerabilität gerade bei kleineren Jungen höher zu sein.

Auch die deutlichen Zusammenhänge zwischen den Variablen „psychiatrische Auffälligkeit bei Eltern", „abnorme psychosoziale Umstände", den beiden sich auf das Familiensystem beziehenden Variablen „bezogene Individuation" und „funktionale Kompetenz" einerseits und den beiden Variablen „Symptomatik" und „diagnostische Gruppe" andererseits finden sich sowohl bei den Patienten mit Elternverlust als auch bei den Patienten ohne Elternverlust wieder. Unabhängig vom Kriterium „Elternverlust" nimmt die Externalisierungstendenz bezüglich der Syndrome zu, wenn die Eltern als psychiatrisch auffällig eingeschätzt wurden. War dies bei beiden Eltern der Fall, fanden sich bei den vorgestellten Kindern gehäuft dissoziale Symptome, Kontaktstörungen und kombinierte Symptomatiken.

Die besondere Alters- und Geschlechtsabhängigkeit der am häufigsten genannten Angaben bezüglich „abnormer psychosozialer Umstände" im Sinne der 5. Achse des MAS findet sich bei den beiden Patientengruppen ebenso wie deren Assoziationen zu den diagnostischen Gruppen und Symptomgruppen.

Die oben beschriebene Alters- und Geschlechtsabhängigkeit der sich auf das Familiensystem beziehenden Variablen „bezogene Individuation" läßt sich bei der Gruppe der Patienten mit Elternverlust in gleichsinnig verstärktem Ausmaß nachweisen. Bei jungen Patienten mit Elternverlust finden sich besonders deutliche Ausstoßungstendenzen, bei den älteren Patienten häufiger fusionierte Beziehungen. Überhaupt scheint der Faktor „Elternverlust" die Verteilung dieser beiden Variablen in ähnlicher Richtung zu beeinflussen wie das Merkmal „psychiatrische Auffälligkeit der Eltern", was angesichts der hohen Basisrate elterlicher Psychopathologie bei den Patienten mit Elternverlust nicht überrascht.

Zusammenfassend läßt sich sagen, daß die Untersuchung dieser bivariaten Zusammenhänge in guter Übereinstimmung steht mit den in der Literatur vorfindlichen Auffassungen über eine allgemeine Psychopathologie des Kindes und Jugendalters. Da diese nicht das Thema der Untersuchung ist, sei diesbezüglich auf die schon mehrfach erwähnte Arbeit von MATTEJAT (1985a) verwiesen. Die aufgezeigten, als pathognostisch relevant anzusehenden Assoziationen fanden sich fast durchweg bei beiden Patientengruppen unabhängig vom Kriterium des Elternverlustereignisses. Je nach der Basisrate der Merkmale ließen sich die gefundenen Zusammenhänge bei den beiden Gruppen deutlicher oder weniger deutlich nachweisen. Insgesamt fand sich in den Familien der Patienten mit Elternverlust unabhängig vom Alter häufiger ein „Mangel an emotionaler Wärme", eine eingeschränkte „funktionale Kompetenz" mit stärkeren Ausstoßungstendenzen bei den jüngeren und einer deutlichen Fusionsneigung bei den älteren Patienten.

Diese Befunde stützen die Hypothese, daß sich mit dem Ereignis des Elternverlustes für die Patienten lediglich der Modus der familiären Konflikte ändert. Es läßt sich auch vermuten, daß dem sich in der Trennung der Eltern dokumentierenden externalisierenden Problemlösungsmechanismus eine für die Kinder modellhafte Bedeutung zukommt. Demnach hat der Elternverlust die zumeist chronischen Konflikte in der Familie nicht nur nicht beendet, sondern eher noch verstärkt, zumindest das Selbsthilfepotential in ihren Familien soweit verringert, daß mit der kinder- und jugendpsychiatrischen Institution eine extrafamiliale Instanz in Anspruch genommen werden mußte.

Wie sich der durch das Ereignis des Elternverlustes veränderte Modus des Umgangs mit familiären Konflikten bei den betroffenen Patienten ausgewirkt hat, soll im folgenden Kapitel beschrieben werden.

3.4 Beschreibung der Patienten mit Elternverlust

Da das Ereignis des vorangegangenen Elternverlustes das Kriterium darstellt, unter dem die Patienten zu einer Gruppe zusammengefaßt werden, liegt es nahe, sich an Konzepten der Lebensereignisforschung anzulehnen, zumal diese Forschungsrichtung in den letzten Jahren Eingang in die psychiatrische Forschung gefunden hat (vgl. KATSCHNIG 1980; COOPER 1980; COOKE u. HOLE 1983).

3.4.1 Elternverlust als kritisches Lebensereignis

FILIPP (1981, S.24) hebt in ihrer Übersichtsarbeit 3 Aspekte hervor, die für kritische Lebensereignisse kennzeichnend seien:

1) „Sie stellen die raumzeitliche, punktuelle Verdichtung eines Geschehensablaufs innerhalb und außerhalb der Person dar und sind somit im Strom der Erfahrungen einer Person raumzeitlich zu lokalisieren".
2) „Kritische Lebensereignisse stellen Stadien des relativen Ungleichgewichts in dem bis dato aufgebauten Passungsgefüge zwischen Person und Umwelt dar".
3) „Die Tatsache ihrer emotionalen Nicht-Gleichgültigkeit läßt kritische Lebensereignisse in dem Strom von Erfahrungen und Einzelereignissen, wie er jedes Leben kennzeichnet, als prägnant und herausragend erscheinen".

In Anlehnung an den Vorschlag von FILIPP (1981) zur Klassifikation der kritische Lebensereignisse beschreibenden Merkmalsbereiche sollen die Patienten mit Elternverlust bezüglich folgender Variablen beschrieben werden:

- bei der Variablen „Dauer der elterlichen Partnerschaft" handelt es sich um ein antezedentes Merkmal des Elternverlustereignisses;
- konkurrente Bedingungen der Person, die die biopsychische Ausstattung beschreiben, erfassen die Variablen „Alter des Patienten bei Elternverlust", „Geschlecht" sowie die Kategorien der 3. und 4. Achse des multiaxialen Klassifikationsschemas (MAS);
- auf konkurrente Bedingungen der Situation, d.h. auf die Kontextmerkmale, beziehen sich die Variablen „sozioökonomischer Status", „Berufstätigkeit der Eltern" sowie „Kinderzahl in der Familie";
- das Lebensereignis selbst, der Elternverlust, wird beschrieben durch seinen Modus (Trennung bzw. Scheidung, Tod außer Suizid, Suizid) sowie durch die Bestimmung des Elternteils, den der Patient verloren hat;
- die Prozeßmerkmale beschreiben die Art und Weise der Auseinandersetzung mit diesem kritischen Lebensereignis - hierfür werden die Variablen eingesetzt „Kontakte zwischen dem Patienten und seinem abwesenden Elternteil", „Kontakte zwischen den getrennten Partnern", „psychiatrische Auffälligkeit der Eltern", „Zeit zwischen Elternverlust und Vorstellung" sowie „Rekonstitution des Elternverlustes" (Stiefsituation);
- als Konsequenzmerkmale, d.h. als Folgen der Auseinandersetzung mit dem Lebensereignis des Elternverlustes, werden die psychiatrischen Auffälligkeiten der Patienten und ihrer Familien, die Anlaß zur Inanspruchnahme der kinder- und jugendpsychiatrischen Institution waren, herangezogen, da es in der vorliegenden Untersuchung darum geht, auf mögliche Zusammenhänge zwischen diesem Ereignis des Elternverlustes und der psychischen Störung des betroffenen Patienten hinzuweisen; folgende Variablen beschreiben die möglichen Konsequenzmerkmale: die „diagnostische Gruppe" entlang der Dimension „Internalisierung - Externalisierung", die Symptomgruppen, die beiden das Familiensystem beschreibenden Variablen „bezogene Individuation" und „funktionale Kompetenz" sowie die Kategorien der 5. Achse des MAS.

Betrachtet man diese Aufstellung, läßt sich erkennen, daß einige Variablen durchaus auch anderen Merkmalsbereichen hätten zugeordnet werden können. Etwa könnte die Variable „psychiatrische Auffälligkeiten der Eltern" durchaus auch als Antezedenzmerkmal aufgefaßt werden unter der Annahme, daß die elterliche Psychopathologie im Sinne einer selektiven Partnerwahl (vgl. HAGNELL u. KREITMAN 1974) von Bedeutung gewesen sein könnte. Ebenso könnte diese Variable auch als Kontextmerkmal oder gar als Konsequenzmerkmal dienen, zumal bekannt ist, daß gerade Scheidungen häufig zu psychischen Störungen bei den getrennten Partnern führen (OLBRICH u. BOJANOVSKY 1981; PRICE-BONHAM et al. 1983). Offensichtlich hängt die Lokalisierung der einzelnen Variablen von der implizit verwendeten Theorie ab und von den Erwartungen, die an die Theorie gestellt werden. Da dem Kinder- und Jugendpsychiater in besonderer Weise an einer Theorie gelegen ist, die Handlungsanweisungen impliziert, wurde daher die Variable „psychiatrische Auffälligkeit der Eltern" als Prozeßmerkmal bezeichnet in der Annahme, daß deren Art der Auseinandersetzung mit diesem Ereignis einerseits die Entscheidung beeinflußt, ob es beim Kind zu einer psychiatrischen Störung kommt, daß sie aber gerade unter einer familientherapeutischen Perspektive als therapeutisch beeinflußbar anzusehen ist. Ebenso könnten die das Familiensystem beschreibenden Variablen im Grunde allen Merkmalsbereichen zugeordnet werden. Die somatische Diagnose „Verdacht auf MCD" der 4. Achse des MAS ließe sich ebenso als ein Antezedenzmerkmal, das die Vulnerabilität des Kindes beschreibt, verwenden.

Diese Probleme, die der Lebensereignisforschung, insbesondere wenn sie retrospektiv betrieben wird, inhärent sind, zeigen an, daß es hier offensichtlich nicht um lineale, sondern um zirkuläre Prozesse geht. Da die Darstellung nun einmal nur lineal erfolgen kann, kann man der zugrunde liegenden Zirkularität nie völlig Rechnung tragen. Allerdings kommt es darauf an, die Komplexität nicht allzusehr zu reduzieren. Zudem erfordert auch der besondere Handlungsbedarf des Klinikers raumzeitliche und lineal-kausale Verknüpfungen (vgl. L'ABATE 1983).

Im folgenden soll daher v. a. Ausschau gehalten werden nach relevanten, d. h. Handlungsanweisungen implizierenden, Assoziationen zwischen 2 oder mehreren Variablen. Besonderer Wert wird gelegt auf Assoziationen zwischen Variablen aus Merkmalsbereichen, die veränderbar sind, d. h. die therapeutisch beeinflußbar erscheinen. So sind für den klinisch tätigen Kinder- und Jugendpsychiater nachträglich die Antezedenzmerkmale, die konkurrenten Merkmale sowie die Ereignismerkmale nicht zu beeinflussen. Ihre Erforschung ist allerdings durchaus wichtig unter präventiven Gesichtspunkten insbesondere zur Abschätzung der etwaigen Pathogenität eines solchen Ereignisses (vgl. FILIPP u. GRÄSER 1982).

Auch stellt sich die Frage, ob nicht das Lebensereignis des Partnerverlustes für viele Patienteneltern erst im nachhinein durch ihre individuelle Realitätskonstruktion zu einem „kritischen" Lebensereignis gemacht wurde, um mit seiner Hilfe die bisherige Lebensgeschichte strukturieren zu können. Überhaupt läßt sich vermuten, daß ein bestimmtes Lebensereignis erst dann als ein „kritisches" zu bewerten ist, wenn es weniger als Ereignis, sondern eher als Teil eines Prozesses aufzufassen ist. Insofern reflektieren die methodischen Probleme der folgenden Darstellung auch die inhaltliche Problematik.

Im weiteren soll zuerst auf die Ereignismerkmale eingegangen werden, um dann, dem Prozeßcharakter angemessen, die Assoziationen zu den Variablen der anderen Merkmalsbereiche entlang der zeitlichen Achse zu untersuchen. Tabelle 2 gibt eine Übersicht über diejenigen bivariaten Assoziationsmuster, auf die im einzelnen eingegangen wird.

Tabelle 2. Aufstellung der untersuchten bivariaten Assoziationen, die das Elternverlustereignis betreffen. Sofern nicht auf die Tabelle verwiesen wird, sind die statistischen Kennwerte aufgeführt (χ^2, Zahl der Freiheitsgrade, deskriptives p).

$\varnothing > 0,15$ deskriptives $p = 0,15$

9	10	11	12	13	14	15	16	17	18	19	
15,87 6 <0,02	$\chi^2=88,19$ df=12 $\alpha \cdot p <-$ 0,00001	Abb. 12					∅	∅	∅	5,87 3 <0,12	1 Alter
$\chi^2=4,16$ df=2 p<0,05	$\chi^2=7,29$ df=4 p<0,14	4,62 1 <0,04	Tabelle 55 A				∅	∅	∅	∅	2 Geschlecht
∅	Tabelle 63 A	∅	∅			∅	∅	19,00 12 <0,09	Tabelle 82 A	∅	3 Symptomatik
Tabelle 58	16,74 8 <0,04	Tabelle 56 A	∅		∅	7,50 4 <0,12	Tabelle 73 A	10,52 4 <0,04	Tabelle 80 A	3,89 2 <3,15	4 Diagnosengruppe
Abschn. 3.4.3		∅			Tabelle 69 A	19,38 4 <0,0008		Tabelle 77 A	Tabelle 87 A	Tabelle 90 A	5 Psychiatrische Auffälligkeit der Eltern
Tabelle 60 A	17,19 12 <0,15			Tabelle 65 A	10,07 4 <0,05	Tabelle 68 A	13,55 4 <0,01		Tabelle 84 A		6 Funktionale Kompetenz
Tabelle 59 A	26,80 12 <0,01			∅	Tabelle 66 A	Tabelle 67 A	Tabelle 70 A	8,60 4 <0,08	∅		7 Bezogene Individuation
	∅	5,26 1 <0,03			12,79 2 <0,002			∅		Tabelle 91 A	8 Sozioökonomischer Status
	113,64 10 <0,00001	Abb. 10	Tabelle 57 A		17,99 4 <0,002	11,08 6 <0,09	8,48 2 <0,02	∅	∅		9 Dauer der elterlichen Partnerschaft

Abschn. 3.4.2	9,63 4 <0,05		23,12 6 <0,0008	7,22 4 <0,13	7,86 3 <0,05	∅	Tabelle 83 A	10 Alter bei EV
	Tabelle 54 A						∅	11 Modus des EV
					5,49 1 <0,02	Tabelle 76 A	∅	12 Abwesender Elternteil
			20,07 4 <0,0005			∅		13 Zeit seit EV
				Tabelle 64 A		Tabelle 87	Tabelle 79 A	14 Kontakte
						5,54 2 <0,07		15 Einstellung zum ehemaligen Partner
					∅		3,99 1 <0,05	16 Stieffamilie
								17 Veränderung der Haushaltsgemeinschaft
							∅	18 Katamnese
								19 Therapie

3.4.2 Ereignismerkmale

Tabelle 54 A ist die Verteilung der beiden Variablen, die als Ereignismerkmale fungieren, zu entnehmen. Unter der Kategorie „Scheitern" wurden zum einen die 121 Patienten zusammengefaßt, deren Eltern sich trennten oder scheiden ließen bzw. nie zusammenlebten. Zum anderen finden sich in dieser Gruppe 4 Patienten, von denen 3 ihren Vater und 1 seine Mutter durch deren Suizid verloren, unter der Vorstellung, daß diesem Modus ähnlich wie dem der Trennung der Scheidung eher Handlungscharakter zukommt im Unterschied zum Modus „Tod durch Krankheit oder Unfall".

Insgesamt 13 der 138 Patienten mit Elternverlust verloren ihren Vater oder ihre Mutter durch den Tod infolge Unfall oder Krankheit; bei 15 Patienten betraf der Elternverlust beide Eltern. Dabei handelte es sich immer um einen 2 zeitigen Vorgang, bei dem der alleinerziehende Elternteil sich nach einer geraumen Zeit ebenfalls vom Kind trennte und dieses entweder einer Pflegefamilie oder einem Heim anvertraute. Trennung oder Scheidung der Eltern ist bei weitem der häufigste Modus für den Elternverlust bei den Patienten. Fast immer implizierte der Modus des „Scheiterns" für das Kind oder Jugendlichen einen Vaterverlust.

Das Kriterium, welchen Elternteil der Patient verloren hat, beeinflußt die Verteilung in die diagnostischen Gruppen kaum. Auch bezüglich der Symptomatik ließen sich keine eindeutigen Assoziationen nachweisen. Da es sich beim Verlust beider Eltern um einen 2 zeitigen Vorgang handelt, sind die betroffenen Patienten älter. Ihr Durchschnittsalter betrug 12,0 Jahre, während es bei den Patienten mit Vaterverlust 10,8 und bei den Patienten mit Mutterverlust 9,0 Jahre betrug. Von den 15 Patienten, die beide Eltern verloren hatten, waren allein 11 (73,3%) Mädchen (Tabelle 55 A). Bei den Patienten mit Mutterverlust handelte es sich deutlich häufiger um Jungen, die zudem jünger waren.

Auf die Gruppe der Patienten, die ihre Eltern verloren durch deren Tod infolge eines Unfalles oder einer Krankheit, soll eigens eingegangen werden, da dieser Modus sich in vieler Hinsicht deutlich unterscheidet von dem quantitativ viel bedeutsameren Modus des „Scheiterns". Trotz der geringen Fallzahl (n = 13) finden sich statistische Hinweise dafür, daß dieser Modus mit der Entwicklung internalisierter Syndrome assoziiert ist (Tabelle 56 A). Auch betrifft er deutlich häufiger Mädchen. Von den 125 Patienten, deren Elternverlust Folge des „Scheiterns" der elterlichen Beziehung war, waren 77 (61,6%) Jungen. Demgegenüber handelte es sich allein bei 9 der 13 Patienten (69,2%), die einen oder beide Eltern durch deren Tod verloren, um Mädchen. Auch ist deren Durchschnittalter von 12,4 Jahren bei der Vorstellung in der Klinik höher als das von 10,6 Jahren beim Modus des „Scheiterns".

Allein bei 3 dieser Patienten handelt es sich um Mädchen mit einer Anorexia nervosa (ICD 307.1). In 3 Fällen wurde eine depressive Neurose (ICD 300.4) diagnostiziert. Auch aufgrund der kleinen Fallzahl findet sich bezüglich der Symptomatik kein eindeutiger Unterschied. Allerdings zeigten nur 2 dieser 13 Patienten eine dissozial-aggressive Symptomatik, während allein 8 von ihnen körpernahe Symptome aufwiesen.

Es fand sich kein Unterschied hinsichtlich des Ausmaßes an elterlicher Psychopathologie. Dagegen waren die Familien dieser 13 Patienten deutlich häufiger sozioökonomisch schlechter gestellt als die Patienten, deren Elternverlust durch das Scheitern der elterlichen Beziehung erfolgte. Bei keinem der 13 Patienten wurde der sozioökonomische Status ihrer Familie als hoch eingeschätzt, wohingegen es beim Modus des „Scheiterns" doch in 35 von 118 (29,7 %) der Fall war. Diesem Befund kommt besondere Bedeutung insofern zu, als der Tod durch Krankheit oder Unfall die Eltern nach einer deutlich längeren Beziehungsdauer trennte im Vergleich zum Modus des „Scheiterns" (Abb. 10), sodaß die Eltern mithin älter sind und dementsprechend einen eher höheren sozioökonomischen Status besitzen sollten. Es läßt sich vermuten, daß dem niedrigen sozioökonomischen Status der Familien dieser Patienten eine besondere pathogene Bedeutung zukam. Entsprechend dem höheren Alter des alleinerziehenden Elternteils, d.h. fast ausschließlich der Mutter, ist auch die Rekonstitutionsrate des Elternverlustes in dieser Gruppe geringer. Nur 3 dieser Patienten lebten in einer Stieffamilie. Für die sich in diesem Befund ausdrückenden schlechteren „Chancen auf dem Heiratsmarkt" gerade von älteren Müttern finden sich in der Literatur Hinweise (FURSTENBERG u. SPANIER 1984; GOLDNER 1985).

3.4.3 Dauer der elterlichen Partnerschaft

Wie bereits erwähnt, besteht ein deutlicher Zusammenhang zwischen der Variablen „Dauer der elterlichen Beziehung" und dem Modus des Elternverlustes (Abb. 10). Im Falle des „Scheiterns" der elterlichen Beziehung dauerte diese

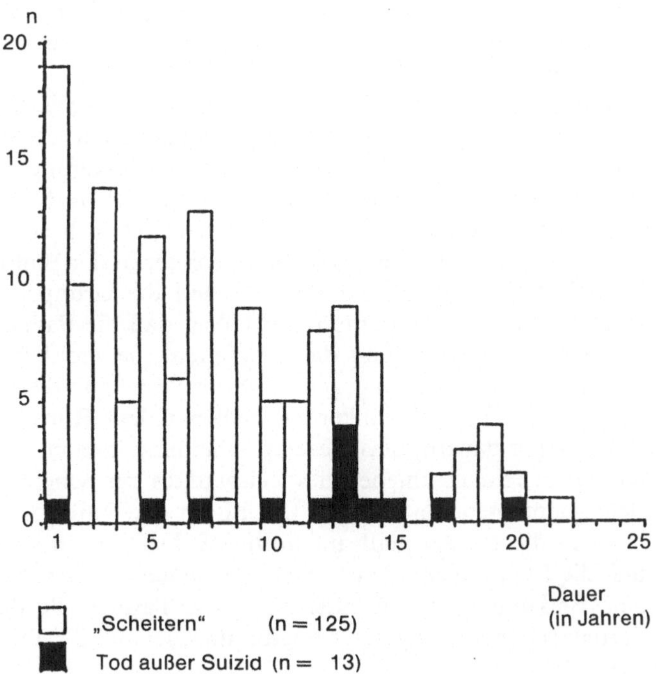

Abb. 10. Dauer der elterlichen Partnerschaft in Abhängigkeit vom Modus der Auflösung

durchschnittlich etwa 7 Jahre, während die elterliche Partnerschaft durch Tod infolge Krankheit oder Unfall erst nach durchschnittlich 11,8 Jahren beendet wurde. Dieser Befund ist leicht zu interpretieren. Im Gegensatz zu einer Trennung oder einem Suizid handelt es sich beim Tod durch Unfall oder Krankheit nicht um ein sinnhaftes Ereignis.

Die jeweilige Dauer der elterlichen Beziehung bis zur Auflösung der Partnerschaft wird zudem auch beeinflußt durch das Kriterium, welchen Elternteil der Patient verloren hat. Zum Verlust der Mutter kommt es immer erst nach einigen Jahren der elterlichen Beziehung entsprechend dem dabei häufiger anzutreffenden Modus des Todes infolge Krankheit oder Unfall (Tabelle 57A). Es überrascht nicht, daß die Patienten, deren Eltern länger zusammenlebten, bei der Vorstellung durchschnittlich älter sind, zumal sie beim Ereignis des Elternverlustes auch älter waren.

Diese Zusammenhänge erklären auch, daß eine lange Beziehungsdauer der Eltern mit einem höheren Internalisierungsgrad der jeweiligen Diagnosen assoziiert ist (Tabelle 58A), entsprechend dem höheren Alter der Patienten und einer Mädchenwendigkeit. Von den insgesamt 46 Patienten, deren Eltern bis zu ihrer Trennung zwischen 4 und 9 Jahren zusammenlebten, waren allein 32 (69,6%) männlichen Geschlechts. Dagegen besteht zur Symptomatik nur ein geringer Zusammenhang.

Auch zu den beiden sich auf das Familiensystem beziehenden Variablen „funktionale Kompetenz" sowie „bezogene Individuation" fanden sich Assoziationen. Bei den Patienten, deren elterliche Partnerschaft zwischen 4 und 9 Jahren dauerte, bestanden häufig Tendenzen in Richtung Ausstoßung, während bei den beiden anderen Gruppen eher eine Fusionstendenz auffiel (Tabelle 59A). Je länger die Beziehungsdauer der Eltern war, desto weniger erschien das Familiensystem als chaotisch (Tabelle 60A).

Abbildung 11 zeigt den Vergleich der jeweiligen Dauer der „gescheiterten" elterlichen Beziehungen in der Klinikspopulation mit der durchschnittlichen Dauer der Ehen bis zur Scheidung in der Gesamtbevölkerung. Es zeigt sich, daß die Verteilungskurve der Variablen „Dauer der elterlichen Beziehung" für die Eltern, die sich trennten, scheiden ließen oder bei denen sich ein Elternteil suizidierte, der Verteilungskurve für die Eltern ohne Kinder in der Bundesrepublik ähnelt.

Auch wenn die Fallzahl klein ist und die Gruppen unterschiedlich definiert sind, läßt sich die Hypothese aufstellen, daß die Patienten für ihre Eltern keine hinreichende Begründung dafür lieferten, die problematische Beziehung weiter aufrecht zu erhalten. Dagegen zeigt die Verteilung der Dauer der Ehen mit Kindern in der Gesamtbevölkerung, daß mit dem Hinzukommen von Kindern die Ehen länger dauern, bevor es zur Scheidung kommt. Es läßt sich vermuten, daß mit einem Hinausschieben des Zeitpunktes der Scheidung auf die Kinder Rücksicht genommen werden soll. Die Eltern der Patienten scheinen diese Rücksicht nicht in diesem Ausmaß aufzubringen. Der Grund hierfür könnte darin liegen, daß die Eheprobleme bei den Patienteneltern vergleichsweise größer sind, sodaß eine Entkoppelung von Elternrolle und Partnerrolle durch eine Trennung vom Partner seltener gelingt. Zur Begründung sei auf das abschließende Kap. 4 verwiesen.

Insgesamt findet sich kein deutlicher Zusammenhang zwischen der Variablen

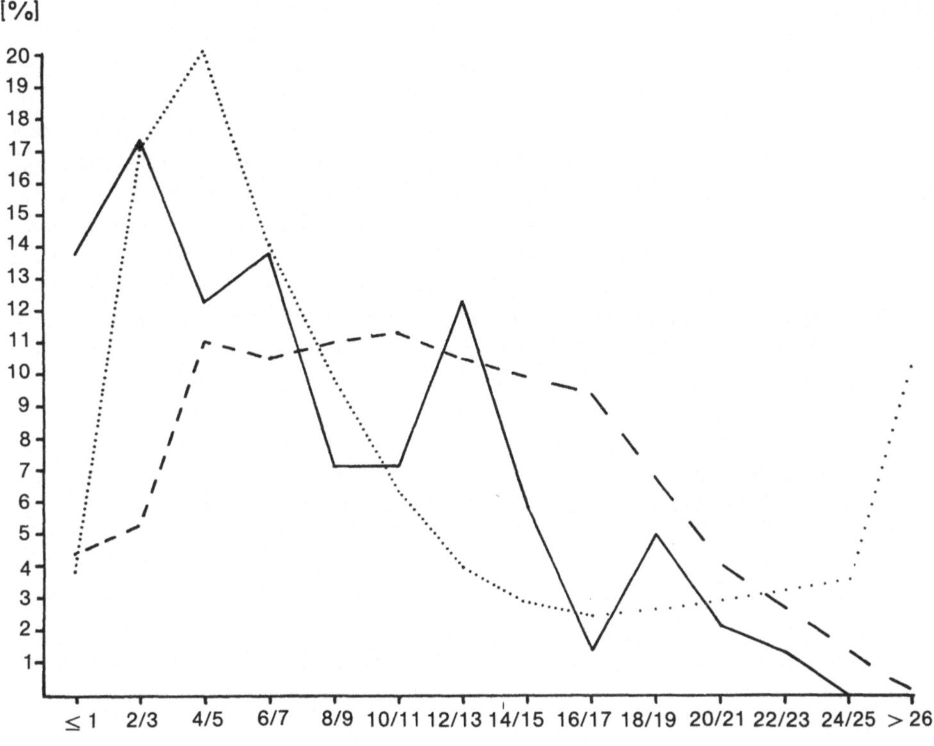

Abb. 11.   Dauer der elterlichen Partnerschaft bis zu ihrem „Scheitern" bzw. bis zur Scheidung: Vergleich der Dauer bei Ehen mit und ohne Kinder in der Gesamtbevölkerung im Jahre 1980 mit der Dauer der elterlichen Partnerschaft bis zu ihrem „Scheitern" bei den Patienten. (Nach Statistisches Bundesamt, 1982)

„Dauer der elterlichen Beziehung" und der Variablen „psychiatrische Auffälligkeit der Eltern". Allerdings zeigen sich bei genauem Hinsehen interessante Befunde. Nur bei 1 von 8 alkoholabhängigen Müttern dauerte die Partnerschaft über 9 Jahre, während es bei den alkoholabhängigen Vätern doch bei 12 von 22 der Fall war. Eine solche Problematik verträgt sich offensichtlich gerade mit der Mutterfunktion nur schlecht. Litt die Mutter unter einer Psychose, dauerte die elterliche Partnerschaft allerdings besonders lange. Bei 6 der insgesamt 8 Mütter, bei denen eine Psychose vorlag, dauerte die elterliche Beziehung über 9 Jahre. Es ist zu vermuten, daß im Falle einer Psychose der Partner weit weniger für seine Verhaltensauffälligkeiten verantwortlich gemacht wird als etwa beim Vorliegen einer Alkoholproblematik.

Auch zu den Variablen „Häufigkeit der Kontakte" sowie „Einschätzung des ehemaligen Partners" besteht ein deutlicher, allerdings nichtlinearer Zusammenhang. Bei den Patienten, deren Eltern zwischen 4 und 9 Jahren zusammenlebten, bestand der häufigste Kontakt zum abwesenden Elternteil, der aber gleichzeitig vom alleinerziehenden Elternteil am meisten abgewertet wurde. Diese Abwertung ging einher mit einer Ausstoßungstendenz bezüglich der als Patienten vorgestellten Kindern (vgl. Abschn. 3.4.5, Tabelle 67 A), die diese Ausstoßungstendenz durch ihre externalisierenden Symptome gewissermaßen realisierten (vgl. Abschn. 3.3.9, Tabelle 49 A). Es läßt sich vermuten, daß sich in der relativen Kontaktfreudigkeit des Kindes zu seinem abwesenden Elternteil sowohl seine Identifizierungsneigung zu diesem Elternteil ausdrückt als auch die Tendenz des anwesenden Elternteils, das Kind gerade mit dem ehemaligen Partner zu identifizieren. Die im Kap. 4 ausgeführte Theorie des kollusiven Partnersubstituts soll hierfür eine Begründung liefern. Der Schluß liegt nahe, daß dieser Konstellation ausgeprägte nacheheliche Streitigkeiten zugrunde liegen, denen das Kind ausgesetzt ist.

Offensichtlich überschneidet sich die Gruppe der Patienten, die den Elternverlust im Alter zwischen 3 und 6 Jahren erlebten, sehr stark mit der Gruppe der Patienten, deren Eltern zwischen 4 und 9 Jahre zusammengelebt hatten.

3.4.4 Alter bei Elternverlust

Die Patienten, die ihre Eltern durch deren Tod infolge Krankheit oder Unfall verloren, sind bei diesem Ereignis durchschnittlich älter (Abb. 12).

Auch bestand ein höheres Alter bei diesem Ereignis, wenn sie ihre Mutter oder beide Elternteile verloren (Tabelle 61 A). Je jünger die Patienten beim Elternverlust waren, desto deutlicher ist eine Tendenz zur Ausbildung gemischter Syndrome.

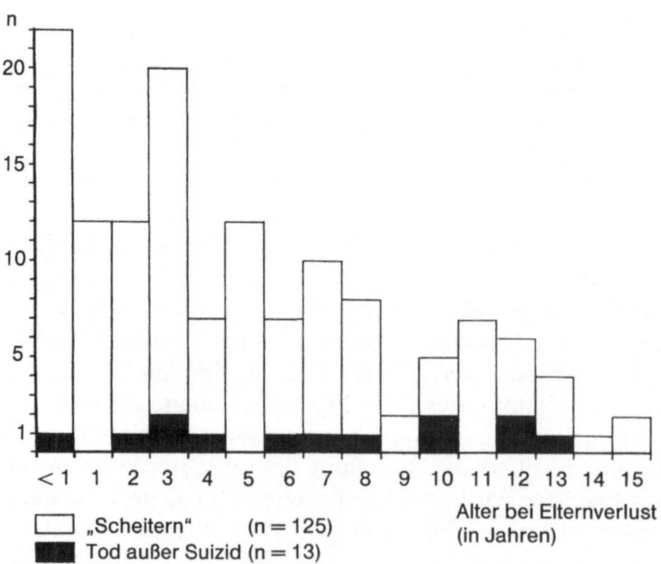

Abb. 12. Alter der Patienten bei ihrem Elternverlust in Abhängigkeit von dessen Modus

Diese Assoziation gilt allerdings nicht für die Patienten, deren Eltern sich schon vor ihrer Geburt trennten, die also mithin von vornherein mit ihrer alleinerziehenden Mutter zusammenlebten. Bei dieser Gruppe überwiegen internalisierte Syndrome (Tabelle 62 A). Diesem Zusammenhang entspricht auch ein ausgeglichenes Geschlechtsverhältnis, mithin eine relative Mädchenwendigkeit. Die Kinder, die den Elternverlust zwischen ihrem 3. und 6. Lebensjahr erlitten, zeigten gehäuft aggressive Symptome sowie häufig eine gemischte Symptomatik (Tabelle 63 A).

Zum Geschlecht des Patienten sowie zum sozioökonomischen Status ihrer Familien fanden sich ebensowenig nachweisbare Zusammenhänge wie zum Bestehen der Verdachtsdiagnose „MCD". Je später es zum Elternverlust kam, desto mehr Kontakte bestanden bei der Vorstellung der Patienten sowohl zwischen ihm und seinem abwesenden Elternteil als auch zwischen den getrennt lebenden Eltern; 20 der 22 Patienten aus primär unvollständiger Familie hatten keinen Kontakt mehr mit ihrem abwesenden leiblichen Elternteil, dem Vater.

Obwohl zwischen der Kontakthäufigkeit zum ehemaligen Partner und der Einstellung zu ihm eine positive Korrelation besteht, war die Einstellung zum ehemaligen Partner nicht ganz so häufig stark abwertend, wenn es beim Patienten sehr früh zum Elternverlust gekommen war. Entsprechend wurde der ehemalige Partner häufig stark negativ eingeschätzt, wenn die Beziehungsdauer länger war. Diese Befunde erlauben die Hypothese, daß der Partner durchaus nicht mit der Zeit realistischer gesehen wird, wenn sich erst ein chronischen elterlicher Konflikt eingespielt hat. Gerade für diejenigen Eltern, deren Partnerschaft zwischen 4 und 9 Jahren dauerte, scheint die Trennung besondere Probleme mit sich gebracht zu haben. Die abschließend darzustellende Theorie des kollusiven Partnersubstituts (Kap. 4) soll hierfür eine Begründung liefern.

Bei den 22 Patienten, deren Familie bei ihrer Geburt schon unvollständig war, handelt es sich überhaupt um eine besondere Gruppe. Nur bei 4 von ihnen bestand eine länger als 1 Jahr dauernde Partnerschaft der Eltern. Allein bei 5 Patienten (22,7%) wurde das Familiensystem als fusioniert eingeschätzt. Diese Tendenz zur Ausbildung fusionierter Bindungen läßt sich in Beziehung setzen zu einem entsprechend langen ausschließlichen Zusammenleben mit der Mutter. Die funktionale Kompetenz der Familien dieser 22 Patienten mit primärem Vaterverlust erschien deutlich geringer, wobei zu beachten ist, daß 12 von ihnen einen Stiefvater hatten (vgl. Abschn. 3.4.6).

Setzt man das Alter des Patienten bei Elternverlust in Beziehung zu ihrem Alter bei der Vorstellung in der Klinik (Abb. 13), läßt sich erkennen, daß das durchschnittliche Vorstellungsalter der Patienten, die vom Elternverlust in den ersten 8 Lebensjahren betroffen wurden, konstant zwischen 9 und 11 Jahren liegt. Erst ab einem Alter beim Elternverlust von 9 Jahren steigt das entsprechende Durchschnittsalter bei der Vorstellung linear an.

Auch aufgrund der kleinen Fallzahl ist eine Interpretation schwierig. Bei jüngeren Kindern wird der Elternverlust entsprechend den in diesem Alter zur Verfügung stehenden Ressourcen eher mit externalisierenden Mechanismen verarbeitet, die von ihrer Umwelt dann als störend empfunden werden, wenn sie sich mit den altersabhängigen sozialen Verpflichtungen nicht mehr vereinbaren lassen. Dagegen findet sich bei den Patienten, die in höherem Alter einen Elternverlust erlitten, eine lineare Beziehung zwischen dem Alter beim Elternverlust und ihrem Vorstel-

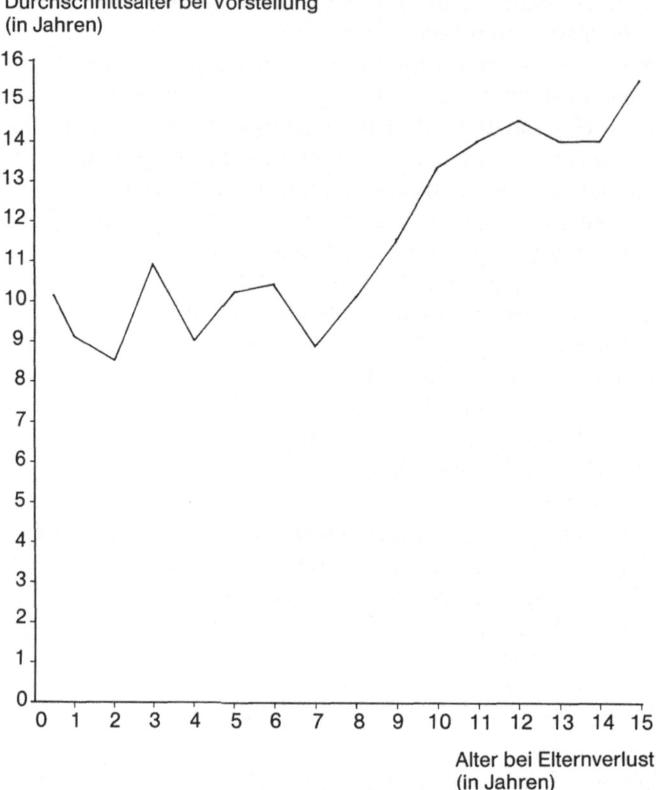

Abb. 13. Durchschnittsalter der Patienten bei der Vorstellung in Beziehung zu ihrem Alter beim Elternverlust

lungsalter. Es läßt sich vermuten, daß entsprechend dem in höherem Alter eher internalisierenden Bewältigungsmechanismus die Vorstellung in der Klinik nicht mehr so stark vom sozialen Kontext beeinflußt wird, sondern eher von der psychischen Problematik des jugendlichen Patienten abhängt.

3.4.5 Prozeßmerkmale

Abbildung 14 zeigt die Verteilung der Variablen „Zeit seit Elternverlust". Diese Dauer errechnet sich aus der Differenz zwischen dem Vorstellungsalter des Patienten und seinem Alter beim Elternverlust, weshalb sich eine 2gipflige Verteilung ergibt als Resultante der linear verlaufenden Kurve der Variablen „Alter bei Elternverlust" (vgl. Abb. 12) und der 2gipflig verlaufenden Kurve der Variablen „Alter des Patienten bei Vorstellung" (Abb. 5). Die 2 Häufigkeitsmaxima betreffen die ersten 3 Jahre und die Jahre 7 bis 9 nach dem Elternverlust.

Bis auf die Gruppe der Patienten unter 5 Jahren findet sich für alle Altersstufen diese 2gipflige Verteilung.

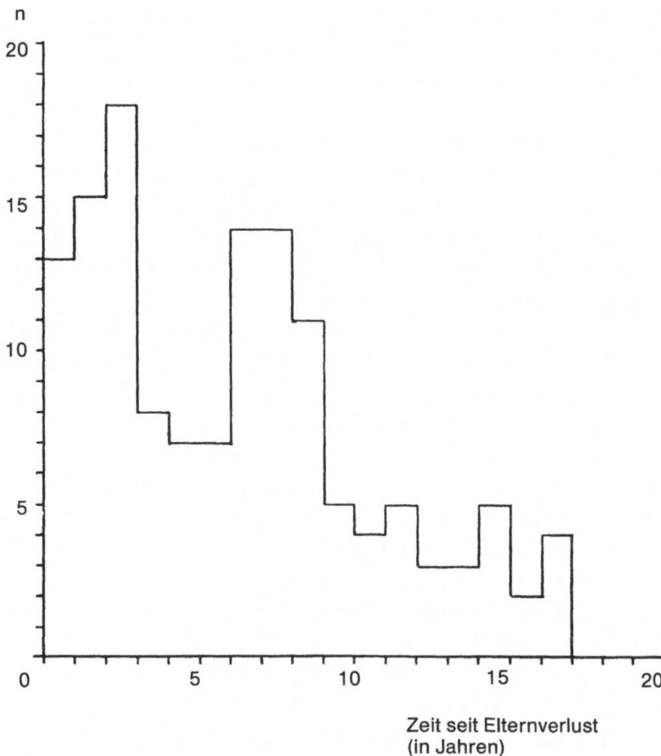

Abb. 14. Dauer zwischen Elternverlust und der Vorstellung der Kinder in der Klinik bei den 138 Patienten mit Elternverlust

Während sich keine Assoziationen nachweisen lassen zwischen den Variablen „Einstellung zum ehemaligen Partner" und „Zeit seit Elternverlust", nimmt die Kontakthäufigkeit sowohl der Eltern untereinander als auch zwischen den Patienten und ihren abwesenden Eltern mit der Zeit stetig ab. Die durch diese Variable „Einstellung zum ehemaligen Partner" repräsentierte innere Beziehung zum ehemaligen Partner ändert sich im Laufe der Zeit mithin weniger als die Kontaktfrequenz. Auch zur Begründung dieses Befundes sei auf die abschließende „Theorie des kollusiven Partnersubstituts" (Kap. 4) verwiesen.

Allerdings findet sich ein Zusammenhang zwischen der Kontakthäufigkeit und der Einstellung zum ehemaligen Partner (Tabelle 64 A). Wird der getrennt lebende ehemalige Partner stark abgewertet, kommt es weit seltener zu regelmäßigen Kontakten zwischen den Kindern und ihren abwesenden Elternteilen.

Hingewiesen werden soll auf den Befund, daß die Kontakthäufigkeit der Eltern untereinander wie auch der Patienten zu ihrem abwesenden Elternteil offensichtlich auch vom jeweiligen sozioökonomischen Status der Familien abhängt. In sozioökonomisch besser gestellten Familien besteht deutlich häufiger ein regelmäßiger Kontakt zum abwesenden Elternteil, zumeist zum leiblichen Vater.

Die Familien der Patienten, bei denen der Elternverlust über 4 Jahre zurücklag, wurden in ihrer funktionalen Kompetenz deutlich schlechter eingeschätzt als die

Familien, bei denen das Kind kürzere Zeit nach seinem Elternverlust vorgestellt wurde (Tabelle 65 A). Bezüglich der Variablen „bezogene Individuation" fanden sich keine Zusammenhänge.

Bestehen wenig oder kaum Kontakte, erschien das betreffende Familiensystem bezüglich seiner funktionalen Kompetenz schlechter, insbesondere häufiger chaotisch. Ebenso fanden sich dann bezüglich der Variablen „bezogene Individuation" häufiger extreme Einschätzungen, vor allem deutlich höhere Ausstoßungstendenzen (Tabelle 66 A). Zur Erklärung auch dieses Befundes läßt sich die Hypothese aufstellen, daß das Bestehen realer Kontakte die Projektions- und Abspaltungsmöglichkeiten verringert (vgl. Kap. 4).

Zwischen der Variablen „Kontakthäufigkeit" und den Diagnosegruppen fanden sich keine statistisch nachweisbaren Zusammenhänge, während zwischen der Variablen „Einstellung zum ehemaligen Partner" und den entlang der Dimension „Internalisierung – Externalisierung" geordneten Diagnosen eine, wenn auch nur schwache, Assoziation bestand. Je schlechter die Beziehung geschildert wurde, desto häufiger fanden sich externalisierte Syndrome bei den Kindern. Es läßt sich vermuten, daß die innere Einstellung zum ehemaligen Partner relevanter ist als die reale Kontakthäufigkeit (vgl. Kap. 4).

Zwischen der Variablen „Kontakthäufigkeit" und der jeweiligen Symptomatik der Patienten fand sich keine Assoziation. Auch zwischen der Variablen „Einstellung zum ehemaligen Partner" und der Variablen „Diagnosegruppe" und „Symptomatik" bestehen wenig deutliche Zusammenhänge. Wurde der ehemalige Partner stark abgewertet, waren in der Familie deutlich häufiger Ausstoßungstendenzen auszumachen (Tabelle 67 A). Auch erschien dann die funktionale Kompetenz deutlich eingeschränkt (Tabelle 68 A).

Zudem zeigt sich ein deutlicher Zusammenhang zwischen dem Bestehen von Kontakten, der Einstellung zum ehemaligen Partner und dem Ausmaß der elterlichen Psychopathologie. Wurden beide Eltern als psychiatrisch auffällig eingeschätzt, bestanden kaum jemals regelmäßige Kontakte sowohl zwischen den Eltern als auch zwischen den Patienten und ihrem abwesenden Elternteil (Tabelle 69 A). Entsprechend negativ war auch die Einschätzung des ehemaligen Partners. Umgekehrt fand sich am ehesten eine zumindest neutrale Einschätzung des ehemaligen Partners und damit einhergehend auch eine größere Kontaktfrequenz, wenn beide Eltern als psychiatrisch unauffällig eingeschätzt wurden.

Wie bereits früher aufgezeigt, finden sich deutliche Assoziationen zwischen den sich auf das Familiensystem beziehenden Variablen und der Variablen „psychiatrische Auffälligkeit der Eltern" sowohl bei den Patienten mit Elternverlust als auch bei den Patienten ohne Elternverlust (vgl. Abschn. 3.3.9). Dieser Zusammenhang ist verständlich, da bei der Erfassung der Variablen „psychiatrische Auffälligkeit der Eltern" bei den Patienten mit Elternverlust fast immer nur auf die Angaben des anwesenden Elternteils zurückgegriffen werden konnte. Insofern beschreibt diese Variable ebenfalls das gegebene Familiensystem, das es therapeutisch zu beeinflussen gilt.

3.4.6 Patienten aus Stieffamilien

Unter den sog. Prozeßvariablen spielt die Rekonstitution des Elternverlustes, d.h. die Etablierung einer Stieffamilie, eine besondere Rolle. Ob der Elternverlust rekonstituiert wird, hängt auch davon ab, um welchen Elternteil es sich dabei gehandelt hat. Bei 13 von 19 Patienten mit Mutterverlust kam es zu einer Rekonstitution, wobei die Wiederverbindung des Vaters in 4 Fällen (30,8%) durch eine Ehe „legalisiert" wurde, während es bei den insgesamt 41 Fällen mit rekonstituiertem Vaterverlust bei 24 Patienten (58,5%) der Fall war.

Kommt es mithin schon selten zu einem Mutterverlust, wird dieser Verlust zudem noch deutlich seltener durch Eingehen einer erneuten Partnerschaft rekonstituiert im Vergleich zum Vaterverlust. Auch dieser Befund deutet darauf hin, daß der Verlust der mütterlichen Bezugsperson ein besonderes Ereignis ist, das zudem auch besondere Folgen zeitigt. Die Mutter ist offensichtlich wesentlich schwerer zu ersetzen. Nur 4 der Patienten mit Mutterverlust hatten keine weibliche Bezugsperson. Die Patienten mit Mutterverlust sind, wie bereits erwähnt, bei diesem Ereignis älter, jedoch bei der Vorstellung in der Klinik jünger, d.h. die Zeit zwischen diesem Ereignis und der Vorstellung in der Klinik ist kürzer. Auch hierin dürfte sich die besondere Bedeutung eines Mutterverlustes widerspiegeln. In der Literatur wird betont, daß gerade der Verlust der Mutter besonders beeinträchtigend für die betroffenen Kinder sei (PFOHL et al. 1983; DÜHRSSEN 1984; MATTEJAT 1985 b).

Wegen der kleinen Fallzahl von Stiefmutterfamilien soll im folgenden vorwiegend auf die Patienten eingegangen werden, deren Vaterverlust rekonstituiert wurde. Ob der Patient eine neue männliche Bezugsperson bekam oder nicht, wirkte sich kaum auf die Verteilung der Diagnosen oder auf die Symptomatik aus. Allerdings fanden sich bei einer Stiefvatersituation doch gehäuft dissoziale-aggressive Symptome, insbesondere wenn diese Rekonstitution durch eine Ehe „legalisiert" wurde. Allein 15 der 24 Patienten mit Stiefvätern (62,5%) wiesen aggressiv-dissoziale Symptome auf. In den Familien der Patienten mit Stiefvätern waren deutlich häufiger Ausstoßungstendenzen festzustellen (Tabelle 70 A), während umgekehrt eher fusionierte Beziehungen bestanden in den Familien mit alleinerziehenden Müttern. Bezüglich der Variablen „funktionale Kompetenz" fand sich kein Zusammenhang.

Waren Stiefgeschwister vorhanden, fanden sich besonders deutliche Ausstossungstendenzen. Dagegen wurde das Familiensystem der Patienten mit Halbgeschwistern häufig als chaotisch eingeschätzt, wobei zu bemerken ist, daß bei einigen Patienten die Halbgeschwister aus einer früheren Beziehung ihrer Mutter stammten. Dieser Befund weist auf die Schwierigkeiten dieser Familien hin, ihre funktionale Differenzierung zu erhalten, wenn 2 neue Familien entstehen, was durch die Existenz von Halbgeschwistern dokumentiert wird.

Ob der Vaterverlust rekonstituiert wurde oder nicht, hängt auch vom Alter der Mutter und von der Kinderzahl ab. Das Durchschnittsalter der alleinerziehenden leiblichen Mütter betrug 34,5 Jahre gegenüber 37,1 Jahre bei den Müttern , die nach der Trennung vom Vater des Kindes erneut eine Partnerschaft eingegangen waren. Es lebten in 10 Familien der Patienten mit rekonstituiertem Vaterverlust 14 Kinder, in 10 Familien mit alleinerziehender Mutter 18 Kinder. Dagegen läßt sich den Daten der repräsentativen Bevölkerungsumfrage ALLBUS 1982 entnehmen, daß in vollständigen Familien insgesamt mehr Kinder leben als in unvollständigen Familien. Danach lebten 1982 in 10 unvollständigen Familien 14 Kinder unter 18 Jahren, in 10 Familien mit rekonstituiertem Elternverlust 17. Dieser Befund verweist auf die oft prekäre Lage der alleinerziehenden Mütter in der Klinikpopulation.

Die Patienten mit rekonstituiertem Vaterverlust sind bei diesem Verlustereignis jünger als die Patienten mit nicht rekonstituiertem Vaterverlust entsprechend einem jüngeren Alter der Mutter und einer kürzeren Beziehung der Eltern bis zu ihrer Trennung. Allerdings findet sich kein Zusammenhang zwischen dem Alter und dem Geschlecht des Patienten einerseits und der Stiefvatersituation andererseits.

Demgegenüber finden sich deutliche Unterschiede bezüglich des jeweiligen sozioökonomischen Status (Tabelle 71 A). Die Rekonstitution des Vaterverlustes geht offensichtlich einher mit einem besseren Status. Aus demographischen Daten ist bekannt, daß insbesondere ledige Mütter finanziell schlecht gestellt sind (SANDER u. ISSELSTEIN 1982). Alleinerziehende Mütter müssen daher häufiger ganztätig einer Erwerbstätigkeit nachgehen, was auch bei den Müttern der Patienten der Fall war (Tabelle 72 A).

Bei den männlichen Patienten aus Stiefvaterfamilien fanden sich ausschließlich gemischte oder externalisierte Syndrome, während die Verteilung der Diagnosen bei den Mädchen sich nicht von der der gesamten Klinikpopulation unterscheidet (Tabelle 73 A). Dieser Befund verweist auf die offensichtlich besonders brisante Beziehung zwischen Jungen und ihren Stiefvätern.

3.4.7 Symptomatik der Patienten mit Elternverlust: Eine multivariate Analyse

Im Vorangegangenen wurden jeweils 2 dimensionale Kontingenztafeln analysiert. Dabei entstand der Eindruck von Zirkularität, der durchaus der Realität entspricht. Es ist davon auszugehen, daß in der Regel nicht unbedingt ein als Einflußvariable bezeichneter Faktor direkt die sog. Zielvariable beeinflußt, sondern eher indirekt über die Interaktion mit einer oder mehreren anderen Variablen. Bei der Beantwortung der Frage, wie die Interaktion zwischen diesen Variablen beschaffen ist, kann eine multivariate, modellorientierte Analyse von Nutzen sein, die den zumeist auf Nominalskalenniveau befindlichen qualitativen Daten angemessen ist.

Im weiteren soll eine 4 dimensionale Kontingenztafel analysiert werden, wobei folgende Variablen in die Untersuchung eingehen:

Zielvariable: Symptomatik   - Aggressivität/Dissozialität
                                         - emotionale Symptomatik
                                         - Kontaktstörung
                                         - Leistungsstörung
                                         - körpernahe Symptomatik

Einflußvariablen: 1) Alter   – $\leq$ 10 Jahre
                                                          – $\geq$ 11 Jahre

                2) Geschlecht   – männlich
                                                          – weiblich

                3) Elternverlust   – ohne EV
  – Alter bei EV $\leq$ 2 Jahre
  – Alter bei EV 3–6 Jahre
  – Alter bei EV $\geq$ 7 Jahre
  – EV rekonstituiert
  – EV nicht rekonstituiert

Zur Untersuchung des Zusammenhangs dieser Variablen werden loglineare Modelle betrachtet. Diese Modelle enthalten die sog. Haupteffekte, die nur auf 1 Variable zurückzuführen sind, sowie weitere Wechselwirkungen höherer Ordnung, die die Zusammenhänge zwischen 2, 3 und mehr Variablen quantitativ beschreiben, ohne unrealistische Annahmen über die Verteilung der Daten vorzunehmen. Als Maß für die Güte des Modells dient der α-Wert der χ^2-Statistik, der im Falle der vollständigen Übereinstimmung von Modell und Daten den Wert 1 einnimmt. Tabelle 74 A gibt die α-Werte der verschiedenen Modelle wieder, deren Komplexität sich durch Auslassung der Wechselwirkung höherer Ordnung zunehmend vereinfacht. Die passendsten Modelle werden zudem durch die in Abb. 15 abgebildeten Graphen veranschaulicht.

Es zeigt sich, daß für die Symptomgruppen „Leistungsproblematik“ und „körpernahe Symptomatik“ die Variable „Elternverlust“ ohne signifikanten Einfluß ist. Modell 13 (Abb. 15 a) beschreibt die Daten in bezug auf den klinischen Faktor „Leistungsproblematik“ ausreichend ($\alpha=0{,}82$). Der Zusammenhang zwischen diesem klinischen Faktor und den unabhängigen Variablen wird durch die Varia-

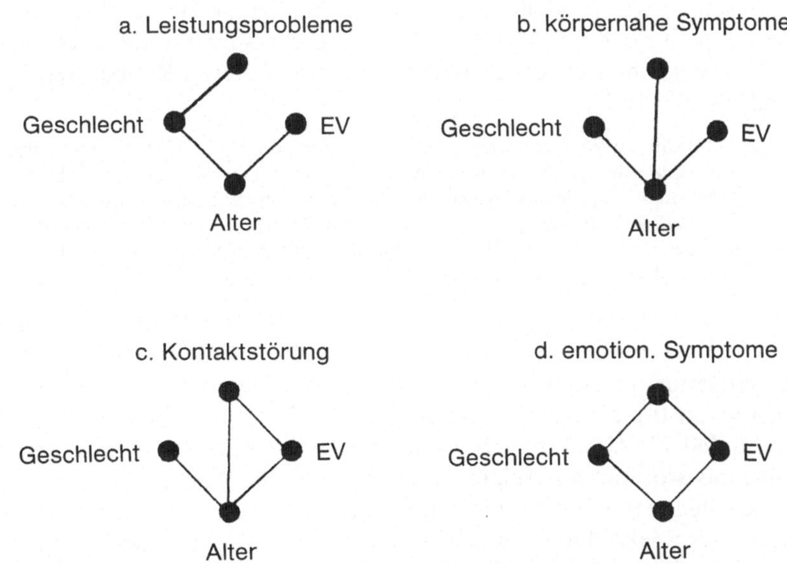

Abb. 15a–d. Graphische Darstellung der zu bevorzugenden Modelle für den Zusammenhang zwischen den Einflußvariablen „Alter“, „Geschlecht“, „Elternverlust“ und der Zielvariablen „Symptomatik“

ble „Geschlecht" vermittelt. Die Hinzunahme weiterer Wechselwirkungen 2. Ordnung erbringt keine bessere Anpassung des Modells an die Daten. Der Zusammenhang zwischen dem klinischen Faktor „Leistungsproblematik" und dem Geschlecht wird von den übrigen unabhängigen Variablen nicht beeinflußt.

Leistungsstörungen treten häufiger bei Jungen auf, insbesondere in Kombination mit anderen Symptomen (vgl. Tabelle 19 A). Das Ergebnis, daß das Alter keine Rolle zu spielen scheint, dürfte auch darin begründet liegen, daß die Variable „Alter" lediglich 2 stufig erfaßt wurde, um eine ausreichende Zellenbesetzung der Kontingenztafel zu erreichen. Wie bereits erwähnt (vgl. Tabelle 20 A), werden gerade sehr junge Patienten im Vorschulalter kaum jemals wegen Leistungsproblemen vorgestellt.

Der Zusammenhang zwischen den unabhängigen Variablen „Alter", „Geschlecht", „Elternverlust" und dem klinischen Faktor „körpernahe Symptomatik" wird durch das Alter vermittelt. Zwischen den Daten und dem Modell 14 (Abb. 15 b) besteht eine ausgezeichnete Übereinstimmung ($\alpha = 0{,}94$). Die Hinzunahme weiterer Wechselwirkungen zwischen diesem klinischen Faktor und weiteren unabhängigen Variablen verbessert die Güte der Übereinstimmung nicht.

Die Wechselwirkung zwischen dem klinischen Faktor „körpernahe Symptomatik" und dem Alter ist unabhängig von den Faktoren „Elternverlust" und „Geschlecht", d. h. sie ist für jede Stufe der Variablen „Elternverlust" und „Geschlecht" identisch. Die Wechselwirkungen zwischen den Variablen „Alter" und „Elternverlust" und diesem klinischen Faktor sind zur Erklärung der Datenstruktur nicht nötig. Jüngere Patienten neigen zur Entwicklung körpernaher Symptome (Tabelle 20 A). Dieser Zusammenhang überrascht nicht, wenn man sich die Einzelitems dieses klinischen Faktors vor Augen hält (vgl. Abschn. 3.1.3).

Es überrascht, daß bezüglich des klinischen Faktors „Dissozialität" keines der nichtsaturierten Modelle die Daten befriedigend zu beschreiben vermag. Am besten paßt noch das Modell 9. Dieses Ergebnis überrascht insofern, als bekanntlich bezüglich solcher Symptome eine deutliche Knabenwendigkeit besteht (vgl. Tabelle 19 A).

Der Einfluß von Wechselwirkungen läßt sich auch durch die Untersuchung einschätzen, inwieweit die Güte des Modells durch eine Entfernung dieser Wechselwirkung beeinträchtigt wird. Entfernt man die Wechselwirkungen „Dissozialität x Elternverlust" bzw. „Dissozialität x Geschlecht" aus Modell 9, erweist sich, daß die daraus entstehenden Modelle 10 und 12 signifikant schlechter werden. Es läßt sich daher doch auf die Existenz und den Einfluß dieser beiden Wechselwirkungen schließen.

Von den 41 Patienten mit Elternverlust, die jünger als 10 Jahre waren, wiesen 18 (43,9%) aggressive bzw. dissoziale Symptome auf. Von den 14 Jungen, die ihren Elternverlust im Alter unter 3 Jahren erlitten hatten und bei denen der Elternverlust rekonstituiert wurde, zeigten allein 10 (71,4%) solche Symptome.

Modell 12 (Abb. 15 c) vermag am besten die Ausprägung des klinischen Faktors „Kontaktstörung" zu erklären. Es enthält je eine Wechselwirkung 2. Ordnung zwischen den Variablen „Alter" und „Elternverlust" und diesem klinischen Faktor. Eine Wechselwirkung zwischen den Variablen „Geschlecht" und dem Faktor „Kontaktstörung" ist zur Beschreibung der Daten nicht notwendig. Die beiden im Modell enthaltenen Wechselwirkungen sind unabhängig von der Variable „Geschlecht".

Tabelle 75 A dient der Veranschaulichung dieser Zusammenhänge. Patienten mit Elternverlust sind etwas häufiger kontaktgestört. Wurde der Elternverlust nicht rekonstituiert, zeigte sich ein früher Elternverlust mit gehäuften Kontaktstörungen assoziiert, während bei einem späteren Elternverlust eher eine Rekonstitution mit Kontaktstörungen einherzugehen scheint. Folgende Interpretation erscheint plausibel: Leben die Kinder lange Zeit mit ihrem alleinerziehenden Elternteil zusammen – dies ist bei frühem Elternverlust fast immer die Mutter –, dann kommt es in der Pubertät zu Loslösungsproblemen, die sich in Kontaktstörungen manifestieren.

Modell 11 (Abb. 15 d) beschreibt die Daten bezüglich des klinischen Faktors „emotionale Symptomatik" am besten. Die Anpassung dieses Modells an die Daten ist ausgezeichnet ($\alpha = 0{,}97$). Dieses Modell enthält je eine Wechselwirkung 2. Ordnung zwischen den Variablen „Geschlecht" und „Elternverlust" und diesem klinischen Faktor. Beide Wechselwirkungen sind unabhängig von der Variablen „Alter". Eine Wechselwirkung zwischen der Variablen „Alter" und diesem klinischen Faktor ist zur Beschreibung der Daten überflüssig. Die Modelle 15 und 19 zeigen, daß die Wechselwirkung zwischen diesem klinischen Faktor und der Variablen „Elternverlust" wichtiger ist als diejenige zwischen der Variablen „Geschlecht" und diesem klinischen Faktor. Emotionale Symptome kommen häufiger bei Patienten vor, die ihren Elternverlust zwischen ihren 3. und 6. Lebensjahr erlitten. Dabei erscheinen Jungen besonders riskiert, wenn der in diesen Jahren erlebte Elternverlust später rekonstituiert wurde. Allein 8 von 13 Jungen (61,5%) wiesen emotionale Symptome auf. Noch häufiger fanden sich emotionale Störungen bei Mädchen, deren im Alter zwischen 3 und 6 Jahren erlittener Elternverlust nicht rekonstituiert wurde. 5 dieser 6 Mädchen zeigten emotionale Symptome.

3.4.8 Katamnestische Nachbefragung

Von den 138 Patienten, die einen Elternverlust erlitten hatten, konnten bei der katamnestischen Nachbefragung 131 (94,9%) erreicht werden. Fast bei allen wurde ein telefonischer Kontakt hergestellt. Nur einige wenige befanden sich noch in ambulanter Behandlung. Im Gespräch wurde die erreichte Bezugsperson, zumeist die Mutter, über die weitere Entwicklung der Symptomatik, die Grund zur Vorstellung gewesen war, befragt. Zudem wurde versucht, die gesamte Lebenssituation des ehemaligen Patienten einzuschätzen. Dabei wurde gefragt, ob neue Probleme aufgetaucht seien, wie sich die schulische bzw. Ausbildungssituation entwickelt habe und wie die Zufriedenheit des Kindes bzw. des Jugendlichen mit seiner eigenen Situation sei. Besonderer Wert wurde darauf gelegt, Informationen bezüglich der Beziehungsfähigkeit der Patienten zu erhalten. Auch wurde gefragt, ob sich die familiäre Zusammensetzung geändert habe, sei es, daß eine andere Person hinzugekommen oder ausgeschieden sei (Wechsel innerhalb der Haushaltsgemeinschaft) oder ob der Patient sich nun in einem anderen Haushalt befände (Wechsel des Haushalts). Das war etwa der Fall, wenn die alleinerziehende Mutter erneut eine Partnerschaft eingegangen oder zu ihrer Herkunftsfamilie gezogen war.

Bivariate Analysen

Von 135 Patienten ließ sich in Erfahrung bringen, ob sich die Haushaltsituation geändert hatte. Dies war immerhin bei 49 Patienten (36,3%) der Fall. Ob es zu einer Änderung gekommen war, zeigte sich insgesamt nicht oder kaum abhängig vom jeweiligen Geschlecht und vom Alter des Patienten. Bei den Patienten im Vorschulalter war es insgesamt doch häufiger zu Änderungen gekommen. Kein Zusammenhang fand sich mit dem sozioökonomischen Status.

Auffallend häufig wechselten Patienten mit einem „gemischten Syndrom" die Haushaltsgemeinschaft. Von den 30 Patienten mit Elternverlust, bei denen die Diagnose „Störung des Sozialverhaltens" (ICD 312) gestellt wurde, befanden sich bei der Nachbefragung allein 13 (43,3%) in einem neuen Haushalt.

Auch zur Symptomatik bestanden Zusammenhänge. Eine rein aggressive Symptomatik scheint ebenso wie Kontaktprobleme mit Haushaltsveränderungen assoziiert zu sein.

Kein Zusammenhang fand sich zu den meisten Variablen, die sich auf den Elternverlust beziehen, auf die Variablen „Alter bei Elternverlust", „Dauer der elterlichen Beziehung", „Zeit seit Elternverlust" und „Rekonstitution". Allerdings zeigte sich die Kontinuität der Wohngemeinschaft abhängig davon, welchen Elternteil der Patient verloren hatte. Lebte der Patient ohne seine beiden leiblichen Eltern, kam es besonders häufig zu einem Wechsel des Haushalts, während es bei Verlust der Mutter eher zu einer Veränderung innerhalb der Haushaltsgemeinschaft kam (Tabelle 76A). Auch hierin zeigt sich die besondere Bedeutung von Mutterverlusten.

Am wenigsten von Veränderungen der Wohngemeinschaft wurden die Patienten betroffen, deren Familiensystem als dialogfähig und flexibel eingeschätzt wurde. War in der Familie eine Ausstoßungstendenz auszumachen, kam es in der Folgezeit deutlich häufiger zu einer Veränderung der Wohngemeinschaft, was in gewisser Weise als Realisierung dieses Ausstoßungsmodus aufgefaßt werden kann. Dagegen veränderte sich die Wohngemeinschaft seltener, wenn das Familiensystem als fusioniert eingeschätzt wurde. Diesem Befund entspricht auch der deutliche Zusammenhang zwischen der Variablen „Änderung in der Wohngemeinschaft" und der Variablen „psychiatrische Auffälligkeit der Eltern" (Tabelle 77A) sowie der bereits oben erwähnte Zusammenhang zwischen einer Änderung der Haushaltsgemeinschaft und der Diagnosenstellung eines „gemischten Syndroms". Die Mobilität während des kurzen Katamnesezeitraums war bei den Patienten mit psychiatrisch auffälligen Eltern deutlich höher. Zwischen der Variablen „Änderung der Haushaltsgemeinschaft" und der Variablen „katamnestische Einschätzung" fand sich allerdings kein deutlicher Zusammenhang.

Die katamnestische Einschätzung bezüglich der Gesamtsituation wurde stärker geprägt von dem Vorwissen des Untersuchers bezüglich der besonderen Familiendynamik. Insgesamt wurde die Gesamtsituation weniger positiv eingeschätzt als die symptomorientierte Katamnese (Tabelle 78A). Die aufgefundenen Assoziationen zur symptombezogenen Katamnese lassen sich durchweg auf die unterschiedliche Verteilung bezüglich der Stufen „gutes Ergebnis" und „befriedigendes Ergebnis" zurückführen. Dagegen ist für die sich auf die Gesamtsituation beziehenden katamnestischen Angaben v.a. der Unterschied zwischen den Stufen „befriedigendes Ergebnis" und „schlechtes Ergebnis" bedeutsam.

Während das Alter des Patienten weder für die Gesamtsituation noch für die Symptomentwicklung von Bedeutung zu sein schien, wurde die Gesamtsituation der männlichen Patienten und insbesondere ihre Symptomentwicklung bei der katamnestischen Nachbefragung deutlich schlechter eingeschätzt als bei Mädchen (Tabelle 79 A). Die symptomorientierte Katamnese ist bei internalisierten Syndromen deutlich besser, während sich die Symptome bei externalisierten Syndromen kaum jemals völlig auflösten (Tabelle 80 A). Bezüglich der Gesamtsituation waren die Unterschiede nicht so deutlich.

Ein Blick auf die katamnestischen Ergebnisse bei den verschiedenen Einzeldiagnosen (Tabelle 81 A) läßt erkennen, daß insbesondere bei Patienten mit der Diagnose „hyperkinetisches Syndrom" (ICD 314) die auf die Gesamtsituation bezogene Kurzzeitkatamnese häufig wenig befriedigend war, insbesondere wenn es zu Konflikten mit der Umgebung gekommen war (ICD 314.2). Überhaupt fand sich bei Patienten mit kombinierten emotionalen und sozialen Störungen (ICD 312.3 sowie 313.3) kaum ein gutes Ergebnis. Auch hier zeigt sich, daß die Persistenz dieser Störungen bei den Patienten mit Elternverlust in ähnlicher Weise gegeben ist wie in der Literatur beschrieben bezüglich der kinderpsychiatrischen Klientel überhaupt (vgl. MATTEJAT 1985a, S.44f.).

Lediglich bezüglich der Gesamtsituation fand sich bei der Nachbefragung ein Zusammenhang mit der bei der Vorstellung zu beobachtenden Symptomatik (Tabelle 82 A). Trotz der kleinen Fallzahl ist die Häufung schlechter Ergebnisse bei reinen Kontaktstörungen bemerkenswert. Auch aggressiv-dissoziale Störungsbilder scheinen mit einer schlechten Kurzzeitkatamnese einherzugehen. Dagegen gab es bei Patienten mit rein emotionalen und körpernahen Symptomen sowie mit einer Leistungsproblematik fast ausschließlich zumindest befriedigende Ergebnisse.

Das katamnestische Ergebnis bezüglich der Gesamtsituation hängt vom Alter des Patienten zum Zeitpunkt des Elternverlustes ab (Tabelle 83 A). Die Ergebnisse waren deutlich schlechter, je jünger der Patient bei diesem Ereignis war. Bezüglich der symptomorientierten Einschätzung fanden sich keine Zusammenhänge. Zwischen der Einschätzung der Gesamtsituation und der Variablen „Dauer der elterlichen Beziehung" fand sich ebenso wenig eine Assoziation wie zu den beiden Ereignismerkmalen. Für das Ergebnis der Kurzzeitkatamnese schien es unerheblich, wie der Modus des Elternverlustes war und welcher Elternteil davon betroffen wurde. Dagegen beeinflußt die funktionale Kompetenz der Familie deutlich das Ergebnis bezüglich der Gesamtsituation (Tabelle 84 A). Als flexibel eingeschätzte Familien zeigten eindeutig die besten Ergebnisse im Gegensatz zu chaotisch imponierenden Familien.

Eine ähnliche, wenn auch weniger deutliche Assoziation fand sich bezüglich der Variablen „bezogene Individuation". Hier konnten die besten Ergebnisse erhoben werden bei den Patienten, deren Familiensystem am besten, d. h. als dialogfähig, eingeschätzt wurde, während die Patienten aus Familien mit fusionierten Beziehungen die schlechtesten Ergebnisse aufwiesen.

Zu den Items der 5. Achse des MAS („abnorme psychosoziale Bedingungen") ließen sich keine eindeutigen Zusammenhänge nachweisen. Dagegen fand sich ein Zusammenhang zwischen der Katamnese und der Variablen „Einstellung zum ehemaligen Partner". Wurde der abwesende Elternteil zumindest neutral eingeschätzt, zeigte sich bei dem Kind oder Jugendlichen am ehesten ein befriedigendes Ergebnis.

Während sich nur eine geringe Assoziation zwischen einem niedrigen Intelligenzniveau und Entwicklungsrückständen im Sinne der 2. Achse des MAS fand, zeigten sich deutliche Zusammenhänge zwischen den Ergebnissen der katamnestischen Nachbefragung und dem Merkmal „Verdacht auf MCD". Insbesondere die symptombezogene Katamnese wurde durch dieses Merkmal negativ beeinflußt.

Eine multivariate Analyse

Da auch bei der Frage, von welchen Faktoren das Ergebnis der Kurzzeitkatamnese beeinflußt wird, zu erwarten ist, daß hier Wechselwirkungen zwischen einzelnen Variablen eine große Rolle spielen, wurde eine multivariate Analyse nach dem loglinearen Modell vorgenommen. Dabei diente die Einschätzung der Gesamtsituation als Zielvariable. Aus den 138 Fällen mit Elternverlust gingen insgesamt 129 Fälle, bei denen die Zielvariable sowie die Einflußvariablen vollständig verfügbar waren, in die Analyse ein.

Als 1. Einflußvariable wurde als klinischer Faktor die Symptomatik einbezogen, unterteilt in die bekannten 5 Gruppen. Als 2. Einflußvariable wurde der „Verdacht auf MCD" definiert. Ferner gingen die Merkmale „psychiatrische Auffälligkeit der Eltern" sowie „Kontakthäufigkeit zwischen den getrennten Eltern" als Einflußvariablen in die Analyse ein. Aus technischen Gründen wurden sowohl die Zielvariable „Gesamtsituation" als auch die beiden Einflußvariablen „psychiatrische Auffälligkeit der Eltern" und „Kontakthäufigkeit" 2 stufig kodiert. Berechnet wurden die loglinearen Modelle mit allen Interaktionen 2. Ordnung zwischen Zielvariable und jeweils einer Einflußvariablen. Die Modelle unterscheiden sich also durch Weglassen oder Einbeziehen der Interaktionen 2. Ordnung. Der Tabelle 85 A sind die Niveaus für Likelihood-ratio-χ^2 zu entnehmen, die ein Maß für die Güte der Modellanpassung sind.

Abbildung 16 zeigt die Graphen der zu bevorzugenden Modelle für die einzelnen Symptomgruppen. Für den klinischen Faktor „Dissozialität/Aggressivität" paßt keines der gewählten Modelle gut, am ehesten noch das des 2. Diagramms.

Überraschend ist das Ergebnis, daß die Variable „Verdacht auf MCD" die Haupterklärung für die Zielvariable „Gesamtsituation" zu liefern scheint. Erst an 2. Stelle ist der klinische Faktor „Symptomatik" zu nennen (vgl. Tabelle 86 A). Eine Kombination der als protektiv zu wertenden Faktoren „kein Verdacht auf MCD", „Kontakt zwischen den getrennten Eltern" und „keine psychiatrische Auffälligkeit der Eltern" verbessert das Ergebnis deutlich. So war nur bei 1 Patienten, bei dem kein Verdacht auf Vorliegen einer MCD gegeben war und zwischen dessen psychiatrisch unauffälligen Eltern noch regelmäßiger Kontakt bestand, das katamnestische Ergebnis schlecht, während dies bei Bestehen eines solchen Verdachtes doch bei 4 von 9 Patienten (44,4%) der Fall war. Die beiden protektiven Faktoren „psychiatrische Unauffälligkeit der Eltern" und „Kontakt zwischen den getrennten Eltern" können offenbar nicht den Risikofaktor „Verdacht auf MCD" kompensieren. Von den 52 Patienten mit dieser Verdachtsdiagnose hatten 19 (36,5 %) ein schlechtes Ergebnis. Diese Rate blieb nahezu unverändert, auch wenn durchaus Kontakt zwischen den ehemaligen Partnern bestand oder wenn weder Vater noch Mutter als psychopathologisch auffällig eingeschätzt wurde.

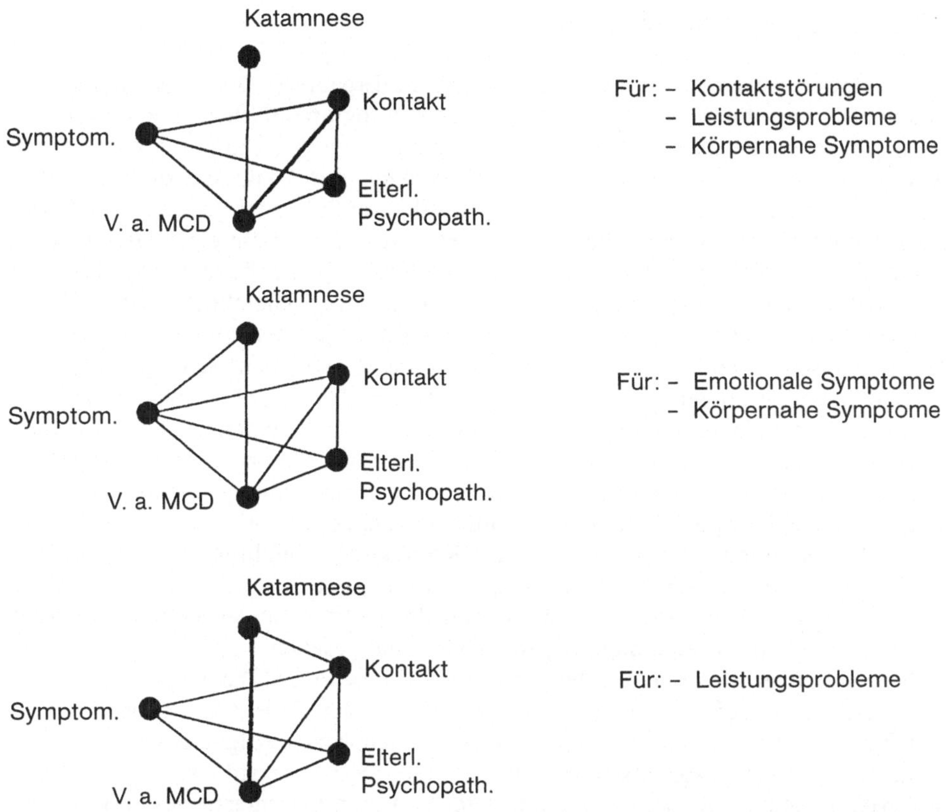

Abb. 16.   Zu bevorzugende Modelle für den Zusammenhang zwischen der Zielvariablen „Gesamtsituation bei der katamnestischen Nachbefragung" und den Einflußvariablen „Kontakt zum ehemaligen Partner", „Psychiatrische Auffälligkeit bei den Eltern", „Verdacht auf MCD" sowie „Symptomatik"

Auf einen Befund soll eigens hingewiesen werden. In der Regel verschlechtert die Verdachtsdiagnose „MCD" für alle Symptomgruppen die Kurzzeitprognose. Auffallend ist allerdings, daß dies nicht für Patienten gilt, bei denen Kontaktstörungen bestanden. Bei diesen Patienten war mit dem gleichzeitigen Bestehen dieser Verdachtsdiagnose das katamnestische Ergebnis besser. Untersucht man diesen Befund näher (Tabelle 87 A), läßt sich erkennen, daß diese Verbesserung der Prognose Patienten betrifft, deren getrennte Eltern als psychopathologisch auffällig eingeschätzt wurden und zwischen denen kaum oder kein Kontakt mehr bestand. Vielleicht läßt sich dieser Befund so interpretieren, daß bei diesen Patienten die Familiensituation so ungünstig war, daß es auch ohne organischen Faktor zur Entwicklung einer psychischen Störung kam. Wenn es also trotz Fehlen einer solchen Verdachtsdiagnose zur Ausbildung von Kontaktstörungen gekommen war, mußten diese wohl sehr schwerwiegend sein, was ihre höhere Persistenz erklären könnte.

3.4.9 Therapeutische Interventionen

Von Interesse wäre es zu erfahren, inwieweit die Ergebnisse der katamnestischen Nachbefragung abhängig sind von den jeweiligen therapeutischen Interventionen. Diese Frage ist allerdings mit den zur Verfügung stehenden Daten nicht zu beantworten. In der Regel wurden die Patienten nach der Diagnosenstellung einer anderen Institution zugewiesen, wenn die Indikation für eine Therapie oder Beratung gestellt wurde. Welche Therapie dort erfolgte, wurde nicht eigens untersucht, zumal die vergleichende Psychotherapieforschung noch ein bedeutendes Desiderat für die kinder- und jugendpsychiatrische Forschung darstellt (SCHMIDT 1984). Auf die Ergebnisse der eigenen therapeutischen Maßnahmen, zumeist einer familiendynamisch orientierten Psychotherapie unterschiedlichen Settings, soll hier nicht näher eingegangen werden, da ein Bias sich letztlich nicht vermeiden ließe.

Im folgenden sollen daher lediglich 2 Gruppen von Patienten näher betrachtet werden: die Patienten, bei denen der Kontakt zum Untersucher abgebrochen wurde, bevor eine abschließende therapeutische Empfehlung gegeben werden konnte, sowie die in der Folgezeit stationär behandelten Patienten.

Die Patienten mit Elternverlust, die den Kontakt zur Poliklinik von sich aus einseitig abbrachen, hatten kaum schlechtere Ergebnisse bei der katamnestischen Nachbefragung als die Patienten, bei denen der Kontakt einvernehmlich beendet wurde. Lediglich die Patienten, die mehr als 4 mal gesehen wurden, zeigten deutlich bessere Ergebnisse im Vergleich zu den „Abbrechern" (Tabelle 88 A).

Vergleicht man die Gruppe der „Abbrecher" mit den Patienten, bei denen es zu häufigen therapeutischen Kontakten kam, finden sich bezüglich der Variablen „Diagnosegruppe", „sozioökonomischer Status", „Symptomatik" sowie „Verdacht auf MCD" keine Assoziationen. Zum Alter und zum Geschlecht bestand nur ein schwach ausgeprägter Zusammenhang. Patienten aus unvollständiger Familie brachen von sich aus seltener den Kontakt zur Klinik ab als Patienten aus Stieffamilien. Es läßt sich vermuten, daß gerade der Stiefelternteil den professionellen Helfer als kränkend erlebt und sich durch ihn in seiner Selbsthilfekompetenz beschnitten fühlt. Bestanden zwischen dem Patienten und seinem abwesenden Elternteil regelmäßige Kontakte, wurde der therapeutische Kontakt mit der Klinik auch deutlich seltener abgebrochen (Tabelle 89 A).

Schließlich bleibt anzumerken, daß als idealmotivierte Patientenfamilie eine unvollständige Familie mit einer alleinerziehenden Mutter und ihrer pubertären Tochter beschrieben werden kann. Die Frage stellt sich, ob reziprok hierzu solche Familien nicht auch einen „idealmotivierten" Therapeuten antrafen. Wahrscheinlich drücken sich in diesen Befunden zirkulär organisierte Zusammenhänge aus: Die Patienten wurden bevorzugt selbst therapiert, für die vielleicht von vornherein die beste Prognose bestand. Es drängt sich von daher die Frage auf, wie gerade bei den Patienten bzw. ihren Familien, für die ein hohes Abbruchrisiko besteht, eine erfolgversprechende therapeutische Intervention beschaffen sein sollte.

Von den Patienten mit Elternverlust wurden 33 nach dem Kontakt mit der Poliklinik stationär behandelt. Von 31 dieser Patienten konnten katamnestische Angaben ermittelt werden. Dabei ließ sich feststellen, daß diese stationär behandelten Patienten kaum unterschiedliche katamnestische Ergebnisse aufwiesen im Vergleich zu den nicht stationär behandelten. Allerdings ist dieses Ergebnis durchaus bedeutsam, bedenkt man, daß eine stationäre Therapie in der Regel bei stärker gestörten Patienten und ihren Familien erfolgte. So wurde eine solche stationäre Therapie deutlich häufiger dann durchgeführt, wenn beide Eltern als psychopathologisch auffällig erschienen (Tabelle 90 A). Auch Patienten aus Familien mit niedrigem sozioökonomischen Status wurden häufiger stationär behandelt (Tabelle 91 A). Zudem bestand für die Patienten mit der Verdachtsdiagnose „MCD" eine leichte Tendenz zu einer Weiterbehandlung unter stationären Bedingungen.

Ansonsten fanden sich zwischen dem Merkmal „stationäre Therapie" und den Variablen „Geschlecht", „Alter", „Symptomatik" und „Rekonstitution des Elternverlustes" keine Assoziationen, während zur Variablen „Diagnosegruppe" ein schwacher Zusammenhang zu erkennen ist. Kaum jemals wurden Patienten mit externalisierten Syndromen stationär behandelt. Auch dieser Befund sollte zu Fragen nach den geeigneten therapeutischen Interventionen bei dieser besonders riskierten Patientengruppe anregen. Insgesamt läßt sich angesichts dieser Ergebnisse doch die Vermutung aussprechen, daß eine stationäre kinder- und jugendpsychiatrische Behandlung durchaus geeignet zu sein scheint, die Auswirkungen von Risikofaktoren wie „niedriger sozioökonomischer Status", „psychiatrische Auffälligkeit der Eltern" sowie „Verdacht auf MCD" zumindest abzuschwächen.

3.4.10 Zusammenfassung

In über 2/3 der Fälle handelte es sich bei dem kritischen Lebensereignis „Elternverlust" um einen Vaterverlust infolge des „Scheiterns" der elterlichen Beziehung. Allein 95 der 138 Patienten mit Elternverlust (68,8%) verloren ihren Vater, sei es, daß sie ihn erst gar nicht kennenlernten, sei es, daß dieser sich von der Mutter später trennte oder scheiden ließ.

Bei den Patienten, die den Elternverlust durch deren krankheits- oder unfallbedingten Tod erlitten, handelt es sich um eine besondere Gruppe. Diese Patienten sind durchschnittlich älter und häufiger weiblichen Geschlechts. Dementsprechend wurden bevorzugt internalisierte Syndrome diagnostiziert. Entsprechend dem „zufälligen", nicht sinnhaften Ereignistyp waren häufiger Mütter betroffen. Auch bestand eine vergleichsweise längere Beziehungsdauer, bevor dieser Elternteil starb. Die Familien dieser Patienten hatten einen deutlich niedrigeren sozioökonomischen Status, was als besonderer Risikofaktor anzusehen ist, so daß die katamnestischen Ergebnisse nicht besser ausfielen als bei den anderen Modi des Elternverlustes.

Bei dem zweizeitigen Vorgang des Verlustes beider Eltern und insbesondere beim Verlust der Mutter handelt es sich um einen besonderen Ereignistyp mit deutlich unterschiedlichem Kontext und unterschiedlichen Folgen für die Kinder. Der Mutterverlust ist ein seltenes Ereignis. Die davon betroffenen Patienten weisen einen hohen Internalisierungsgrad auf trotz ihres jungen Alters bei der Vorstellung und trotz des höheren Ausmaßes an psychiatrischer Auffälligkeit bei ihren Eltern. Nie kam es zu einem primären Mutterverlust. Die Kinder waren bei diesem Ereignis älter, die Zeit zwischen Mutterverlust und Vorstellung war dementsprechend kürzer. Es läßt sich vermuten, daß dieses Ereignis mithin anders verarbeitet wird als der Vaterverlust. Auch kommt es nach einem Mutterverlust zu anderen rekonstitutiven Vorgängen.

Demgegenüber lag allein bei 22 Patienten ein „primärer" Vaterverlust vor. Bei diesen Patienten handelt es sich ebenfalls um eine besondere Gruppe. Fand sich sonst eine Assoziation zwischen einer höheren Externalisierungstendenz bezüglich der diagnostizierten Syndrome und einem geringeren Alter beim Elternverlust, wiesen die Patienten, die ihren Vater erst gar nicht kennenlernten, öfter internalisierte Syndrome auf. Dementsprechend handelte es sich auch relativ häufig um Mädchen. Die Beziehung zum abwesenden Vater wurde zudem eher besser dargestellt als bei den anderen Patientengruppen.

Insgesamt scheint die Zeitdauer zwischen dem Ereignis des Elternverlustes und der Vorstellung in der Klinik kaum von der Variablen „Alter des Patienten beim Elternverlust", sondern eher von der Variablen „Vorstellungsalter" abzuhängen. Überdies besteht eine komplizierte, zirkuläre Zusammenhangsstruktur zwischen den einzelnen Variablen, die sich wechselseitig beeinflussen. So fand sich etwa bei den Patienten, die den Elternverlust im Alter zwischen 3 und 6 Jahren erlitten, eine besonders hohe Externalisierungstendenz. Trotz der bei dieser Patientengruppe eher häufig bestehenden Kontakte zum abwesenden Elternteil wurde dieser von dem anwesenden leiblichen Elternteil besonders häufig abgewertet. Bei dieser Patientengruppe wurden die Eltern vermehrt als psychiatrisch auffällig eingeschätzt, was ebenfalls mit einer Externalisierungstendenz einherzugehen scheint. Die bestehenden Kontakte zwischen den Patienten und ihrem vom verbliebenen Elternteil abgewerteten abwesenden Elternteil lassen sich als Ausdruck des besonders häufig zu diagnostizierenden Ausstoßungsmodus auffassen. Entsprechend ihrem jüngeren Alter und des damit korrespondierenden geringeren Alters des verbliebenen Elternteils wurde der Elternverlust dieser Gruppe häufiger rekonstituiert.

Es kann daher auch nicht verwundern, daß es sich bei den Patienten aus einer Stieffamilie ebenfalls um eine besondere Gruppe handelt. Diese Patienten waren jünger. Es wurden gehäuft externalisierte bzw. gemischte Syndrome diagnostiziert. Insbesondere wenn Stiefgeschwister vorhanden waren, fand sich häufig eine deutliche Ausstoßungstendenz. Das Familiensystem wurde zudem häufiger als chaotisch eingeschätzt, wenn diese Patienten Halbgeschwister hatten. Diese Zusammenhänge verweisen auf eine besonders brisante Familiendynamik dieser Stieffamilien, zumal in Anbetracht des geringeren Ausmaßes an psychiatrischen Auffälligkeiten der leiblichen Eltern und des eher höheren sozioökonomischen Status. Während ein früher Elternverlust häufiger mit der Ausbildung von Kontaktstörungen assoziiert zu sein scheint, wenn es nicht zur Rekonstitution des Elternverlustes gekommen war, ließ sich ein Zusammenhang zwischen dem Bestehen von Kontaktproblemen mit einem späteren Elternverlust, der rekonstituiert wurde, aufzeigen.

Die Ergebnisse der katamnestischen Nachbefragung lassen vermuten, daß ein früher Elternverlust schwerwiegendere Folgen für die Kinder mit sich bringt, wenn es bei ihnen schon zu psychischen Störungen kommt. Die Kurzzeitprognose zeigte sich zudem abhängig von den jeweiligen Merkmalen des Familiensystems. Beim Vorliegen eines ausstoßenden und insbesondere eines fusionierten Beziehungsmodus waren die Ergebnisse ebenso deutlich schlechter wie bei chaotisch organisierten Familien. Damit einher ging eine abwertende Haltung des anwesenden Elternteils gegenüber seinem ehemaligen Partner und eine geringe Kontakthäufigkeit zu diesem. Diesem Befund mag insofern besondere Bedeutung zukommen, als sich diese Patientengruppe kaum mit anderen Teilpopulationen deckt, bei denen ebenfalls eine schlechtere Kurzzeitprognose bestand, etwa Patienten männlichen Geschlechts, Patienten mit externalisierten Syndromen sowie Patienten mit der Verdachtsdiagnose „MCD". Wie die multivariate Analyse unter Verwendung loglinearer Modelle gezeigt hat, scheint der Einflußvariablen „Verdacht auf MCD" eine entscheidende Bedeutung für die Kurzzeitkatamnese zuzukommen. Für eine angemessene Interpretation dieses Ergebnisses ist das Wissen um die besondere Problematik der Definition dieses Merkmals „Verdacht auf MCD" notwendig. Es handelt sich um eine Verdachtsdiagnose, die offensichtlich komplexe klinische Befunde faßt, die kaum einzelnen Variablen zugerechnet werden können. Es läßt sich fragen, ob das schlechte katamnestische Ergebnis dieser Patienten nicht hauptsächlich von der Altersstufe abhängt, in der diese Verdachtsdiagnose bevorzugt gestellt wurde. Der Elternverlust und die etwaige Stiefsituation trifft diese Kinder in einem Alter, in dem sie aus entwicklungspsychologischen Gründen eher zu externalisierenden Problemlösungsversuchen tendieren. Die Trennung der Eltern sowie die Rekonstitution reflektiert in gewisser Weise einen externalisierenden elterlichen Umgang mit ihren Paarkonflikten. Das Risiko für das Kind, einen Elternverlust als Resultat einer kommunikativen Handlung des elterlichen Paarsystems zu erleiden, ist dann am größten, wenn seine psychophysische Kompetenz zur Bewältigung dieses Ereignisses noch gering ist. Auch stellt sich die Frage, welche Beziehungen zwischen dem in der vorliegenden Untersuchung verwendeten MCD-Konzept und etwa dem Konzept des Temperaments im Sinne von THOMAS u. CHESS (1984) bestehen (vgl. CAREY et al. 1979), zumal bekannt ist, daß die Bewältigungsmechanismen bezüglich kritischer Lebensereignisse (RUTTER 1979 c) wie familiärer Belastungen überhaupt (RUTTER u. QUINTON 1984) auch vom Temperament abhängen. Überhaupt lassen sich diese Ergebnisse recht gut vereinbaren mit den in der Literatur berichteten Ergebnissen bezüglich der Persistenz psychischer Störungen im Kindesalter (vgl. MATTEJAT 1985 a, S. 44 ff.). So scheint eine Persistenz psychischer Störungen wahrscheinlicher zu sein, wenn die Kinder jünger sind, wenn es zur Ausbildung externalisierter Syndrome gekommen ist und wenn ungünstige familiäre Beziehungen bestehen. Diese Ergebnisse einer allgemeinen Psychopathologie des Kindesalters ließen sich auch bei der Kurzzeitkatamnese der Patienten mit Elternverlust nachweisen.

Insbesondere bei jungen Patienten mit Elternverlust fand sich eine hohe Veränderungsrate bezüglich der häuslichen Verhältnisse. Zu einer Änderung der Haushaltszusammensetzung kam es dann besonders häufig, wenn gemischte Syndrome diagnostiziert wurden und wenn dissozial-aggressive Symptome bestanden. Auch hier lassen sich zirkuläre Zusammenhänge vermuten. So ist die Mobilität bei den jungen Patienten am größten, deren Diagnosen auf eine ausgeprägte Externalisierungstendenz verweisen und deren Familiensystem als dysfunktional eingeschätzt wurde. Überdies läßt sich die hohe Mobilität gewissermaßen als Realisierung der bei diesen Familien häufig zu beobachtenden Ausstoßungstendenzen auffassen.

Kritisch bleibt anzumerken, daß die Katamnese nur bei Patienten, die einen Elternverlust erlitten hatten, erhoben wurde. Ein Vergleich mit den Patienten ohne

Elternverlust ist daher letztlich nicht möglich, auch wenn sich die Patienten mit Elternverlust bezüglich der als pathogen anzusehenden Faktoren von diesen kaum unterscheiden. Zudem scheinen die katamnestischen Ergebnisse kaum von Variablen abzuhängen, die den Faktor „Elternverlust" beschreiben.

Insgesamt fand sich kein überzeugender Nachweis für eine Effektivität der therapeutischen Interventionen, die im Anschluß an den Kontakt mit der Klinik durchgeführt wurden. Auch dieser Befund steht durchaus in Übereinstimmung mit der Literatur (etwa SHEPHERD et al. 1973).

3.5 Abschließende Bemerkungen zur empirischen Untersuchung

Bei aller Vorsicht aufgrund des besonderen Untersuchungsdesigns (vgl. Abschn. 3.1.4) scheinen die Ergebnisse der empirischen Untersuchung die vorangestellte Nullhypothese zu stützen, daß sich die Patienten mit Elternverlust bezüglich der als pathognostisch relevant angesehenen Assoziationen nicht grundsätzlich von den Mitgliedern einer kinder- und jugendpsychiatrischen Inanspruchnahmepopulation insgesamt unterscheiden. Insofern läßt sich der Elternverlust eher als Teil eines Prozesses begreifen denn als kritisches Lebensereignis mit raumzeitlicher Limitierung. Die Unterschiede zwischen den beiden Patientengruppen ließen sich zumeist auf die besonderen Kontextbedingungen des Elternverlustes zurückführen.

Trotzdem erscheint es nicht recht befriedigend, die in der Literatur fast stereotyp vorfindliche Auffassung lediglich zu wiederholen, daß dem Elternverlust „per se" keine pathogene Bedeutung zukomme. Es erscheint letztlich doch nicht allzu schwierig, gerade mit den Mitteln einer systemtheoretisch fundierten allgemeinen Psychopathologie Unterschiede zwischen solchen Patientengruppen „wegerklären" zu können. Schließlich läßt sich aus der Theorie selbstreferenter Systeme logisch ableiten, daß es in sozialen Systemen solche Situationen „per se" nicht geben kann. Auch lassen sich therapeutische Handlungsanweisungen nicht zirkulären, sondern letztlich nur linear-sequentiellen Modellen entnehmen. Gerade die triviale Erkenntnis, daß letztlich alles mit allem irgendwie zusammenhänge, zwingt zu einer epistemologischen Linealisierung.

Hierfür bietet es sich gerade unter therapeutischen Gesichtspunkten an, von den linealen Konstrukten der Patienten und ihrer Familien auszugehen, die häufig gerade das Ereignis des Elternverlustes bzw. des Partnerverlustes zu einem ihre Realität bedeutsam beeinflussenden Faktor konstruierten. Unter diesem Aspekt läßt sich dann auch das symptomatische Verhalten der Patienten begreifen als Ausdruck ihrer subjektiven Konstruktion der Wirklichkeit. Es bietet sich für den Therapeuten an, erst einmal auf diese besondere subjektive Sichtweise der Patienten einzugehen und auch eine Rekonstruktion vorzunehmen in der Hoffnung, mit therapeutischen Interventionen dann deren Möglichkeitsraum zu erweitern.

Im folgenden abschließenden Kapitel soll ein theoretisches Konzept entwickelt werden, das die empirischen Befunde zu begründen vermag. Die Theorie des kollusiven Partnersubstituts soll erklären, daß der Partnerverlust, der für die Kinder einen Elternverlust bedeutet, eine besondere Form des Umgangs mit chronischen familiären Konflikten darstellt.

4 Die Theorie des kollusiven Partnersubstituts

4.1 Metatheoretische Probleme eines psychosozialen Ansatzes

Das im folgenden zu entwickelnde Konzept des kollusiven Partnersubstituts verdankt sich dem Bemühen, einen Begründungszusammenhang für die klinischen Beobachtungen an Kindern und Jugendlichen mit Elternverlusten zu finden. Wie schon die kleine Kasuistik (Abschn. 1.1) verdeutlicht haben sollte, muß eine diesen Befunden angemessene klinische Theorie gerade das Verhältnis von Beziehung und Trennung thematisieren (vgl. VAILLANT 1985).

Die empirischen Ergebnisse lassen vermuten, daß ein chronischer Konflikt in der Familie des Patienten durch die Trennung des Elternpaares nicht beendet, sondern lediglich modifiziert wird. Dabei kommt es zu Prozessen, die in komplizierter Weise mit einander verwoben sind. Abbildung 17 soll die zirkulär organisierte Zusammenhangsstruktur zwischen einigen der untersuchten Variablen, für die das folgende Konzept eine Begründung zu liefern versucht, veranschaulichen.

Die jungen Patienten wurden vorgestellt wegen ihrer Verhaltensauffälligkeiten, in denen sich ihre gestörte psychische Entwicklung ausdrückt. Zudem hatte sich bei ihnen das elterliche Paarsystem aufgelöst. Die Tatsache, daß einerseits die neue intergenerationale Zweierbeziehung geeignet ist, das Alleinsein des verbleibenden Elternteils zu verhindern, daß andererseits die individuelle Entwicklung des Kindes offensichtlich gestört ist, verweist auf die Interdependenz zwischen individuellen psychischen Problemen und Beziehungsstörungen.

Selbstverständlich kann keine Theorie für sich beanspruchen, eine totale Erklärung für die psychischen Probleme bei Patienten mit Elternverlusten zu liefern. Auch vermag sie keineswegs für alle Patienten die pathogenen Zusammenhänge zu begründen. Sie sollte aber doch für eine Vielzahl von empirischen Ergebnissen, wie sie im vorigen Kapitel zusammengefaßt wurden, einen Begründungszusammenhang liefern und es ermöglichen, die Beschaffung neuer empirischer Daten zu erleichtern. Sie sollte mithin auch der Hypothesengenerierung dienen. Zudem erweist sich die Nützlichkeit einer Theorie darin, ob sie in der Lage ist, Handlungsanweisungen bereitzustellen. Zuletzt sollte sie mit anderen theoretischen Konzepten kompatibel sein, d.h. sie sollte anschlußfähig sein.

Eine Theorie, welche die Problematik dieser Patienten mit Elternverlusten ein Stück weit zu begründen versucht, muß sich paradigmatisch mit der Problematik der Interaktion von psychischen und sozialen Systemen beschäftigen. Schließlich weist die Problematik dieser Patienten und ihrer Familien daraufhin, daß hier die Beziehungsfähigkeit des Individuums ebenso gestört ist wie die Fähigkeit des sozialen Systems, ihre Mitglieder mit ausreichenden Ressourcen für die Entwick-

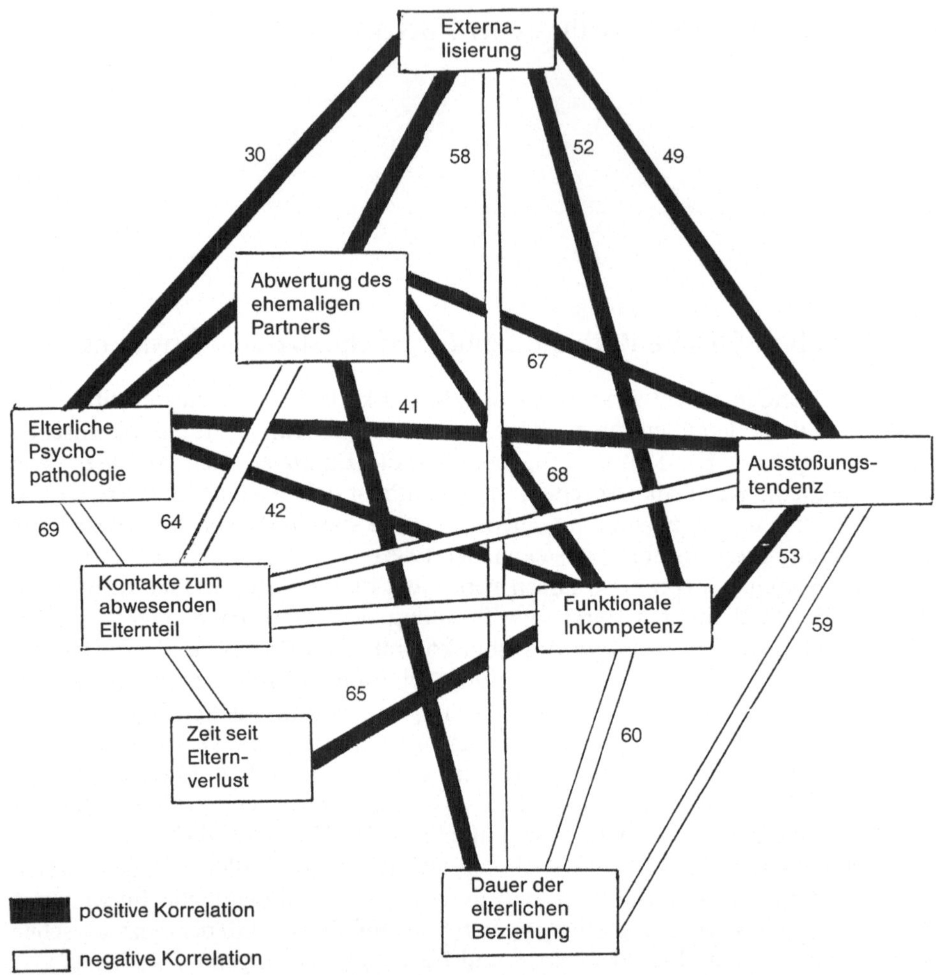

Abb. 17. Modell der zirkulär organisierten Zusammenhangsstruktur zwischen einigen der untersuchten Variablen

lung bzw. Aufrechterhaltung ihrer Autonomie auszustatten. Die Interpenetration zwischen beiden Systemen ist mithin gestört. Es geht daher um psychosoziale Probleme. Da es sich um Prozesse handelt, die mehrere Systemebenen tangieren, ist es nicht überraschend, daß Vermittlungsprobleme auftauchen bezüglich der den verschiedenen Systemen angemessenen Begrifflichkeit. Ein psychosozialer bzw. biopsychosozialer Ansatz birgt allerdings die Gefahr in sich, zu einer Verwischung der begrifflichen Grenzen beizutragen (vgl. L'ABATE 1983, COYNE 1983).

Bei der Geburt des Kindes, das aus dem Elternpaar eine Familie macht, handelt es sich um ein biologisches Ereignis, das als Folge individueller Handlungen ebenso angesehen werden kann wie als Folge einer kommunikativen Handlung innerhalb des sozialen Systems „Elternpaar". Das Kind macht aus der Paardyade eine Familie, ohne daß man dies ihm als Handlung zuschreiben könnte. Allerdings lassen sich nur allzuoft die sogenannten Verhaltensstörungen des Kindes mit therapeutischem Gewinn als Handlungen interpretieren, die den Sinn, die Funktion haben, die Familie zu erhalten. Die Entwicklung der psychischen Systeme, des Kindes sowie beider Eltern, wie auch der sozialen Systeme „Elternpaar" und „Familie" läßt sich am ehesten als gemeinsame, interpenetrative Entwicklung beschreiben. Hier lassen sich psychoanalytische Konzepte mit Gewinn heranziehen, zumal die Psychoanalyse sich in den letzten Jahrzehnten vermehrt neben ihrer traditionellen Beschäftigung mit der intrapsychischen Entwicklung auch interpersonalen Problemen zuwandte.

Eine psychoanalytische Entwicklungspsychologie, die sich diesen Problemen auf den verschiedenen Systemebenen mit ein und derselben Terminologie annimmt, muß sich aber zwangsläufig Theorieprobleme einhandeln. Dies läßt sich etwa an der sukzessiven zeitlichen Vorverlegung der sog. Triangulierung erkennen. Sprach man vor einigen Jahren schon von einer präödipalen Triangulierung (vgl. ROTMANN 1978), so wird nun deutlich, daß man nun eher von einer primären triangulären Struktur zu sprechen hat. Insofern erscheint die Dyade als Illusion (ROHDE-DACHSER 1981). Die ödipale Triangulierung erscheint in diesem Zusammenhang eher als ein Spezialfall dieser allgemeinen triadischen Struktur des psychischen Systems.

Die Unübersichtlichkeit der psychoanalytischen Literatur zu dieser Thematik läßt sich mit einer unangemessenen Übertragung der Begriffe von einer auf die andere Systemebene durchaus auch rational begründen. Bei einer vorschnellen Übertragung der psychoanalytischen Perspektive auf soziale Systeme besteht allerdings die Gefahr, daß es entsprechend einer neurobiologischen Metapsychologie, die letztlich die Psychologie auf Biologie zu reduzieren versucht, zur Entwicklung einer tiefenpsychologischen Metasoziologie kommen kann, die die Prozesse sozialer Systeme ausschließlich auf psychische Vorgänge zurückzuführen versucht. Weit davon entfernt, eine Lösungsmöglichkeit anbieten zu können, gerät man gerade als theoretisch interessierter Kliniker in ein Dilemma. Die klinische Fruchtbarkeit der Erweiterung der psychoanalytischen Perspektive auf kommunikative Systeme steht außer Zweifel. In diesem Zusammenhang soll hingewiesen werden etwa auf das bereits klassische Buch von RICHTER (1963) *Eltern, Kind und Neurose,* auf die frühen Bemühungen von STIERLIN (1971) über die beziehungsstiftende, „gyroskopische" Funktion sog. innerer Objekte, auf die Arbeit von MENTZOS (1976) über „interpersonale und institutionelle Abwehr", auf HEIGL-EVERS u. HEIGL (1983), die entsprechend der intrapsychischen Kompromißbildung auch psychosoziale Kompromißbildungen beschrieben, oder auf die Arbeitsgruppe um KÖNIG, der dem „interaktionalen Teil der Übertragung" besondere Bedeutung für die Dynamik sozialer Systeme beimißt (KÖNIG 1984; KÖNIG u. TISCHTAU-SCHRÖTER 1982; KÖNIG u. KREISCHE 1985a, 1985b).

In diesen Arbeiten werden psychoanalytische Erkenntnisse, die sich der Beschreibung der Psychodynamik des Patienten in der psychoanalytischen Situation verdanken, auf dyadische bzw. interpersonelle Systeme übertragen, auf therapeutische Gruppen, auf die Familie sowie auf Institutionen. Dabei läßt sich immer wieder das Problem beobachten, das sich einstellt, wenn ein aus der klinischen

Situation gewonnener Begriff auf eine „normale" Alltagssituation übertragen wird. Der Begriff muß verallgemeinert werden und läuft Gefahr, seine Kontur und damit seine Brauchbarkeit und Differenzierungsfähigkeit einzubüßen. Dies läßt sich etwa an der Verwendung der Begriffe „Abwehr" und „Übertragung" verdeutlichen. Mit ähnlichen Problemen hat auch die psychoanalytische Objektbeziehungspsychologie zu tun.

Nach KERNBERG (1976)

> …repräsentiert die psychoanalytische Objektbeziehungstheorie die psychoanalytische Erforschung der Natur und des Ursprungs zwischenmenschlicher Beziehungen sowie der Natur und des Ursprungs intrapsychischer Strukturen, die sich aus früher verinnerlichten Beziehungen mit anderen Menschen herleiten, sich fixieren, modifizieren und im Kontext gegenwärtiger zwischenmenschlicher Beziehungen reaktivieren. Die psychoanalytische Objektbeziehungstheorie beschäftigt sich mit der Internalisierung von zwischenmenschlichen Beziehungen, ihrem Beitrag zu normalen und pathologischen Ich- und Überich-Entwicklungen und den Wechselwirkungen zwischen intrapsychischen und zwischenmenschlichen Objektbeziehungen" (S. 54).

FREUD wußte sich noch recht klar auf das psychische System zu beschränken, indem er die Sozialpsychologie der Individualpsychologie zuordnete:

> Im Seelenleben des Einzelnen kommt ganz regelmäßig der Andere als Vorbild, als Objekt, als Helfer und als Gegner in Betracht, und die Individualpsychologie ist daher von Anfang an auch gleichzeitig Sozialpsychologie in diesem erweiterten, aber durchaus berechtigten Sinne (1921, Bd. 13, S. 73).

In der Folgezeit verwischten sich jedoch diese begrifflichen Grenzen. FOULKES (1964) etwa betrachtet die psychoanalytische Therapie mit einem Einzelpatienten als eine spezielle Form der Gruppentherapie und begründet dies damit, daß der Analysand in der Übertragung seine besonderen Beziehungen zur Gesellschaft erkennen kann. In ähnlicher Weise verweist MEISSNER (1978) in seiner Übersichtsarbeit über Ehe und Familie aus psychoanalytischer Perspektive darauf, daß das Selbst des Kindes durch seine triadischen Beziehungen zu seinen frühen Bezugspersonen bestimmt wird. Er folgert, daß die Psychoanalyse daher implizit eine Form von Familientherapie sei, und daß darüber hinaus die Theorie der Psychoanalyse eine Theorie der Familiendynamik beinhalte.

Diese theoretischen Probleme, insbesondere die begrifflichen Abgrenzungsprobleme, die sich der Verwobenheit der beteiligten Systeme verdanken, spiegeln sich auch in Problemen der folgenden Darstellung wider. Immer wieder stellte sich das Problem, einen letztlich zirkulär organisierten Zusammenhang lineal zum Zwecke der Mitteilung aufzubrechen. Im folgenden wird zuerst versucht (Abschn. 4.2), die Interdependenz zwischen dem psychischen und dem sozialen System am Konzept der projektiven Identifizierung zu verdeutlichen, dessen klinische Relevanz in den letzten Jahren zunehmend herausgestellt wird. Ausgehend von diesem Konzept wird dann (Abschn. 4.3) die Psychodynamik der Paarbeziehung und insbesondere der Partnerwahl diskutiert, um anschließend (Abschn. 4.4) die Entwicklung der Paarbeziehung zu beschreiben. Dabei soll auch auf die Frage eingegangen werden, worin sich eine „gesunde" von einer „pathologischen" Paarbeziehung unterscheidet. In weiterem (Abschn. 4.5) soll die Bedeutung des Kindes für das Paar und auf die Bedeutung des Elternpaares für die Entwicklung des Kindes thematisiert werden, insbesondere wenn diese Paarsysteme als kollusive Dyaden beschrieben werden können (Abschn. 4.6). Abschließend (Abschn. 4.7) soll die Nützlichkeit dieser Theorie verdeutlicht werden, insofern als sie sich als zu anderen Konzepten anschlußfähig erweist und zudem therapeutische Handlungsanweisungen impliziert.

4.2 Projektive Identifizierung

Die kurze Kasuistik (Abschn. 1.1) sollte veranschaulicht haben, daß die Verhaltensauffälligkeiten der Patienten immer auch als Ausdruck einer prekären interpersonellen Dynamik aufzufassen sind. Zur Erklärung solcher interpersoneller Prozesse eignet sich gut das psychoanalytische Konzept der projektiven Identifizierung. Dieser Mechanismus wurde erstmals von M. KLEIN (1955) beschrieben, und zwar als ein besonderer intrapsychischer Abwehrvorgang:

> Die projektive Identifizierung ist mit Entwicklungsprozessen verbunden, die während der ersten 3 oder 4 Lebensmonate einsetzen (die paranoid-schizoide Position), zu einer Zeit, in der die Spaltung auf ihrem Höhepunkt steht und Verfolgungsangst vorherrscht. Das Ich ist noch größtenteils unintegriert und neigt deshalb dazu, sich zu spalten, seine Emotionen in seine internen und externen Objekte; dabei ist aber das Spalten auch einer der fundamentalen Abwehrmechanismen gegen Verfolgungsangst. Andere Abwehrmechanismen, die in diesem Stadium entstehen, sind Idealisierung, Verleugnung und omnipotente Kontrolle der internen und externen Objekte. Identifizierung durch Projektion schließt eine Kombination von Abspaltung von Teilen des Selbst und deren Projektion in eine andere Person ein. Diese Prozesse haben viele Verzweigungen und beeinflussen Objektbeziehungen fundamental (übers. und zit. von HEIGL-EVERS u. HEIGL 1983).

Sieht man davon ab, daß dieser besondere Abwehrmechanismus auch infolge der adultomorphen Metaphorik der kleinianischen psychoanalytischen Richtung eine Konnotation besonderer Pathologie erhielt, verweist dieser Begriff auf den Zusammenhang von veräußerlichenden und verinnerlichenden Sequenzen hin. Internalisierende Prozesse können nur zusammen mit externalisierenden Prozessen beschrieben werden. Insofern ist der Begriff der projektiven Identifizierung recht unglücklich gewählt, als er den Mechanismus der Projektion, der als ein Spezialfall eines externalisierenden Prozesses von eher niedrigem Niveau verstanden wird, mit dem Mechanismus der Identifizierung begrifflich verbindet, dem i. allg. ein höheres Niveau zugesprochen wird. MENTZOS (1982) weist darauf, daß es bezüglich externalisierender Prozesse noch keine Bezeichnungen für das zugrundeliegende Niveau gibt und schlägt daher analog zur Reihung der internalisierenden Prozesse (Inkorporation-Introjektion-Identifikation) die Reihung „Exkorporation-Projektion-Selbstobjektivierung" vor.

Zudem stellt sich die Frage, wie projektive Identifizierung sich von Phantasietätigkeit, ja von Wahrnehmung überhaupt differenzieren läßt, wenn man davon auszugehen hat, daß auch bei Wahrnehmungen internalisierende und externalisierende Prozesse zusammenspielen. RYLE (1985) verweist in diesem Zusammenhang auf die Kategorien PIAGETS von Assimilation und Akkomodation. Überdies läßt sich hier grundsätzlich fragen nach den Kriterien für Wahrheit und Wirklichkeit überhaupt. Diesbezüglich sei auf die Konstruktivismusdiskussion verwiesen (vgl. WATZLAWICK 1976, 1981).

OGDEN (1979, 1983) hat sich von objektpsychologischer Position aus mit dem Begriff der projektiven Identifizierung auseinandergesetzt und sich insbesondere mit den Beziehungen zwischen intrapsychischer und interpersoneller Dynamik beschäftigt. Seine Arbeiten sind auch im deutschsprachigen Raum rezipiert worden (KÖNIG u. TISCHTAU-SCHRÖTER 1982; HEIGL-EVERS u. HEIGL 1983; ZWIEBEL 1984). Sie verdeutlichen, daß sich Objektbeziehungspsychologie und Selbstpsychologie nicht getrennt voneinander betrachten lassen, sondern eine funktionale Einheit darstellen (SIMON u. STIERLIN 1984, S.259), da schon aus logischen Gründen heraus einsichtig ist, daß das Konzept des Selbst ein Konzept des Anderen voraussetzt und umgekehrt. Immer besteht eine Reziprozität von Objekt- und Selbstrepräsentanzen, so daß „es keine Objektbeziehungsstörungen gibt, die nicht auch mit Selbstgefühlsstörungen einher gehen" (THOMÄ u. KÄCHELE 1985, S.11). Das „Selbst" wird verstanden als „die Menge aller die eigene Person betreffenden Vorstellungen", „die im Laufe der individuellen Entwicklung gebildet und jeweils (mehr oder weniger) zu einem funktionalen Ganzen integriert werden" (SIMON u. STIERLIN 1984, S.307). Das Selbstkonzept einer Person hat die Funktion, die Komplexität der Umwelt auf ein erträgliches Niveau zu reduzieren, indem es diese vorhersehbar macht und dadurch eine Auseinandersetzung mit ihr erst ermöglicht (vgl. HELD 1984).

OGDEN (1979) gliedert den Mechanismus der projektiven Identifizierung in 3 Phasen: In der 1. Phase versucht die Person, sich eines Teils seines Selbst zu entledigen, in der sie eine Gefahr für dessen Kohärenz vermeint. Sie projiziert diesen Teil in der Phantasie auf eine andere Person, den Rezipienten. Dabei geht es bei diesen Projektionen um Abspaltungen von Selbstanteilen, die als inkompatibel für das eigene Selbstkonzept erlebt werden. Dabei handelt es sich nicht notwendig um schlechte Anteile im wertenden Sinne, sondern um schlecht passende. Auch gute Aspekte können abgespalten werden, um die Ambivalenz (vgl. HOHAGE 1985) auf erträgliches Niveau zu reduzieren.

In einer 2. Phase versucht der Projektor, den Rezipienten so zu beeinflussen, daß dieser auch so fühlt und handelt, wie er es phantasiert. Dieser Druck auf den Interaktionspartner ist bezüglich der verschiedensten sozialen Situationen beschrieben worden, bezüglich der psychotherapeutischen Situation (KÖNIG 1982; ZWIEBEL 1984), bezüglich der Interaktionen in Gruppen (HEIGL-EVERS u. HEIGL 1983) oder Institutionen (ZWIEBEL 1984).

In einer 3. Phase verarbeitet der Rezipient diese auf ihn projizierte Phantasie und stellt sie in einer modifizierten Form dem Projektor wieder zur Verfügung. Die Bedeutung dieser Reinternalisierung für den Projektor wurde etwa von LANGS (1976) und von BION (1959) beschrieben und letztlich auf einen grundlegenden Mechanismus der Mutter-Kind-Beziehung zurückgeführt. Sie verwiesen darauf, daß dem Kind seitens der Mutter die Chance zur Weiterentwicklung gegeben wird, wenn diese mit dem auf sie projizierten Anteil als „Container" flexibel umzugehen in der Lage ist, ihn sodann zur Reinternalisierung entsprechend umarbeitet und in „metabolisierter" Form wieder zur Verfügung zu stellen vermag.

Damit hat der Begriff der „projektiven Identifizierung" seine anfänglich deutlich pathologisierende Konnotation verloren. Mit diesem Begriff soll die Brücke geschlagen werden von der Beschreibung intrapsychischer hin zur Beschreibung interpersoneller Prozesse. BION hat auf die Schwierigkeiten, die sich bei der Beschreibung von Prozessen sozialer Systeme auftun, hingewiesen, indem er diesen Mechanismus verglich mit einem Gedanken, der ohne einen Denkenden ablaufe. GRINBERG (1973, zit. nach HEIGL-EVERS u. HEIGL 1983) hat dessen sozialen Charakter betont und seine Bedeutung für Gruppenprozesse herausgestellt. Er wies daraufhin, daß der Rezipient seinerseits die auf ihn projizierten Anteile introjizieren müsse. Insofern ist diese Form von Kommunikation abhängig von der Bereitschaft beider Kommunikationspartner (vgl. BURKE u. TANSEY 1985), die von einem Beobachter dann als unbewußt bzw. latent bezeichnet werden kann.

Wie bei vielen anderen Begriffen, die anfänglich zur Beschreibung eines speziellen Aspektes der therapeutischen Situation herausgearbeitet wurden, hat sich auch der Begriff der projektiven Identifizierung im Laufe der Zeit so weiterentwickelt, daß die Situationen, an denen er ursprünglich entwickelt wurde, sich nun als Spezialfälle eines übergreifenden Konzeptes erweisen (KÖNIG 1984). Die Funktion, den Sinn dieses Mechanismus haben HEIGL-EVERS u. HEIGL 1983 für Gruppen beschrieben. Wie andere „psychosoziale Kompromißbildungen" schützt er einerseits das Individuum vor dem Verlust seiner Zugehörigkeit zum betreffenden sozialen System, das soziale System andererseits vor dem Verlust seiner Mitglieder und damit vor seiner Auflösung. Ein soziales System, etwa das Elternpaar, wird auch dadurch in der Reproduktion seiner Autopoiese und Selbstorganisation unterstützt.

4.3 Partnerwahl und Paarbildung

Vermittelt über die Analyse der Übertragungsbeziehung wurde in der psychoanalytischen Literatur traditionell die Paarbeziehung mit der Eltern-Kind-Beziehung verglichen. Der Hinweis auf die Ähnlichkeit beider Beziehungsarten bringt es mit sich, daß die Partnerbeziehung leicht infantilisiert, bisweilen gar pathologisiert wurde. Auch hier ist die klinische Hypothek theoretischer Bemühungen nicht zu übersehen. Erst wenn man anerkennt, daß es sich bei der Paarbildung wie auch bei der Bildung einer Beziehung zwischen Therapeut und Patient um Spezialfälle der Bildung sozialer Systeme handelt, läßt es sich vermeiden, die Eltern-Kind-Beziehung und die Paarbeziehung als Unterformen einer therapeutischen Beziehung aufzufassen. Erst wenn man die notwendige Reziprozität von Autonomie und Bindung anerkennt (LÜDERS 1975), läßt sich eine pathologisierende Definition der Paarbildung als ein regressiver Akt vermeiden. So sieht etwa LEMAIRE (1984) in der Individuation die allmähliche Auflösung der Mutter-Kind-Beziehung. Entsprechend sieht er die Wahl des Liebesobjektes sich dort vollziehen, wo die Grenzen des Individuums am durchlässigsten seien. Konsequent könnte man meinen, das Ziel therapeutischer Bemühungen mit einem einzelnen Patienten läge darin, ihm zu einer Individualisierung und zu einer solchen Autonomie zu verhelfen, die eine Beziehung zu einem Partner überflüssig mache.

Erst für die moderne Zeit macht es Sinn, von Partnerwahl zu sprechen, da bis in das 19. Jahrhundert hinein man eher verehelicht wurde und die Partnerwahl abgenommen bekam. Da heute prinzipiell jeder das Recht hat, sich für eine Partnerschaft, etwa für eine Ehe, zu entscheiden, wird auch verständlich, daß das „Heiratenmüssen" zu einem besonderen Problem geworden ist. Ließ sich in früherer Zeit die Zeugung eines Kindes gegen den Willen der Eltern noch als Akt des Protestes diesen gegenüber und als Ausdruck der Autonomie und Individualisierung interpretieren, verweist der Begriff des „Heiratenmüssens" heute darauf, daß etwas „passiert" ist, wofür man gerade die Verantwortung bestreiten möchte. Zumindest von einem normativen Gesichtspunkt aus ist es berechtigt, heute die Ehe mit der Partnerwahl beginnen zu lassen.

Idealtypisch läßt sich die Partnerwahl auch als Verliebtheitsphase bezeichnen, da man sich in eine andere Person verliebt und diese zum Partner wählt. Es kommt dabei zur initialen Idealisierung des Partners, die im Idealfall wechselseitig vonstatten geht, dies aber nicht muß. Charakteristisch für diesen Zustand der Verliebtheit ist es, daß der andere recht einseitig wahrgenommen wird. Es handelt sich also um eine besondere Konstruktion von Wirklichkeit. Der andere wird zum passenden Partner gemacht, indem Anteile, die nicht mit dem eigenen Konzept eines Idealpartners übereinstimmen, nicht wahrgenommen werden. Dem außenstehenden Beobachter erscheint es, daß bestimmte Persönlichkeitsanteile vom Partner ausgeblendet werden.

Die Verliebtheit läßt sich durchaus auch als Mechanismus der projektiven Identifizierung beschreiben, insofern als Anteile, die man bei sich selbst vermißt, einseitig im anderen lokalisiert, projiziert und dort wahrgenommen werden. Die Funktion dieser Verliebtheit liegt nun darin, daß einerseits etwas eigentlich höchst Unwahrscheinliches zustande kommen kann, daß nämlich zwei Erwachsene unterschiedlichen Geschlechts, unterschiedlicher Biographie und unterschiedlicher Ausprägung der Persönlichkeit sich trotzdem als zueinander passend definieren und daß darüber hinaus dieses Passen sogar als dauerhaft erwartet wird. Es handelt sich mithin um eine besondere Form der Temporalisierung. In typischer Weise wird daher auch die Verliebtheit mit Begriffen beschrieben, die eine Beschleunigung ausdrücken, etwa „Liebe auf den ersten Blick" oder das englische „falling in love". Die damit einhergehende Ausblendung und Fokussierung auf das nur Passende kommt in dem Satz „Liebe macht blind" anschaulich zum Ausdruck.

Die Frage stellt sich, wie diese Unwahrscheinlichkeit prozessiert wird, wie solche offensichtlich schnell ablaufenden Prozesse Dauerhaftigkeit, geradezu Ewigkeit, zumindest „bis der Tod scheidet", zu begründen vermögen. Es stellt sich die Frage, wie die Kommunikation in der partnerschaftlichen Dyade ihrer Funktion nachkommt, mit Unterschieden, mit Dissens, erfolgreich umzugehen. Schließlich läßt sich die Funktion von Kommunikation eher als Umgang mit Dissens denn als Herstellung von Konsens analysieren (LUHMANN 1984, S. 236 f.).

Um dies zu erreichen, muß jeder Partner mit seiner Idealisierung flexibel genug umgehen können, d. h. er muß es ertragen können, den ihn idealisierenden Partner enttäuschen zu müssen, was letztlich unvermeidlich ist. Er muß aber auch in der Lage sein, auf diese seinen Selbstwert erhöhenden idealisierenden Projektionen allmählich verzichten zu können. Dies setzt ein hinreichend stabiles Selbstkonzept, eine ausreichende Selbstachtung voraus.

Die Bedeutung anderer Personen für den Aufbau und die Wahrung eines ausreichenden Niveaus von Selbstwert hat KOHUT (1973) in seinem Selbstobjektkonzept herausgearbeitet. Einem Selbstobjekt kommt die Funktion zu, das Selbstgefühl zu erhöhen und die Kohärenz des Selbstkonzeptes zu stabilisieren. Diese Selbstobjektfunktion besteht nun nicht unbedingt dauerhaft und unverändert, sondern wird unter bestimmten Bedingungen in besonderer Weise benötigt. Das

Selbstobjekt muß hierzu empathisch genug sein und das Bedürfnis seines Partners spüren. In einer Liebesbeziehung sind beide Partner sich wechselseitig auch Selbstobjekte. Darauf verweist KOHUT (1979, S.112):

> Ich zögere nicht zu behaupten, daß es keine reife Liebe gibt, in der das Liebesobjekt nicht auch ein Selbstobjekt ist. Oder, um diese tiefenpsychologische Formulierung in einen psychosozialen Zusammenhang zu stellen: Es gibt keine Liebesbeziehung ohne gegenseitiges (das Selbstwertgefühl steigerndes) Spiegeln und Idealisieren (KOHUT 1979, S.112).

Eine reife Liebesbeziehung läßt sich idealtypisch charakterisieren als eine Beziehung, in der jeder Partner den anderen gerade dann als Selbstobjekt benutzt, wenn er diesem auch Nichtselbstobjektfunktionen zugesteht und dessen „egoistisches" Verhalten gutheißt. In diesem idealen Fall besteht gerade die Selbstobjektfunktion des Partners darin, daß er zur gleichen Zeit sowohl eine Objektfunktion als auch eine Selbstobjektfunktion erfüllt. In einer solchen Beziehung wird mithin die Dichotomie von Objektliebe und Selbstobjektliebe auf einer höheren Ebene aufgehoben. Insofern wird auch die Trennung zwischen narzißtischer Linie und Objektbeziehungslinie, die sich noch bei KOHUT findet, zu Recht etwa von KERNBERG (1975) kritisiert. BASCH (1981) verweist auf diesen Zusammenhang:

> Wenn es dann dazu kommt, daß ein Mensch durch die Befriedigung der Selbstobjektbedürfnisse eines anderen Menschen zugleich seine eigenen Selbstobjektbedürfnisse erfüllt, dann haben wir die Situation vor uns, die Psychoanalytiker Objektliebe nennen (zit. nach JACOBY 1985, S.147).

Partner müssen also ausreichend gute „Container" im Sinne von BION sein, die die wechselseitigen idealisierenden Projektionen ausreichend gut „metabolisieren" und ihren Partnern in angemessener Form zurückgeben können. Das Gelingen eines solchen Unternehmens ist abhängig von den jeweiligen Selbstkonzepten der Partner. Von einem klinischen Standpunkt aus läßt sich dieses Potential in Partnerschaften auch als deren „Selbstheilungspotential" (KÖNIG u. TISCHTAU-SCHRÖTER 1982) beschreiben, das bisweilen durch professionelle Therapeuten unterstützt werden müsse.

Ein „Metabolisieren" der idealisierenden Projektionen ist nur dann zu erwarten, wenn die narzißtische Bedürftigkeit, die Frustrationstoleranz der Partner, die den „interaktionalen Anteil der Übertragung" (KÖNIG 1982) begrenzen, nicht zu groß ist. Die mit der wechselseitigen Idealisierung verbundene Funktion eines „Containers" ist bekanntlich recht anstrengend und läßt sich daher auf Dauer kaum durchhalten, zumal sich diese Funktionalisierung mit anderen sozialen Verpflichtungen oft nur schlecht verträgt. Auf dieses durchaus antisoziale Moment der Dyade in der Phase der Verliebtheit verweist auch KERNBERG (1980).

Um einer Partnerschaft Dauer zu verleihen, müssen die Partner wechselseitig erfolgreich „Container" der gegenseitigen Idealisierungen sein und eine Reinternalisierung ermöglichen. Dies ist nur dann zu erwarten, wenn die Partner überzeugt sind, daß der andere auch im Enttäuschungsfalle dennoch „gut genug" ist und ausreichend gut paßt. Für den außenstehenden Beobachter hat es dann den Anschein, als seien die Partner nunmehr realistischer in ihrer gegenseitigen Wahrnehmung geworden, da sie ihre wechselseitigen Wahrnehmungsverzerrungen nun flexibler handhaben können. Eine solche Partnerschaft hat die Chance, von Dauer zu sein, wenn es ihr gelingt, die Phase der Verliebtheit überzuführen in Vertrautheit. Ein solches Vertrauen ist dann bezüglich seiner komplexitätsreduzierenden Funktion (Luhmann 1973) der Verliebtheit äquivalent.

Der Aspekt der Partnerwahl muß bei dem sich in der psychoanalytischen Literatur oft anzutreffenden Vergleich der Entwicklung der elterlichen Dyade mit der Entwicklung der Eltern-Kind-Beziehung und insbesondere der Mutter-Kind-Beziehung ausgeklammert bleiben, da das Kind sich seine Eltern schließlich nicht aussuchen kann. Die Phase der Verliebtheit, in der sich die Partner „wie eins" fühlen, entspricht der Phase der narzißtischen Verschmelzung zwischen dem Säugling und seiner primären Bezugsperson im Sinne von Kohut (1973). Später ermöglicht das „Urvertrauen" (Erikson 1959) dem Kind, sich dem Risiko auszusetzen, die Umwelt zu explorieren, sich dadurch Informationen zu verschaffen, die eine Individuierung ermöglichen, was der Beobachter dann als Selbstentwicklung beschreiben kann (vgl. Schleiffer 1984). Die Überzeugung, daß der andere, die Bezugsperson, ausreichend gut ist im Sinne von Winnicott (1956), geht reziprok einher mit der Überzeugung, daß man selbst auch im Enttäuschungsfalle „gut genug" ist. Die psychoanalytische Entwicklungspsychologie spricht vom „Idealselbst", das die Funktion hat, das Selbstkonzept im Enttäuschungsfalle zu bewahren.

Die Ansicht, daß die Entwicklung lineal zu einer immer vollständigeren Unabhängigkeit von den Selbstobjekten führt, ist sicherlich zu vereinfachend. Eher geht es um ein höheres Niveau der Relation von externalisierenden und internalisierenden Mechanismen, die ein ausreichend hohes Selbstgefühl balancieren. In einer guten, „reifen" Beziehung machen sich Partner wechselseitig zu Selbstobjekten, indem sie wechselseitig Idealselbstanteile externalisieren nicht nur auf den jeweiligen anderen, sondern auch auf gemeinsame Personen, Sachen oder Situationen. Der Vorteil dieses Arrangements liegt darin, daß beide Partner nun nicht mehr so gefährdet sind, als Selbstobjekte den anderen zu enttäuschen.

In der Phase der Verliebtheit wird das Fundament gelegt für eine dauerhafte, hinreichend enttäuschungsfeste Partnerschaft. Die Entwicklung von Verliebtheit hin zu Vertrautheit läßt sich theoretisch genauer fassen. Luhmann (1984, S. 437 ff.) unterscheidet 2 Modi, wie Systeme mit Enttäuschungen umgehen können, die Stilisierung von lernbereiten Erwartungen als Kognitionen, die sich an der Differenz „Nichtwissen/Wissen" orientieren, und die Stilisierung lernunbereiter Erwartungen als Normen, die in der Regel mit einer emotionalen Beteiligung einhergeht. Luhmann spricht von einem kognitiven bzw. normativen Erwartungsstil.

Letzterem entspricht die Differenz von konformem und abweichendem Verhalten. In einer erfolgreichen, d.h. dauerhaften Partnerschaft werden mit der Zeit zunehmend auch kognitive Erwartungsstile entwickelt. Wenn der Partner den anderen enttäuscht, kann dies zur Kenntnis genommen werden, während es in der Phase der Verliebtheit eher ausgeblendet blieb bzw. uminterpretiert wurde. Dieser kognitive Erwartungsstil im Umgang mit Enttäuschungen ist aber in einer Partnerschaft von Dauer nur dann zu erwarten, wenn der Partner als „trotzdem ausreichend gut" angesehen wird, auch wenn er bisweilen enttäuschend ist. Jeder Partner muß ausreichend sicher erwarten können, daß der andere einen selbst als „ausreichend gut" ansieht und einschätzt. Er muß sich mithin sicher sein, daß der Partner seine Funktion als Selbstobjekt ausreichend gut erfüllt. Soll eine Partnerschaft dauerhaft sein, muß es in diesem sozialen System ein Subsystem geben, das auch im Enttäuschungsfalle normative, d.h. hinreichend enttäuschungsfeste Verhaltensgeneralisierungen für die Partner zur Verfügung stellt. Man könnte von einem Ideal-Dyaden-Selbst sprechen, das in der Phase der Verliebtheit aufgebaut wird. Normative Erwartungsstile prägen die Phase der Verliebtheit insofern, als kontrafaktische, enttäuschungsfeste Annahmen bezüglich des Partners vorgenommen werden. Daher scheint sich die Partnerwahl auch nicht so sehr an den realen Elternbildern auszurichten, sondern an den Repräsentanzen der Eltern, soweit ihnen Selbstobjektfunktion zukommt.

Dies können allerdings auch „schlechte" Selbstanteile sein, die als normentsprechend angesehen werden. Je rigider diese Elternimagines sind, denen die Funktion eines Selbstobjektes zukommt, desto rigider werden die Partner sich wechselseitig zum Selbstobjekt machen müssen. Eltern wie Partner sind dann funktional äquivalent in ihrer Funktion als Selbstobjekte. Es wird dadurch auch verständlich, daß häufig nach Trennungen vom Partner Eltern wieder in diese Funktion eingesetzt werden, indem man sich wieder in die Herkunftsfamilie begibt. Die Loyalität zur Herkunftsfamilie zeigt sich besonders dann, wenn im Enttäuschungsfall an deren Normen kontrafaktisch festgehalten wird. Übertragungen im psychoanalytischen Sinne sind daher eher normativ denn kognitiv stilisierte Erwartungen. Eine dauerhafte Partnerschaft kann sich aber nur dann entwickeln, wenn die allfälligen wechselseitigen Enttäuschungen zunehmend kognitiv verarbeitet werden können, wodurch Entwicklung erst ermöglicht wird.

Der Vergleich zwischen Partnerschaft und Eltern-Kind-Beziehung stößt hier an seine Grenze. Die Entwicklung kognitiver Erwartungsstile läßt sich als Errungenschaft der integrativen Funktion des Ichs verstehen, weshalb die Vergangenheit eben nicht immer nur wiederholt zu werden braucht (vgl. BERGMANN 1980).

> Von Interesse wäre es, die Mechanismen zu untersuchen, die einer sog. „Mußehe" zur Dauer verhelfen, d.h. die der fehlenden Verliebtheit funktional äquivalent sind.
>
> Auch stellt sich die Frage, was in traditionellen Gesellschaften der Ehe Dauer verlieh. Vermutlich war es die Loyalität zu den jeweiligen Herkunftsfamilien, die eine ausreichende Sicherheit boten, sich dem Risiko, einen Partner fürs Leben zu wählen, auszusetzen. Da einerseits in heutiger Zeit von der Herkunftsfamilie, der Verwandtschaft, nicht erwartet werden kann, daß sie Selbstobjekte ausreichend lange zur Verfügung stellen, und andererseits das soziale Netzwerk eher verdünnt erscheint (SENNETT 1983), konzentriert sich das Bedürfnis nach Selbstobjekten auf die Kernfamilie. Damit überfordert sich das Paar und die Familie leicht, da die Übertragungsmöglichkeiten sehr stark eingeschränkt sind (KÖNIG u. KREISCHE 1985a).

Wenn zu Beginn der Partnerschaft die Idealisierung zu rigide vorgenommen wird, im Sinne einer „primitiven Idealisierung" (KERNBERG 1981, S. 49), ist eine Reinternalisierung erschwert, da der Partner in bezug auf die Bearbeitung dieser Projektionen überfordert wird. Er kann die Funktion eines „metabolisierenden Containers" nicht erfolgreich ausüben, sei es, daß er aufgrund seines labilen Selbstwertes von solchen auf ihn gerichteten Projektionen abhängig ist, auch wenn er diese nicht zu realisieren vermag, sei es, daß der Partner sich mit den zwangsläufig sich einstellenden Enttäuschungen nicht zufrieden zu geben vermag. Da die Idealisierung, die das Fundament für eine Vertrautheit hätte abgeben können, nicht flexibel zurückgenommen werden kann, besteht nun die Gefahr, daß es zum Umschlag kommt. Es entwickelt sich dann die gegenteilige Idealisierung hin zum negativen Ideal, was mit einer starken Abwertung des Partners einhergeht. Dabei handelt es sich um 2 gegensätzliche Kommunikationsmodi, die beide die Funktion haben, Dissensen und Enttäuschungen in diesem sozialen System zu verarbeiten. Während im Falle der positiven Idealisierung an der Erwartung kontrafaktisch festgehalten wird, indem inkompatible Informationen nicht zur Kenntnis genommen werden, wird die Enttäuschung im Falle der Abwertung abgearbeitet, indem ein Bild vom anderen hergestellt wird, von dem eben nichts Besseres zu erwarten gewesen sei. Während die positive Idealisierung anfänglich bindungsfördernd ist, was damit zusammenhängt, daß die Partner die Rezeption einer idealisierenden Projektion als stimulierend empfinden, ist die negative Idealisierung eher bindungsauflösend, auch wenn man als Kliniker von Paaren zu berichten weiß, bei denen eine Abwertung durchaus beziehungsfördernd ist, etwa bei sadomasochistisch strukturierten Beziehungen.

4.4 Die Kollusion

Erst die gemeinsame Bereitschaft zur Annahme der wechselseitigen Projektionen ist Voraussetzung für eine Stabilität der Partnerschaft. Eine solche Passung der Partner läßt sich als Kollusion, als ein Zusammenspiel der verschiedenen intrapsychischen Mechanismen beschreiben, als ein Arrangement wechselseitiger Erwartungen und Zuweisungen. WILLI (1975) hat als Kliniker, der es mit offensichtlich gestörten Beziehungen zu tun hat, dieses Kollusionskonzept zu einer klinischen Typologie ausgearbeitet (bezüglich anderer Paartypologien vgl. REITER 1983). Es bleibt aber festzuhalten, daß zwischen „pathologischer" und „normaler" Kollusion kein grundsätzlicher, sondern lediglich ein, wenn auch bedeutungsvoller, gradueller Unterschied besteht insbesondere in Bezug auf die Flexibilität bzw. Rigidität der Verwendung dieser Mechanismen. Ausgehend von dem objektbeziehungstheoretischen Konzept von DICKS (1967) hat WILLI seine Typologie in Übereinstimmung mit der triebpsychologischen Tradition entlang den dort postulierten frühkindlichen Entwicklungsphasen ausgearbeitet. Die wichtigsten Gesichtspunkte seines Kollusionskonzeptes faßt WILLI zusammen:

1. Kollusion meint ein uneingestandenes, voreinander verheimlichtes Zusammenspiel zweier oder mehrerer Partner aufgrund eines gleichartigen, unbewältigten Grundkonfliktes.
2. Der gemeinsame unbewältigte Grundkonflikt wird in verschiedenen Rollen ausgetragen, was den Eindruck entstehen läßt, der eine Partner sei geradezu das Gegenteil des anderen. Es handelt sich dabei aber lediglich um polarisierte Varianten des gleichen.
3. Die Verbindung im gleichartigen Grundkonflikt begünstigt in Paarbeziehungen beim einen Partner progressive (überkompensierende), beim anderen Partner regressive Selbstheilungsversuche.
4. Dieses progressive und regressive Abwehrverhalten bewirkt zu einem wesentlichen Teil die Anziehung und dyadische Verklammerung der Partner. Jeder hofft, von seinem Grundkonflikt durch den Partner erlöst zu werden. Beide glauben, in der Abwehr ihrer tiefen Ängste durch den Partner so weit gesichert zu sein, daß eine Bedürfnisbefriedigung in bisher nicht erreichtem Maße zulässig und möglich wäre.
5. Im längeren Zusammenleben scheitert dieser kollusive Selbstheilungsversuch wegen der Wiederkehr des Verdrängten bei beiden Partnern. Die auf den Partner verlegten (delegierten oder externalisierten) Anteile kommen im eigenen Selbst wieder hoch. (1975, S.59f.).

WILLI beschreibt 4 unterschiedliche Kollusionsmuster:

- eine narzißtische Kollusion, in der es um das Thema „Liebe als Einssein" geht;
- eine orale Kollusion, in der die Partner sich umsorgen oder umsorgtsein wollen;
- eine anal-sadistische Kollusion, bei der es um ein „Einande-rganz-gehören", um Autonomie und die Bewältigung von Trennungsängsten geht, sowie
- eine phallisch-ödipale Kollusion, in der beide Partner im Grunde überzeugt sind von der Stärke und Überlegenheit des Mannes.

Während die orale, anal-sadistische und phallisch-ödipale Kollusionsform aufgrund ihrer komplementären Struktur häufig durchaus beziehungsstabilisierend sein kann, läßt sich ein narzißtisches Kollusionsmuster häufig bei scheiternden Paarbeziehungen beobachten aufgrund seiner Tendenz, in symmetrischer Weise zu eskalieren. Es erscheint plausibel, daß gerade bei einer narzißtischen Kollusion, bei der es um das Thema „Liebe als Einssein" geht, die Beziehung in besonderer Weise gefährdet ist, da sich bei diesem Thema ein Auseinandergehen als Problemlösungsstrategie geradezu anbietet. Insofern ist dieses Kollusionsmuster für das vorliegenden Thema von besonderer Relevanz. Nach LAING (1973, S.88) beinhaltet „jede Beziehung (...) eine Definition des Selbst durch den anderen und des anderen durch das Selbst". Wenn die Partner nicht über ein genügend kohärentes Selbstkonzept verfügen, wenn es sich mithin um narzißtisch gestörte Persönlichkeiten handelt, wird jeder von dem anderen eine Selbstdefinition erwarten, die er eigentlich von seinem Partner nicht erwarten kann, da die Wahrnehmung und Anerkennung eines Selbst beim Anderen ein ausreichend kohärentes eigenes Selbst voraussetzt. Die Eskalation droht, wobei sich die Partner in der Phase der Verliebtheit gegenseitig überfordern und zwangsläufig enttäuschen. Narzißtische Kollusionen sind stabiler, wenn bei den Partnern der Ausprägungsgrad der narzißtischen Bedürftigkeit differiert, so daß der eine Partner eher die Möglichkeit hat, als „Container" die Projektionen des anderen zu „metabolisieren".

Handelt es sich um Partner, die ein gleichhohes reifes bzw. unreifes Niveau ihrer Objektbeziehungen erreicht haben, wie es BOWEN (1961) für eheliche Paare als regelhaft annimmt, droht der Umschlag der Idealisierung in die Abwertung. Jetzt wird der Partner nur in einem begrenzten Ausschnitt seiner Persönlichkeit wahrgenommen und zur Übernahme dieser negativen Rolle gedrängt. WILLI (1975) spricht in diesem Zusammenhang von der Ausbildung einer Interaktionspersönlichkeit.

Systemtheoretisch ausgedrückt, handelt es sich um einen Prozeß, der als Gegenteil einer Koevolution begriffen werden kann, in der eine Interpenetration es beiden Systemen ermöglichen sollte, von der Komplexität des jeweilig anderen Systems zu profitieren. Im Gegenteil verzichtet hier ein Element des Paarsystems auf seine Entwicklung bzw. wird daran gehindert zugunsten des anderen und damit zugunsten des Ganzen, d.h. des Zusammenhaltes des Paares. Die entwicklungsfördernde Chance der Interpenetration, die darin begründet ist, daß die Summe der Teile immer auch größer ist als das Ganze, kann nicht genutzt werden. Zugunsten der Integration wird auf Differenzierung verzichtet (vgl. WILLKE 1983).

An dieser Wahrnehmungsverzerrung wird rigide festgehalten, da der so verzerrt wahrgenommene Partner zur Stabilisierung des eigenen Selbstkonzeptes als – wenn auch negativ konnotiertes – Selbstobjekt benötigt wird. Insofern läßt sich diese Form einer kollusiven Paardyade weniger als Selbstheilungsversuch begreifen. Vielmehr ist gerade bei narzißtischen Kollusionen eher die Trennung, die Lösung vom Partner als Selbstheilungsversuch auf der individuellen Ebene anzusehen. Diese Trennung wird durch die Abwertung des Partners auch gegenüber der Umwelt begründet und erleichtert.

Gerade narzißtische kollusive Dyaden sind dann gefährdet, wenn einer der Partner sich weiterentwickelt und damit nicht mehr wie vorher als Interaktionspersönlichkeit zur Verfügung steht. Ebenso ist die kollusive Dyade gefährdet, wenn sich ein Partner etwa während einer individuellen Psychotherapie weiterentwikkeln sollte. Bei dieser Trennung handelt es sich dann gewissermaßen um die Nebenwirkung einer wirksamen therapeutischen Maßnahme (vgl. WHITACKER u. MILLER 1969; SAGER et al. 1968). Andere von außen aufgezwungene Änderungen der Selbstbilder sind ebenso gefährlich, etwa eine chronische Krankheit oder der Verlust des Arbeitsplatzes. Überhaupt gefährden dritte Personen den Bestand narzißtisch kollusiver Dyaden, wenn diese nicht hinreichend triangulär strukturiert sind. Jeder Partner ist zur Wahrung seines Selbstkonzeptes auf den anderen zu sehr angewiesen. Eine solche, die narzißtisch-kollusive Dyade gefährdende Person kann der Herkunftsfamilie oder dem weiteren sozialen Netzwerk entstammen. Es kann aber auch das gemeinsame Kind sein. In diesem Zusammenhang ist der Hinweis von WILLI (1975) zu erwähnen, daß narzißtisch-kollusive Partnerschaften häufig kinderlos sind.

4.5 Die Bedeutung des Kindes für das Elternpaar

Bevor die Funktion des Kindes für das kollusiv verbundene Elternpaar näher bestimmt werden soll, soll auf die Bedeutung des Kindes für seine Eltern überhaupt eingegangen werden.

Von psychoanalytischer Seite gab es lange Zeit nur vereinzelt Arbeiten zur Bedeutung des Elternstatus der Patienten für den Verlauf und Erfolg einer Psychotherapie. BENEDEK (1959) sowie ANTHONY u. BENEDEK (1970) betonten die neuen Aufgaben dieser besonderen Entwicklungsphase, die später dann unter einer selbstpsychologischen Perspektive eher als Prozeß denn als Phase angesehen wurde (PARENS 1975). Ein von COHEN et al. (1984) herausgegebener Sammelband von selbstpsychologischen Arbeiten dokumentiert dieses neue Interesse an der Psychodynamik der Elternrolle. BLANCK u. BLANCK (1968) beschreiben die Spannungen und Herausforderungen, die die Erweiterung der Dyade zur Triade mit sich bringt. BENEDEK (1959) betont die Gelegenheit, nun Entwicklungsschritte nachholen zu können, die aufgrund eigener prekärer Erfahrungen mit den Eltern ausgeblieben waren. Wird man Vater oder Mutter, kommt es zwangsläufig zu einer gewissen Identifizierung mit den eigenen Eltern (TERMAN 1984), da man ja jetzt denselben Status innehat. In aller Regel wird nun die Beziehung zu den eigenen Eltern neu überdacht. Es eröffnen sich Chancen, neue Lösungsmöglichkeiten für alte Konflikte auszuprobieren. Durch eine flexible Handhabung der Identifikation ist es möglich, es nun auch anders machen zu können als die Eltern. Auch hier kommt es auf die Flexibilität an, die letztlich das Niveau dieser Internalisierungsprozesse bestimmt.

Für das vorliegende Thema ist es wichtig zu betonen, daß nicht nur die Eltern für das Kind die Funktion von das Selbstkonzept bestätigenden und modifizierenden Selbstobjekten haben, sondern daß auch den Kindern für ihre Eltern eine bedeutende Selbstobjektfunktion zukommt. Es handelt sich um einen wechselseitigen, zirkulär verlaufenden Prozeß, der simultane Veränderungen mit sich bringt (ELSON 1984). Dabei können Eltern profitieren von der Kompetenz des Kindes, mit den unvermeidlichen Frustrationen fertig zu werden, was wiederum das Selbstgefühl der Eltern zu stabilisieren vermag. Nicht ausreichend kompetente Kinder, etwa Kinder mit Behinderungen, erschweren es ihren Eltern, die „umwandelnde Verinnerlichung" der Erfahrung mit Selbstobjekten in Selbststruktur (KOHUT 1979, S.11) zu vollziehen.

Auch hier kommt es auf das Ausmaß, auf die Quantität an. Da es sich bei dem Kind um die schwächere Persönlichkeit im Sinne von STIERLIN (1959) handelt, ist das Kind besonders gefährdet, ausgebeutet zu werden (WENDORF u. WENDORF 1985). Diese Gefahr gering zu halten, ist Aufgabe einer ausreichend guten elterlichen Allianz (vgl. COHEN u. WEISSMAN 1984). Eltern mit einem ausreichend guten Selbstkonzept spiegeln und stützen sich wechselseitig in ihrer Funktion als Eltern. Sie können auch vermeiden, daß es zu einer zu rigiden Identifikation mit den eigenen Eltern im Sinne eines Wiederholungszwanges (SADOW 1984) kommt. Die Eltern sollten sich wechselseitig die narzißtische Unterstützung geben, die sie in ihrer neuen Rolle benötigen (MUSLIN 1984).

Dann sind sich die Partner wechselseitig Selbstobjekte in Bezug auf die Elternrolle. Sie bestätigen sich dann gegenseitig in ihrer Funktion als Selbstobjekte für das gemeinsame Kind. Insofern wird eine höhere Ebene des Selbstwertregulationssystems erreicht. Diese höhere Ebene läßt sich auch als das Ergebnis der triangulierenden Funktion des Kindes in Bezug auf die Elterndyade verstehen. Alleinerziehende Eltern sind reziprok hierzu insofern vulnerabler, als sie auf die Selbstobjektfunktion eines Partners verzichten müssen. Ihre Kinder sind ebenso gefährdeter, insofern als sie Gefahr laufen, in besonderem Maße auf diese Funktion als Selbstobjekt festgelegt zu werden bzw. diese Funktion auch anzubieten. In ähnlicher Weise, wie es von BURLINGHAM u. FREUD (1944) bei vaterlos aufgewachsenen Kindern beschrieben wurde, die den abwesenden Vater als Selbstobjekt phantasierten, sind alleinerziehende Eltern auf phantasierte Selbstobjekte sowie auf verinnerlichte Repräsentanzen angewiesen. Sie sind mithin letztlich auf sich selbst, auf ihr eigenes kohärent funktionierendes Selbst angewiesen.

Bei gravierenden Paarkonflikten ist es eine geläufige Erfahrung, daß sich die Eltern eben nicht wechselseitig in einer ausreichend guten Elternrolle bestätigen, sondern im Gegenteil sich wechselseitig gerade in dieser Funktion kritisieren und als Versager abwerten. Dann kommt dem Kind gewissermaßen eine Schiedsrichterrolle zu, weil es nicht das Vertrauen haben kann, beide Eltern gleichsinnig als Selbstobjekte zu beeinflussen. Es kann mithin nicht für das Elternsystem insgesamt Selbstobjekt sein, sondern muß sich an den einzelnen Eltern orientieren, wodurch Loyalitätskonflikte vorprogrammiert sind, die sich dann als „ödipale" Konflikte beschreiben lassen. Ein Kind sollte das Vertrauen haben dürfen, seine Eltern hinreichend gleichsinnig, aber auch hinreichend unterschiedlich beeinflussen zu können. Damit ist wieder das oben schon erwähnte „Dyadenidealselbst" angesprochen. Es ist anzunehmen, daß die Erfahrung, für die Eltern triangulierend gewesen zu sein, zur Entwicklung der eigenen triangulären psychischen Struktur des Selbst beiträgt.

4.6 Das Kind als kollusives Partnersubstitut

Wenn die Eltern zur Kompensation der Defizite ihrer jeweiligen Selbstkonzepte sich gegenseitig zu sehr benötigen, kann das Kind als 3. Person diese Beziehung gefährden. Wie ERMANN (1985) beschreibt, stellt die Triangulierung bei Patienten, die die Loslösungs-Wiederannäherungs-Dynamik nicht erfolgreich gelöst haben, eine besondere Belastung dar. Dadurch werden die bislang kompensierten Spannungen zwischen den Eltern provoziert. Insofern kann das Kind in seiner triangulierenden Funktion durchaus zur Auflösung der elterlichen Dyade beitragen, was den häufig zu beobachtenden Schuldgefühlen des Kindes eine gewisse reale Begründung liefert.

Allerdings läßt sich auch die andere Möglichkeit beobachten, daß nämlich das Kind als 3. Person die elterliche Dyade stabilisiert. Das ist dann der Fall, wenn beide Eltern gemeinsam ihre inkompatiblen Selbstanteile auf das Kind projizieren und sich gegenseitig in ihren damit verbundenen Wahrnehmungsverzerrungen bestätigen. RICHTER (1963) hat diese Konstellation ausführlich in seinem Buch *Eltern, Kind und Neurose* unter Verwendung vieler klinischer Beispiele beschrieben. Die Eltern einigen sich auf das Kind als idealisierten Anderen, wodurch sie selbst sich in ihrer gemeinsamen Identität bestätigt finden können. Handelt es sich um eine positive Idealisierung, werden sie dem Kind Aspekte einer positiven Identität zuzuschreiben versuchen. Geläufiges Beispiel für die Rolle eines Substituts des idealen Selbst ist das Kind in der Rolle einer Eisprinzessin, was die Gefahr der Überforderung mit sich bringt. Das überforderte Kind wird sich dann leicht schlecht fühlen und zu depressiven Verstimmungszuständen neigen.

Kinder, denen die Rolle eines Substituts des idealen Selbst zugewiesen wurde, werden dem Kinderpsychiater eher selten und nur dann vorgestellt, wenn deren Überforderung zu psychischen Problemen führte. Weitaus häufiger werden Kinder vorgestellt, deren psychische Probleme auf die Übernahme einer Rolle der negativen Identität im Sinne von RICHTER (1963) hinweisen. Auch hier kommt es vor, daß beide kollusiv aufeinander bezogenen Eltern sich auf ein Kind einigen, dem sie diese Rolle gemeinsam zuschreiben, um ihre Paarbeziehung zu festigen. Geläufiges Beispiel hierfür ist etwa die Sündenbockrolle oder die Rolle des „schwarzen Schafes". Letztere Rolle hat gegenüber der Sündenbockrolle noch einen gewissen faszinierenden Aspekt. Gerade das Unerwartete, das ganz Andere ist dazu angetan, dem Kind eine – wenn auch problematische – Identität zu sichern. Überhaupt läßt sich Autonomie, Individuation und Differenzierung nur durch differentes, mithin letztlich abweichendes Verhalten, erreichen.

Bei den psychiatrisch auffälligen Kindern mit Elternverlust läßt sich eine gemeinsame Einigung zweier Elternteile auf diese Rolle des Substituts der negativen Identität bei Stieffamilien beobachten, in denen der Stiefelternteil diese Konstruktion mit übernimmt. Dies führt zu einer thematischen Einigung zwischen dem leiblichen Elternteil und dem Stiefelternteil, die durchaus beziehungsstabilisierend ist. Für das Kind ist eine solche interpersonelle Absicherung seiner Rolle allerdings in besonderem Maße prekär. Oft läßt sich sehen, daß der leibliche Elternteil sich mit dem neuen Partner gewissermaßen ein „Kontrastprogramm" zum nun abwesenden Partner wählte (SCHLEIFFER 1982b). Diese Konstellation ließe sich als kollusive Triade bezeichnen (vgl. Abschn. 1.1, Patient Karl).

Es stellt sich hier die Frage nach dem Zusammenhang zwischen den elterlichen Projektionen und den Möglichkeiten des Kindes, diese Projektionen auch zu realisieren. Es läßt sich vermuten, daß es Kinder gibt, die sich in besonderer Weise als Partnersubstitute anbieten, so z.B. Erstgeborene, die von den Eltern beschuldigt werden, ihr vormals angeblich so glückliches und hoffnungsvolles Leben verdorben zu haben (vgl. Abschn. 1.1, Patientin Anna). Auch läßt sich vermuten, daß Kinder mit nicht optimal entwickelten somatischen Funktionen besonders vulnerabel sind, da sie den Vorstellungen ihrer Eltern aufgrund einer solchen Einschränkung ihrer Kompetenz nicht entsprechen können. Dies wäre eine Erklärung für den Befund, daß Kinder mit der Verdachtsdiagnose einer Minimalen Zerebralen Dysfunktion (MCD) eine insgesamt schlechtere Kurzzeitprognose aufweisen (vgl. Abschn. 3.4.8, S. 85).

Da das in dem empirischen Teil der vorliegenden Arbeit verwendete MCD-Konzept durchaus Ähnlichkeit aufweist mit dem Konstrukt des Temperaments (vgl. Abschn. 3.4.10), wäre auch zu fragen, inwieweit konstitutionelle Faktoren eine Rolle spielen. Es erscheint plausibel, daß substitutive Funktionen von den Kindern dann besonders überzeugend übernommen werden, wenn sie ihren Rollenvorbildern etwa vom Temperament oder von der äußeren Erscheinung her ähnlich sind. Es ist davon auszugehen, daß die Bewältigungskompetenz für kritische Lebensereignisse auch vom Temperament abhängt (vgl. HETHERINGTON 1981; RUTTER 1983; KAGAN 1983b). Leicht irritierbare Kinder mit schlechter Anpassungsfähigkeit, sog. „difficult children" (THOMAS u. CHESS 1984), wären besonders gefährdet, in die Sündenbockrolle (VOGEL u. BELL 1960) gedrängt zu werden. Auch das Geschlecht wird eine nicht zu unterschätzende Rolle spielen, wobei eine Interaktion von sozialen und genetischen Faktoren deutlich wird. Da es fast ausschließlich derzeit Väter sind, die die Familie verlassen, läßt sich vermuten, daß Söhne besonders gefährdet sind, mit dem abwesenden Vater identifiziert zu werden bzw. sich zu identifizieren. Allerdings muß auch betont werden, daß Väter wie Mütter niemals nur das eigene Geschlecht ihren Kindern gegenüber repräsentieren können. Immer geht es um Relationen. Die Interaktion von sozialen, psychologischen und biologischen Faktoren kann jedenfalls dazu führen, daß für das Kind dessen genetisch programmierte Verhaltensmöglichkeiten stark eingeschränkt werden. Von Interesse ist in diesem Zusammenhang die Frage, welche Rolle den Geschwistern zufällt, zumal davon auszugehen ist, daß diese durchaus unterschiedlich ihre gemeinsame Familie wahrnehmen (DANIELS u. PLOMIN 1985).

Kommt es zur Auflösung der elterlichen kollusiven Beziehung, ohne daß der verbleibende Elternteil sich psychisch so weiterentwickelt hat, um nicht mehr auf einen kollusiven Partner angewiesen zu sein, besteht die Möglichkeit, daß das Kind diese Funktion substitutiv übernimmt. Dann befindet sich das Kind in der Rolle eines kollusiven Partnersubstituts. Das Kind übernimmt dabei beide Rollen, die RICHTER (1963) getrennt beschrieben hat, die Rolle eines Substituts für einen

Partner sowie die Rolle eines Substituts für einen Aspekt des elterlichen Selbst. In der Rolle des kollusiven Partnersubstituts fallen beide Rollen zusammen, wodurch auch bestätigt wird, daß Störungen in der Bildung des Selbstkonzepts Störungen in der Bildung des Konzepts vom Anderen notwendig wechselseitig bedingen und voraussetzen.

Das Kind eignet sich als Kollusionspartner anfänglich gut insofern, als es den Rollenzumutungen seiner Eltern und insbesondere des verbleibenden Elternteils nicht genügend Widerstand entgegensetzen kann, da es von ihm existentiell abhängig ist, nicht nur in einem psychologischen Sinne. Das Kind kann aus diesem Grunde allerdings nicht die Funktion eines „metabolisierenden Containers" für die elterlichen Projektionen ausüben. Insofern ist diese neue, intergenerationale kollusive Dyade noch gefährdeter in ihrem Bestand als die ursprüngliche, da ihr Potential zur Weiterentwicklung, zur „Selbstheilung", von vornherein deutlich geringer ist.

Gerade bei Ein-Eltern-Familien, die eine kinderpsychiatrische Institution in Anspruch nehmen, fällt häufig auf, wie genau die Kinder die Rolle eines Partnersubstituts für den anwesenden Elternteil übernehmen. Sie kopieren oft geradezu den abwesenden Elternteil. Man ist überrascht, wie präzise die Kinder dessen spezifischen Interaktionsstil, dessen persönliche Eigenheiten und Eigenschaften nachahmen. Oft gleichen auch die zeitlichen Entwicklungssequenzen dieser substitutiven kollusiven Dyade denen der ursprünglichen elterlichen Dyade. Die Vorstellung des Kindes, das die Funktion des kollusiven Partners nun übernommen hat, in der kinderpsychiatrischen Institution oder gar seine etwaige Fremdplazierung entspricht dann der Trennung oder Scheidung der Eltern, die eben nicht zur Lösung des neurotischen Kollusionskonfliktes geführt hatte. Überhaupt läßt sich bisweilen beobachten, daß die psychischen Abspaltungsmechanismen zusätzlich interpersonell oder institutionell (vgl. MENTZOS 1976), mithin durch soziale Systeme, fixiert werden, wenn die angestrebte Entmischung der als inkompatibel empfundenen Selbstanteile als gefährdet erlebt wird. Die therapeutische Beeinflussung wird dadurch überaus erschwert. Geht man der Geschichte des substitutiven Kollusionspaares nach, wird man auch häufig beobachten können, daß das Kind ebenso anfänglich idealisiert wurde und daß diese Idealisierung später umschlug in eine Abwertung. BUDDEBERG (1983) hat diese anfängliche Idealisierung des als Partnerersatz dienenden Kindes bei Frauen, die sich vor ihrem Partner in ein Frauenhaus flüchteten, beschrieben (vgl. Abschn. 1.1 , Patient Dieter). Insofern geht es bei dem Konflikt zwischen dem Kind und seinem anwesenden leiblichen Elternteil häufig um dieselbe Thematik, die auch letztlich die Trennung der Eltern herbeiführte. Die Streitigkeiten während des Prozesses der Auflösung der elterlichen Partnerschaft zeigen sich zudem oft um die im wesentlichen gleichen Themen zentriert, die zuvor die Partnerwahl motiviert hatten (REICH et al. 1986).

4.7 Die Pathogenität der Rolle eines kollusiven Partnersubstituts

Die Theorie des kollusiven Partnersubstituts vermag zu begründen, daß der chronische elterliche Konflikt, dem pathogene Bedeutung beizumessen ist, auch nach der Trennung des Paares weiter besteht. Es stellt sich die Frage, ob nicht gerade der substitutive Konflikt für das Kind noch belastender ist als der vergleichsweise offene Konflikt, der vor der Trennung der Eltern bestanden hat. Der pathogene chronische Elternkonflikt wird vom Kind internalisiert und in dessen Repräsentanzenwelt fortgesetzt. Das Kind bildet seine Repräsentanzen und Schemata von Personen und Beziehungen eben an den Beziehungen, die es vorfindet. Wenn es mit diesen Internalisierungen die Probleme seiner Welt erfolgreich bewältigen will, müssen sie hinreichend stabil und flexibel zugleich sein. Die Erfahrung der rigiden Beziehungen zwischen seinen kollusiv verbundenen Eltern vor und nach ihrer Trennung erschwert es dem Kind, solche Konzepte zu bilden, mit denen es mit ambivalenten Konstellationen, mit Differenzen, flexibel umgehen könnte.

Seine allzu kollusiv verbundenen Eltern sind keine Vorbilder, da sie Ambivalenzen offensichtlich schlecht ertragen können und diese in komplementäre bzw. dichotome Konstrukte aufspalten müssen. Sie können es nicht aushalten, daß sie dem anderen in manchen Aspekten auch ähnlich sind. Gerade diese Ähnlichkeit empfinden sie als Bedrohung.

An dieser Stelle sei auf das von FREUD (1921) erwähnte sozialpsychologische Phänomen des „Narzißmus der kleinen Differenz" verwiesen (vgl. HENSELER 1985). Systemtheoretisch ausgedrückt sind solche Personen nicht in der Lage, mit der Differenz von Identität und Differenz (LUHMANN 1984, S.26), von Gleichartigkeit und Verschiedenheit, was ein Akzeptieren des Getrenntseins erfordern würde, angemessen umzugehen.

Die Eltern und insbesondere der verbliebene Elternteil können dem Kind kein Modell anbieten, das ihm ermöglicht, die verschiedenen Persönlichkeitsmerkmale einer einzelnen Person zu attribuieren. Die Vergleichbarkeit, das Wahrnehmen differenter und identischer Aspekte zugleich, ist erschwert, wenn das Kind dann etwa „ganz der Vater" und damit gleichzeitig „ganz anders als die Mutter" ist. Das Kind läuft Gefahr, allzu vereinfachende Konstrukte übernehmen zu müssen. Solche Konstrukte haben den Sinn, die Funktion, Verhaltenserwartungen, sei es von einem Selbst oder vom Anderen, zu ordnen und damit Anschlußfähigkeit und Vorhersehbarkeit in der Kommunikation zu garantieren. Um dies zu erreichen, wird das Kind auch die für den Beobachter offensichtlichen Nachteile einer solchen Rolle in Kauf nehmen.

Die Identifikation mit dem abwesenden Elternteil, d.h. die Modifikation seiner Selbstrepräsentanz auf der Basis eben dieser Objektrepräsentanz (SANDLER u. ROSENBLATT 1962), mag dem Kind helfen, mit dem Verlust des Elternteils, der Schmerz und Wut bei ihm auslöst, fertigzuwerden (FREUD 1917; MENTZOS 1982). Die Übernahme von bestimmten Objektrepräsentanzen in das Selbstkonzept hat die Aufgabe, das notwendige Sicherheitsgefühl zu vermitteln (vgl. HELD 1984; BLANCK 1986), wie überhaupt sog. Selbstobjektübertragungen Mängel des Selbstgefühls beheben sollen (SONNE u. SWIRSKY 1981). Zudem dokumentiert das Kind seine besondere Bindung zum anwesenden Elternteil, wenn es dessen durchaus idiosynkratische Weltsicht teilt (STEPHEN 1984). Insofern hält das Kind mittels dieser Kompromißlösung eine intensive Beziehung zu seinen beiden Eltern aufrecht.

Für den Außenstehenden, etwa den Kinder- und Jugendpsychiater, ist es allerdings leichter, die Nachteile einer solchen realitätsschaffenden intrafamiliären Konstruktion von Wirklichkeit (REISS 1981; REISS u. OLIVERI 1983) zu erkennen. Um therapeutisch intervenieren zu können, muß aber die Funktion dieser Konstruktion erst einmal eruiert werden. Nur dann können funktional äquivalente Möglichkeiten als akzeptable Alternativen angeboten werden.

Die substitutive kollusive Dyade imponiert nicht selten als eine Art „folie à deux", in der das Kind der Gehirnwäsche durch seinen anwesenden Elternteil ausgesetzt erscheint (GARDNER 1978), oder gar als eine „folie à famille" (WIKLER 1980). Da die Ambivalenz aufgespalten wird in extreme Alternativen, kommt es dazu, daß sich das Kind mit dem abwesenden Elternteil überidentifiziert. Ob Überidentifizierung oder radikale Abwertung des abwesenden Elternteils, beide Male handelt es sich um rigide, um eher globale (vgl. MÜLLER-POZZI 1985) statt um selektive, entwicklungsfördernde Identifizierungen im Sinne von JACOBSON (1964). Dadurch wird die Entwicklung eines kohärenten und flexiblen Selbstkonzeptes beim Kind erschwert.

Als für die Entwicklung des Selbstkonzeptes besonders bedeutsame Lebensphase wird das 2. Lebensjahr angesehen (KAGAN 1982). In dieser Zeit soll dem Kind gerade die Fusion der Ambivalenz gelingen (GREENSON 1959). Es läßt sich vermuten, daß einem Kind, das in dieser Zeit dauernd mit den elterlichen Streitigkeiten konfrontiert war, diese Entwicklungsaufgabe erschwert wird. Wenn es die Erfahrungen macht, daß Streitigkeiten den konkreten elterlichen Beziehungsmodus darstellen, wird es geneigt sein, ebenfalls Streit als distanzregulierenden Mechanismus anzuwenden. Gerade bei Patienten mit aggressiv-dissozialer Symptomatik, die mit ihrer alleinerziehenden Mutter zusammen leben, sind diese Mechanismen gut zu beobachten. Oft läßt sich erkennen, daß die Mütter ihre personale Umwelt in Täter und Opfer dichotomisieren, wobei sie sich selbst ausschließlich die Rolle eines Opfers zuschreiben. Dem Kind, im typischen Falle dem Sohn, wird die substitutive Partnerrolle eines Täters zugeschrieben, wobei dem Kind Schuldgefühle aufoktroyiert werden. Der Junge realisiert dann das von der Mutter auf ihn projizierte Bild des Vaters, dem vom Partner sadistische Allmacht (KOHUT 1973) zugeschrieben wurde. Es etabliert sich dann eine substitutive sadomasochistische Kollusion, wobei der kindliche Partner häufig im Sinne der Übertragung einer „Als-ob-Persönlichkeit" (DEUTSCH 1934) Verwahrlosungstendenzen aufweist, wie sie etwa von JOHNSON u. SZUREK (1952) beschrieben wurden. Die Entwicklung solcher Persönlichkeitsmerkmale beim Kind läßt sich dann auch als Ausdruck seiner Anpassungs- und Bewältigungsstrategien auffassen. Ein solches Kind wird mit der Zeit zwangsläufig überfordert sein, sich seinen wechselhaften und kaum vorhersehbaren Interaktionspartnern einfühlend anzupassen, und wird darauf verzichten. Solche Kinder oder Jugendlichen imponieren dann als narzißtisch gestört. Auf diese in gewisser Weise protektive, „immunisierende", Funktion einer „soziopathischen" Persönlichkeit hat HINKLE (1974, zit. nach RUTTER 1983 a) hingewiesen.

Auf eine andere mögliche Auswirkung dieser Erfahrung für das Kind soll hier noch aufmerksam gemacht werden. Die Erlebnisse des Kindes mit dem ihm kollusiv verbundenen Elternteil stehen ihm später als Konzept zur Verfügung, mit dem es die Wirklichkeit ordnet. Hat das Kind keine Gelegenheit, durch „korrigierende Erfahrungen" mit einer anderen Bezugsperson oder einem späteren Partner, der selbst über bessere Erfahrungen mit Elternschaft verfügt, sein Konzept zu verändern, wird seine elterliche Kompetenz als Erwachsener eingeschränkt sein (SADOW 1984). Es wird sich dann später leicht sowohl in seiner Rolle als Partner

·als auch in seiner Rolle als Vater oder Mutter hilflos und inkompetent fühlen (BURGNER 1985).

In der Pubertät und Adoleszenz übernehmen die Kinder dann diese Konzepte und testen sie auf ihre Effizienz. WALLERSTEIN (1985) hat diese kritische Skepsis beobachten können, die Scheidungskinder Partnerschaften überhaupt entgegenbringen. Bleiben die Konzepte unverändert bestehen, werden die ehemaligen kollusiven Ersatzpartner später als Eltern dann Empathiestörungen bezüglich der Probleme ihrer eigenen Kinder aufweisen. Sie sind dann eben nicht angemessen vorbereitet für die Bedürfnisse ihrer Kinder (vgl. SANDER 1983).

Eltern, die als Kinder enttäuschende Erfahrungen mit elterlicher Kompetenz haben machen müssen, sind auf kompensierende Möglichkeiten in hohem Maße angewiesen. Insbesondere in einer befriedigenden Partnerschaft lassen sich solche frustrierenden Kindheitserlebnisse ausgleichen (RUTTER 1985). Andererseits beeinflussen solche frühen Erfahrungen die spätere Partnerwahl, so daß das Erleben schlechter Beziehungen mit den Eltern die Wahrscheinlichkeit erhöht, später ebenfalls eine schlechte Beziehung zu einem Partner einzugehen. Hierin dürfte eine Ursache für die häufig zu beobachtende Scheidungstradition zu sehen sein (vgl. GREENBERG u. NAY 1982; REICH et al. 1986).

4.8 Zur Brauchbarkeit des Konzepts des kollusiven Partnersubstituts

Ein Theoriekonzept wie das des kollusiven Partnersubstituts kann lediglich nach seiner Nützlichkeit beurteilt werden, da Theorien sich nicht beurteilen lassen entlang einer Dimension „wahr/falsch", sondern eher entlang der Dimension „nützlich/unbrauchbar". Im folgenden sollen 2 Argumente angeführt werden, die für eine Nützlichkeit dieses Konzeptes sprechen. Zum einen sollte gerade eine klinische Theorie therapeutische Handlungsanweisungen bereitstellen, zumal der Kliniker seitens seiner Klientel unter beträchtlichem Handlungsdruck steht. Zum anderen sollte eine Anschlußfähigkeit mit anderen Theorien bestehen. Dieses Argument bezieht sich auf die Verallgemeinerungsfähigkeit des vorgestellten Konzepts. Eine gute Theorie sollte Ergebnisse begründen, um sie zu transferieren zu können (vgl. WILLKE 1984).

WILLI (1978) selbst hat auf die therapeutischen Implikationen seines Kollusionsmodells ausführlich hingewiesen. Die Praxisnähe dieses Konzeptes verdankt sich der Tatsache, daß es ähnlich wie das Konzept des Partnersubstituts (RICHTER 1963) aus der wissenschaftlichen Analyse der therapeutischen Situation entwickelt wurde. BECKER u. ZONS (1975) begründen diesen Zusammenhang:

Psychoanalytische Theorien über die je besondere Dialektik von intrapsychischen, interpersonalen und suprapersonalen Konfigurationen beziehen eine um so größere Zuverlässigkeit, je stringenter sie sich aus einer das historisch unverwechselbare Interaktionsgeschehen einer den Übertragungs-Gegenübertragungsprozeß zwischen Analytiker und Analysand zulassenden Situationen ergeben (S. 40).

Ziel einer Psychotherapie ist es, eine Flexibilisierung der Schemata zu erreichen, mit denen das Kind wahrgenommen wird. Die Eltern sollten es nicht mehr in dem Maße nötig haben, ihre mit dem eigenen Selbstidealkonzept unverträglichen

Aspekte abzuspalten und auf das Kind zu projizieren. Insofern kann das „verhaltensgestörte" Kind dann durchaus als „metabolisierender Container" seinen Eltern helfen. Das Ziel der Therapie für das Kind ließe sich mithin auch als Verbesserung seiner „Containerfunktion" definieren. Überhaupt ist es eine geläufige familientherapeutische Erfahrung, daß gerade beim Symptomträger, dem sog. Indexpatienten, das größte Entwicklungspotential liegt, das es in der Therapie freizulegen und zu nutzen gilt. Dem Kind wird dadurch auch ermöglicht, sein Selbstkonzept flexibel weiter zu entwickeln, da das Selbstkonzept als Resultat identifikatorischer Vorgänge mit der jeweiligen Wahrnehmung seiner Person durch die signifikanten Bezugspersonen aufgefaßt werden kann (vgl. GECAS et al. 1974; FILIPP 1978). Hierfür ist es notwendig, daß die Bezugspersonen des Kindes besser mit ihrer Ambivalenz umgehen können, so daß sie die in das eigene Selbstkonzept schwer zu integrierenden Aspekte nicht mehr so schnell und rigide als unvereinbar immer nur dem anderen zuschreiben müssen. Die Therapie bzw. die Scheidungsberatung sollte am ehelichen Projektionssystem ansetzen (PAUL 1980). Auch wenn eine Therapie mit beiden ehemaligen Partnern am effektivsten erscheinen mag (FRAMO 1980), um eine wirkliche Trennung der ehemaligen Partner in einem psychologischen Sinne zu erreichen, muß sich das Setting selbstverständlich nach den jeweiligen Gegebenheiten richten, zumal die Eltern oft nicht mehr gemeinsam zur Verfügung stehen. Nach einer erfolgreichen Therapie sollten beide ehemaligen Partner sowohl ihre Beziehung als auch ihre Trennung nicht mehr als ein bloß zufälliges Ereignis ansehen, sondern dieses Ereignis in seiner „Selbst-Relevanz" (SCHLOSS 1984) sehen und in ihre Biographie einarbeiten können (zur Therapie vgl. SCHWEITZER u. WEBER 1985; BAUERS et al. 1986).

WILLI (1984) selbst hat sein Kollusionskonzept, das von Beginn an schon kommunikationstheoretisch angelegt war, systemtheoretisch zu erweitern versucht, wodurch es gerade systemtheoretisch fundierte Therapieformen, insbesondere eine systemische Familientherapie rational begründen kann. Dabei profitierte WILLI von einer objektbeziehungstheoretisch ergänzten Psychoanalyse, die mit Problemen von Partnerschaft und Elternschaft besser theoretisch umzugehen vermag als in ihrer traditionellen Beschränkung auf die Triebtheorie. Überhaupt scheint gerade die Objektbeziehungspsychologie am ehesten in der Lage zu sein, die immensen klinischen Erfahrungen der Psychoanalyse wissenschaftlich transferieren zu können, wie es etwa NOAM u. KEGAN (1982) paradigmatisch gezeigt haben. In ihrer Arbeit versuchen die Autoren, die psychoanalytische Theorie der Objektbeziehungen mit Konzepten der sozialkognitivistischen Psychologie zu verbinden, wobei sie davon ausgehen, daß „beiden Theorien gemeinsam ist die entwicklungspsychologische Sicht, die Ausrichtung auf tieferliegende Strukturen sowie die Übersetzung von Ereignissen und Erlebnissen in Bedeutungen" (NOAM u. KEGAN 1982, S. 423). Auf die Beziehungen zwischen Objektbeziehungspsychologie und kognitiver Psychologie ist jüngst auch RYLE (1985) eingegangen.

Das Konzept der projektiven Identifizierung ließe sich zudem gut mit Theoremen der sog. Contract-Theorie (SAGER 1976; SAGER et al. 1983), der Social-exchange-Theorie (vgl. NYE 1979; EDWARDS u. SAUNDERS 1981; THOMPSON u. SPANIER 1983; SPANIER u. THOMPSON 1983) sowie der Attributionstheorie (KELLEY 1973; BRAIKER u. KELLEY 1979) verbinden. Auch die Bedeutung von Eigenschaftsattribuierungen für die Entwicklung des Selbstkonzeptes (vgl. FILIPP 1979;

SÜLLWOLD 1979; MONDEN-ENGELHARDT 1986) ließe sich mit Gewinn bei den Patienten mit Elternverlust erforschen.

Der dem Kind verbliebene Elternteil sieht gerade in dessen Verhaltensauffälligkeiten in ähnlicher Weise stabile Persönlichkeitsmerkmale, wie er es zu Ende der Partnerschaft bei seinem Partner gesehen hat. Die Attributionskonflikte, die den Streitigkeiten auch zugrunde liegen, finden ihre Fortsetzung in dem Konflikt mit dem Kind, das sich diesen Attributionen von Seiten des anwesenden Elternteils nicht erfolgreich widersetzen kann, da es sich bei diesem um die „stärkere Persönlichkeit" im Sinne von STIERLIN (1959) handelt.

Das Kind erfüllt gewissermaßen substitutiv den „Kontrakt", den seine Eltern bewußt oder unbewußt als Grundlage ihrer Beziehung schlossen (vgl. SAGER 1976; BOSZORMENYI-NAGY u. SPARK 1973; HEIGL-EVERS u. HEIGL 1975; BOSZORMENYI-NAGY 1981). Nur wenn es loyal die elterliche Wirklichkeitskonstruktion teilt, wird es dann von deren „Vertragsbedingungen" profitieren können. Die Vorstellung in der kinder- und jugendpsychiatrischen Institution zeigt an, daß die „Kosten-Nutzen-Analyse" (vgl. WEISS 1975) nicht mehr stimmt, die den Zusammenhalt auch dieser substitutiven Partnerschaft trotz aller bestehenden Differenzen begründet. Gerade mit seinen aggressiven Verhaltensweisen vermag das Kind sich auch die für sein Selbstkonzept wichtige internale Kontrollüberzeugung (vgl. FILIPP u. GRÄSER 1982) aufrechtzuerhalten, die durch das Erleben der Scheidungsquerelen gefährdet wurde (PETERSON et al. 1984). Oft vermag das Kind seine Situation nur durch solche Aktivitäten zu klären und vorhersehbar zu gestalten. Dafür nimmt es die offensichtlichen Nachteile in Kauf, die mit der Übernahme einer solchen Rolle verbunden sind.

Unter systemtheoretischem Gesichtspunkt wäre auch ein Vergleich mit der Theorie persönlicher Konstrukte (KELLY 1955) sowie mit konstruktivistischen Konzepten (WATZLAWICK 1976, 1981) von Interesse, zumal die Familie in der modernen Gesellschaft der Ort ist, an dem die Partner versuchen, sich ihre Welt „zur Befriedigung dieses Bedürfnisses nach stabiler Identitätsaffirmation" zu konstruieren (BERGER u. BERGER 1984, S. 201; BERGER u. KELLNER 1964).

Gerade bei Kindern und Jugendlichen, die einen Elternverlust erlitten haben, läßt sich zeigen, daß deren psychische Entwicklung sich nicht adäquat begreifen läßt als geradliniger Weg zu fortschreitender Differenzierung und Trennung. Vielmehr geht es um Prozesse von Differenzierung und Integration zugleich. An Kindern und Jugendlichen, die sich in der Rolle eines kollusiven Partnersubstituts befinden, läßt sich veranschaulichen, daß das Verfehlen der gegenseitigen Anpassung in der elterlichen Dyade ihnen die psychische Entwicklung erschwert, die sich begreifen läßt als Umgang mit der Differenz von Identität und Differenz (vgl. SCHLEIFFER 1984). Paradigmatisch erweist sich der angemessene und erfolgreiche Umgang mit den Problemen von Identität und Differenz gerade in der Etablierung eines kohärenten Selbstkonzeptes, dem reziprok ein kohärentes Konzept des Anderen entspricht.

5 Zusammenfassung

Ausgangspunkt der vorliegenden Untersuchung war der auch im empirischen Teil der Arbeit replizierte Befund, daß Kinder und Jugendliche mit Elternverlust eine psychiatrische Risikopopulation darstellen. Da Übereinstimmung darüber besteht, daß einerseits insbesondere chronisch familiären Konflikten eine pathogene Bedeutung für Kinder zukommt, andererseits die Plastizität im Umgang mit belastenden Ereignissen gerade im Kindesalter hoch zu veranschlagen ist, stellte sich die Frage, wie die chronischen familiären Konflikte ihren pathogenen Einfluß fortsetzen, wenn es zu einem Elternverlust gekommen ist, der gerade im Falle einer Trennung der Eltern diese Konflikte hätte beenden sollen.

Im 1. Teil der Arbeit wurde versucht, den Gang der wissenschaftlichen Beschäftigung mit dem alten kinderpsychiatrischen Thema „Elternverlust" zu rekonstruieren. Es zeigte sich, daß über die Beantwortung der Frage nach den Auswirkungen des Ausfalls einer elterlichen Bezugsperson Auskünfte über die Funktion dieser Person zu erwarten sind. Diese Thematik wird in den letzten Jahren zunehmend unter einer systemtheoretischen Perspektive bearbeitet, zumal die Bedeutung der Familienmitglieder füreinander sich nur bestimmen läßt nach einer Analyse des Systems „Familie". Die systemtheoretische Orientierung, insbesondere die Anwendung der Theorie selbstreferenter Systeme, macht aber auch deutlich, daß die traditionelle Frage nach der Bedeutung eines Elternverlustes „per se" wissenschaftlich wenig sinnvoll ist. Daher sollte auch die Beschränkung auf die empirische Untersuchung einer kinder- und jugendpsychiatrischen Inanspruchnahmepopulation als gerechtfertigt erscheinen.

Im 2. Teil der Arbeit wurde eine auslesefreie ambulante Inanspruchnahmepopulation der Frankfurter Universitätsklinik für Kinder- und Jugendpsychiatrie aus den Jahren 1980–1982 untersucht. Als Nullhypothese diente die Vermutung, daß insbesondere bezüglich der familienbezogenen pathogenen Assoziationsmuster sich die Gruppe der Patienten mit Elternverlust von der Gruppe der Patienten ohne Elternverlust kaum unterscheidet. In einer explorativen Datenanalyse konnte die Plausibilität dieser Hypothese verdeutlicht werden. Die Unterschiede zwischen beiden Patientengruppen etwa bezüglich der Diagnosen und der Symptomatik ließen sich zumeist auf unterschiedliche kontextuelle Gegebenheiten und deren zirkulär organisierten Interaktionen mit den Personenmerkmalen der Patienten zurückführen. Die Gruppe der Patienten mit Elternverlust wurde zudem gesondert beschrieben hinsichtlich der Ausprägung und Auswirkung der verschiedenen Merkmale des jeweiligen Elternverlustes und seiner etwaigen Rekonstitution. Die Ergebnisse einer katamnestischen Nachbefragung durchschnittlich 18 Monate nach der Vorstellung in der Klinik wurden referiert. Sie stehen in guter

Übereinstimmung mit den Ergebnissen einer familienbezogenen Psychopathologie des Kindes- und Jugendalters. Ein besonderer prädiktiver Wert für ein schlechtes Kurzzeitergebnis kam dem Merkmal „Minimale zerebrale Dysfunktion" zu, das in der vorliegenden Untersuchung gewissermaßen traditionell noch als Summationsdiagnose gefaßt wurde. Die in der Literatur vorfindliche Auffassung, daß ein kritisches Lebensereignis wie das eines Elternverlustes weniger als Ereignis denn als Prozeß zu verstehen sei, ließ sich bestätigen.

Im letzten Teil der Arbeit wurde mit dem Konzept des kollusiven Partnersubstituts eine Theorie darzustellen versucht, die zu erklären vermag, daß der elterliche Konflikt, der der disharmonischen familiären Situation zumeist zugrundeliegt, nach der Trennung der Eltern fortgeführt wird. Dem Kind wird dann die Rolle eines substitutiven Kollusionspartners zugewiesen. Damit wird der pathogene elterliche Konflikt substitutiv fortgeführt, dem sich das Kind insofern nur schwer zu entziehen vermag, als es ja nun selbst den abwesenden Elternteil vertritt.

6 Anhang

Tabelle 1 A. Häufigkeit des Merkmals „Elternverlust" in der Frankfurter Inanspruchnahmepopulation, getrennt nach der Nationalität

	Pat. ohne EV		Pat. mit EV		Insgesamt	
	f	%	f	%	f	%
Deutsch	258	66,5	130	33,5	388	100
Ausländisch	42	84,0	8	16,0	50	100
Insgesamt	300	68,5	138	31,5	438	100

$\chi^2 = 2,69$ df $= 1$ deskr. p $< 0,1$

Tabelle 2 A. Entwicklungsrückstände bei den Patienten mit Elternverlust und den Patienten ohne Elternverlust

	Patienten ohne EV		Patienten mit EV		Insgesamt
	f	%	f	%	
Keine	152	61,5	94	72,3	246
Leserechtschreibschwäche	13	5,3	10	7,7	23
Rechenschwäche	5	2,0	1	0,8	6
Rückstand in Sprech- und Sprachentwicklung	9	3,6	3	2,3	12
Rückstand in motorischer Entwicklung	22	8,9	12	9,2	34
Multiple Rückstände	46	18,6	10	7,7	56
Insgesamt	247	100	130	100	377

$\chi^2 = 10,52$ df $= 5$ deskr. p $= 0,06$
Anmerkung: Bei 51 Patienten war der Datensatz nicht vollständig.

Tabelle 3 A. Vergleich des Status der Herkunftsfamilien mit den Kliniken Berlin und Mannheim aus dem Jahre 1979 (CORBOZ et al. 1983)

Ort	Status									
	lebt mit beiden Elternteilen zusammen (einschl.soziol.Eltern)		lebt bei ledigen, getrennten oder geschiedenen Elternteil		Halbwaise oder Vollwaise (ohne soziol. Ersatzeltern)		Angaben fehlen		Insgesamt	
	f	%	f	%	f	%	f	%	f	%
Frankfurt	300	68,7	121	27,4	17	3,9	0	0,0	438	100
Berlin	369	56,0	254	39,0	32	5,0	0	0,0	655	100
Mannheim	471	66,0	175	24,0	45	6,0	28	4,0	719	100

$\chi^2 = 35,00$ df$=4$ deskr. p$<0,00001$

Tabelle 4 A. Status der Bezugspersonen

Männl. Bezugsperson	Weibliche Bezugsperson								
	ohne	Leibl. Mutter	Stiefmutter	Adopt. mutter	Pfl.- Mutter	Groß- mutter	Sonst.	Feste Partn.	Insgesamt
Ohne	6	60	0	3	0	1	0	0	70
Leibl. Vater	4	293	4	0	0	2	0	9	312
Stiefvater	0	24	0	0	0	0	0	0	24
Adoptivvater	0	0	0	6	0	0	0	0	6
Pflegevater	0	0	0	0	3	0	0	0	3
Großvater	0	0	0	0	0	4	0	0	4
Sonstige	0	0	0	0	0	0	2	0	2
Fester Partner	0	17	0	0	0	0	0	0	17
Insgesamt	10	394	4	9	3	7	2	9	438

Tabelle 5 A. Prävalenz von Elternverlusten in Familien mit Kindern unter 18 Jahren: Vergleich mit der Gesamtbevölkerung nach den Daten der repräsentativen Bevölkerungsumfrage ALLBUS 1982

	Familien mit Kindern unter 18 J.			
	BRD		Klinik	
	f	%	f	%
Ohne EV	836	85,4	295	68,1
Mit EV	143	14,6	138	31,9
Insgesamt	979	100	433	100

$\chi^2 = 56,13$ df$=1$ deskr.p$<<0,00001$

Tabelle 6 A. Schichtverteilung: Vergleich mit den Inanspruchnahmepopulationen der Kliniken in Berlin und Mannheim (CORBOZ et al. 1983) und der Verteilung in der Gesamtbevölkerung (KLEINING 1975)

	Kliniken			Gesamtbevölkerung			
	Mann-heim	Berlin	Frank-furt	BRD	Metro-polen	Stadt	Land
Unterschicht	54%	53%	58%	41%	29%	37%	52%
Mittelschicht	46%	47%	42%	59%	71%	63%	48%

Tabelle 7 A. Vergleich zwischen den Patienten mit Elternverlust und den Patienten ohne Elternverlust bezüglich ihrer Geschwisterposition

Geschwister-position	Patient ohne EV		Patient mit EV		Insgesamt	
	f	%	f	%	f	%
Ältestes	87	30,6	35	26,3	122	29,3
Mittleres	40	14.1	17	12,8	57	13,7
Jüngstes	100	35,2	28	21,1	128	30,9
Einzelkind	56	19,7	53	39,8	109	26,1
Mehrling	1	0,4	0	0,0	1	0,2
Insgesamt	284	100	133	100	417	100

$\chi^2 = 21{,}12$ df$=4$ deskr. p$<0{,}0003$
Anmerkung: Bei 21 Patienten war der Datensatz nicht vollständig.

Tabelle 8 A. Art und Häufigkeit psychiatrischer Auffälligkeit bei den Müttern der Patienten

	Patienten ohne EV		Patienten mit EV		Insgesamt	
	f	%	f	%	f	%
Keine	259	86,3	80	58,0	339	77,4
Suizidalität	2	0,7	3	2,2	5	1,1
Alkoholismus	1	0,3	8	5,8	9	2,1
Dissozialität	0	0	2	1,4	2	0,5
Psychose	2	0,7	8	5,8	10	2,3
Andere	37	12,3	40	29,0	77	17,6
Insgesamt	300	100,3	138	102,2	438	101,0

Anmerkung: Die Summe der Prozentangaben übersteigt den Wert 100, da jeweils 2 Angaben möglich waren.

Tabelle 9 A. Art und Häufigkeit psychiatrischer Auffälligkeit bei den Vätern der Patienten

	Patienten ohne EV		Patienten mit EV		Insgesamt	
	f	%	f	%	f	%
Keine	263	87,7	9	64,5	352	80,4
Suizidalität	1	0,3	1	0,7	2	0,5
Alkoholismus	16	5,3	22	15,9	38	8,7
Dissozialität	0	0,0	7	5,1	7	1,6
Psychose	2	0,7	2	1,4	4	0,9
Andere	20	6,7	28	20,3	48	11,0
Insgesamt	300	100,7	138	107,9	438	103,1

Anmerkung: Die Summe der Prozentangaben übersteigt den Wert 100, da jeweils 2 Angaben möglich waren.

Tabelle 10 A. Vergleich der Patienten ohne Elternverlust mit den Patienten mit Elternverlust hinsichtlich der psychiatrischen Auffälligkeit ihrer Eltern

	Psychiatrisch auffällig							
	Nur M.		Nur V.		Beide		Keiner		Insgesamt	
	f	%	f	%	f	%	f	%	f	%
Pat. ohne EV	29	9,7	25	8,3	12	4,0	234	78,0	300	100
Pat. mit EV	34	24,6	25	18,1	24	17,4	55	39,9	138	100
Gesamt	63	14,4	50	11,4	36	8,2	289	66,0	438	100

$\chi^2 = 64,12$ df $= 3$ deskr. p $< 0,00001$

Tabelle 11 A. Vergleich der Patienten ohne Elternverlust mit den Patienten mit Elternverlust bezüglich der Variablen „Bezogene Individuation"

	Bezogene Individuation							
	Ausstoßung				Dialog				Fusion		Insgesamt	
	f	%	f	%	f	%	f	%	f	%	f	%
Pat. ohne EV	17	6,3	92	34,2	25	9,3	119	44,2	16	5,9	269	100
Pat. mit EV	22	16,2	55	40,4	13	9,6	33	24,3	13	9,6	136	100
Insgesamt	39	9,6	147	36,3	38	9,4	152	37,5	29	7,2	405	100

$\chi^2 = 21,34$ df $= 4$ deskr. p $< 0,0003$

Tabelle 12 A. Vergleich der Patienten ohne Elternverlust mit den Patienten mit Elternverlust bezüglich der Variablen „Funktionale Kompetenz"

	Funktionale Kompetenz											
	Rigide				Flexibel				Chaotisch		Insgesamt	
	f	%	f	%	f	%	f	%	f	%	f	%
Pat. ohne EV	9	3,4	118	44,7	47	17,8	68	25,8	22	8,3	264	100
Pat. mit EV	6	4,4	55	40,4	15	11,0	33	24,3	27	19,9	136	100
Insgesamt	15	3,8	173	43,3	62	15,5	101	25,3	49	12,3	400	100

$\chi^2 = 13,08$ df $= 4$ deskr. p $\approx 0,01$

Tabelle 13 A. Verteilung der Patienten mit Elternverlust und ohne Elternverlust in die diagnostischen Gruppen

	Diagnostische Gruppe							
	Internalisiert		Gemischt		Externalisiert		Insgesamt	
	f	%	f	%	f	%	f	%
Pat. ohne EV	107	57,5	46	24,7	33	17,7	186	100
Pat. mit EV	48	46,2	41	39,4	15	14,4	104	100
Insgesamt	155	53,4	87	30,0	48	16,6	290	100

$\chi^2 = 6,86$ df $= 2$ deskr. p $\approx 0,03$

Tabelle 14 A. Klinisch-psychiatrische Syndrome: Vergleich zwischen den Patienten mit Elternverlust und ohne Elternverlust

	ICD	Ohne EV	Mit EV
Neurotische Störungen	300	28	15
... mit vorherrschender Angstsymptomatik	300.0	2	0
Hysterie	300.1	16	0
... mit vorherrsch. phobischer Symptomatik	300.2	1	1
... mit vorherrschender Zwangssymptomatik	300.3	4	0
Neurotische Depressionen	300.4	3	12
Neurotisches Depersonalisationssyndrom	300.6	1	2
Andere neurotische Störungen	300.8	1	0
Syndrome	307	60	28
Stammeln oder Stottern	307.0	5	0
Anorexia nervosa	307.1	14	6
Tics	307.2	8	5
Stereotype Bewegungen	307.3	1	1
Spezifische Schlafstörungen	307.4	1	0
Eßstörungen	307.5	1	1
Enuresis	307.6	11	5
Enkopresis	307.7	9	7
Psychalgie	307.8	7	1
Andere	307.9	3	2
Hyperkinetische Syndrome des Kindesalters	314	58	15
... mit Störgn.v. Aktivität u. Aufmerksamkeit	314.0	25	7
... mit Entwicklungsrückständen	314.1	9	3
... mit Störungen des Sozialverhaltens	314.2	22	3
Andere ...	314.8	22	2
Anpassungsreaktionen	309	29	15
Kurze depressive Reaktionen	309.0	6	2
Verlängerte depressive Reaktionen	309.1	1	0
... mit emotionaler Störung	309.2	6	6
... mit Störung des Sozialverhaltens	309.3	3	1
... mit emotion. u. Störg. d. Sozialverh.	309.4	11	5
Andere Anpassungsreaktionen	309.8	0	1
Nicht näher bezeichnete Anpassungsreaktionen	309.9	2	0
Nicht anderweitig klassifizierbare Störungen			
des Sozialverhaltens	312	17	23
Nicht-sozialisierte Störungen	312.0	5	7
Sozialisierte Störungen	312.1	0	1
Störungen mit Zwangscharakter	312.2	2	0
... mit emotionalen Störungen	312.3	9	13
Andere Störungen des Sozialverhaltens	312.8	1	1
Spezifische emotionale Störungen des			
Kindes- und Jugendalters	313	55	26
... mit Angst und Furchtsamkeit	313.0	20	5
... mit Niedergeschlagenheit und			
Unglücklichsein	313.1	2	7
... mit Empfindsamkeit, Scheu und			
Abkapselung	313.2	16	4 ...
mit Beziehungsschwierigkeiten	313.3	15	5
Andere oder kombinierte ...	313.8	2	5

Tabelle 15 A. Vergleich zwischen den Patienten mit Elternverlust und ohne Elternverlust bezüglich der Verteilung in die Symptomgruppen

Symptomgruppen													
rein aggr. dissozial		rein emotional		reine Kontaktstörg.		reine Leistungsstg.		rein körp. nahe Symp.		Kombin. aus 2 Gr.		Kombin. aus 3 Gr.		Nennungen insgesamt
f	%	f	%	f	%	f	%	f	%	f	%	f	%	f	%
Ohne EV	21	63,6	20	64,5	15	62,5	28	84,8	53	81,5	106	66,7	32	52,5	275	67,7
mit EV	12	36,4	11	35,5	9	37,5	5	15,2	12	18,5	53	33,3	29	47,5	131	32,3
Insgesamt	33	100	31	100	24	100	33	100	65	100	159	100	61	100	406	100

$\chi^2 = 17{,}39$ df $= 6$ deskr. p $\approx 0{,}008$

Tabelle 16 A. Anzahl der Einzelsymptome: Vergleich zwischen Patienten mit Elternverlust und Patienten ohne Elternverlust

Symptome	Insgesamt	Ohne EV		Mit EV	
	n	f	%	f	%
Suizidale Handlungen	33	16	48,5	17	51,5
Automutilative Handlungen	4	0	0	4	100
Aggressive Handlungen	95	58	61,1	37	38,9
Negativismus	13	9	69,2	4	30,8
Nicht dissoziale Schulverweigerung	10	5	50,0	5	50,0
Relative Leistungsschwäche	120	83	69,2	37	30,8
Stereotypien	13	8	61,5	5	38,5
Tics	21	13	61,9	8	38,1
Enuresis	36	22	61,1	14	38,9
Enkopresis	21	11	52,4	10	47,6
Sprechstörung	38	34	89,5	4	10,5
Eßstörung	27	19	70,4	8	29,6
Schlafstörungen	31	22	71,0	9	29,0
Nicht cerebrale Anfälle	9	9	100	0	0
Trennungsprobleme, Unselbständigkeit	30	19	63,3	11	36,7
Hypoaktivität, Passivität	15	12	80,0	3	20,0
Kontaktstörungen, Kommunikationsstörungen	96	61	63,5	35	36,5
Medizinisch nicht indizierter Drogenmißbrauch	4	4	100	0	0
Nicht delinquente Störung des Sozialverhaltens	10	1	10,0	9	90,0
Dissoziale Verhaltensweisen	37	16	43,2	21	56,8
Auffällige Gewohnheiten	28	18	64,3	10	35,7
Angst	76	52	68,4	24	31,6
Andere	45	32	71,1	13	28,9
Keine Symptome	6	5	63,3	1	16,7
Patienten insgesamt	438	300	68,5	138	31,5

Tabelle 17 A. Vergleich der Zuordnungen in die diagnostischen Gruppen und in die Symptomgruppen

Diagnostische Gruppe	Symptomgruppe															
	rein aggr. dissozial		rein emotional		reine Kontaktstörg.		reine Leistungsstg.		rein körp. nahe Sympt.		Kombin. aus 2 Gr.		Kombin. aus 3 Gr.		Nennungen insgesamt	
	f	%	f	%	f	%	f	%	f	%	f	%	f	%	f	%
Internalisiert	0	0,0	24	77,4	11	45,8	4	12,1	25	38,5	63	39,6	21	34,4	148	36,5
Gemischt	9	27,3	1	3,2	2	8,3	5	15,2	4	6,2	43	27,0	23	37,7	87	21,5
Externalisiert	17	51,5	0	0,0	2	8,3	2	6,1	2	3,1	17	10,7	8	13,1	48	11,9
nicht klassifiziert	7	21,2	6	19,4	9	37,5	22	66,7	34	52,3	36	22,6	9	14,8	123	30,4
Insgesamt	33	100	31	100	24	100	33	100	65	100	159	100	61	100	406	100

$\chi^2 = 146,18$ df $= 18$ deskr. p $\ll 0,00001$

Tabelle 18 A. Geschlechtsverteilung der diagnostischen Gruppen

Geschlecht	Diagnostische Gruppe									
	Internalisiert		Gemischt		Externalisiert		Nicht klassifiziert		Insgesamt	
	f	%	f	%	f	%	f	%	f	%
männlich	58	22,4	63	24,4	43	16,7	94	36,4	258	100
weiblich	97	53,9	24	13,3	5	2,8	54	30,0	180	100
Insgesamt	155	35,4	87	19,9	48	11,0	148	33,8	438	100

$\chi^2 = 56,08$ df $= 3$ deskr. p $< 0,00001$

Tabelle 19 A. Zuordnung der Patienten in die Symptomgruppen in Abhängigkeit von ihrem Geschlecht

Geschlecht	Symptomgruppe															
	rein aggr. dissozial		rein emotional		reine Kontaktstörg.		reine Leistungsstg.		rein körp. nahe Symp.		Kombin. aus 2 Gr.		Kombin. aus 3 Gr.		Nennungen insgesamt	
	f	%	f	%	f	%	f	%	f	%	f	%	f	%	f	%
Männlich	27	81,8	8	25,8	17	70,8	18	54,5	30	46,2	97	61,0	44	71,1	241	59,4
Weiblich	6	18,2	23	74,2	7	29,2	15	45,5	35	53,8	62	39,0	17	27,9	165	40,6
Insgesamt	33	100	31	100	24	100	33	100	65	100	159	100	61	100	406	100

$\chi^2 = 32,00$ df $= 6$ deskr. p $= 0,00002$

Tabelle 20 A. Zuordnung der Patienten zu den Symptomgruppen in Abhängigkeit von ihrem Alter

Alter in Jahren	Symptomgruppe													
	rein aggr. dissozial		rein emotional		reine Kontaktstörg.		reine Leistungsstg.		rein körp. nahe Symp.		Kombin. aus 2 Gr.		Kombin. aus 3 Gr.		Nennungen insgesamt	
	f	%	f	%	f	%	f	%	f	%	f	%	f	%	f	%
≤ 5	5	15,2	2	6,5	0	0,0	1	3,0	17	26,2	22	13,8	6	9,8	53	13,1
6–10	12	36,4	10	32,3	4	16,7	20	60,6	19	29,2	59	37,1	27	44,3	151	37,2
11–14	13	39,4	10	32,3	10	41,7	10	30,3	22	33,8	58	36,5	17	27,9	140	34,5
≥ 15	3	9,1	9	29,0	10	41,7	2	6,1	7	10,8	20	12,6	11	18,0	62	15,3
Insgesamt	33	100	31	100	24	100	33	100	65	100	159	100	61	100	406	100

$\chi^2 = 46,78$ df $= 18$ deskr. p $< 0,0003$

Tabelle 21 A. Altersverteilung aller Patienten in Abhängigkeit vom Geschlecht

Geschlecht	Alter (in Jahren)									
	≤ 5		6–10		11–14		≥ 15		Insgesamt	
	f	%	f	%	f	%	f	%	f	%
Männlich	43	16,7	114	44,2	81	31,4	20	7,8	258	100
weiblich	15	8,3	55	30,6	66	36,7	44	24,4	180	100
Insgesamt	58	13,2	169	38,6	147	33,6	64	14,6	438	100

$\chi^2 = 31,76$ df $= 3$ deskr. p $< 0,00001$

Tabelle 22 A. Zusammenhang zwischen der Altersverteilung bei den Patienten mit Elternverlust und ihrer Zuordnung zu den diagnostischen Gruppen

Diagnostische Gruppe	Alter (in Jahren)									
	≤ 5		6 bis 10		11 bis 14		≥ 15		Insgesamt	
	f	%	f	%	f	%	f	%	f	%
Internalisiert	2	28,6	12	30,0	19	50,0	15	78,9	48	46,2
Gemischt	5	71,4	18	45,0	14	36,8	4	21,1	41	39,4
Externalisiert	0	0,0	10	25,0	5	13,2	0	0,0	15	14,4
Insgesamt	7	100	40	100	38	100	19	100	104	100

$\chi^2 = 18,00$ df $= 6$ deskr. p $= 0,006$

Tabelle 23 A. Zuordnung der Patienten in die Symptomgruppen in Abhängigkeit vom Merkmal „Verdacht auf MCD"

| | Symptomgruppe | | | | | | | | | | | | | |
| | rein aggr. dissozial | | rein emotional | | reine Kontaktstörg. | | reine Leistungsstg. | | rein körp. nahe Symp. | | Kombin. aus 2 Gr. | | Kombin. aus 3 Gr. | | Nennungen insgesamt | |
	f	%	f	%	f	%	f	%	f	%	f	%	f	%	f	%
Ohne MCD	18	54,5	27	87,1	18	75,0	12	36,4	51	78,5	96	60,4	27	44,3	249	61,3
V.a. MCD	15	45,5	4	12,9	6	25,0	21	63,6	14	21,5	63	39,6	34	55,7	157	38,7
Insgesamt	33	100	31	100	24	100	33	100	65	100	159	100	61	100	406	100

$\chi^2 = 35{,}48$ df = 6   deskr. p < 0,00001

Tabelle 24 A. Zusammenhang zwischen Entwicklungsrückständen und der Verdachtsdiagnose „MCD"

| | Entwicklungsrückstände | | | | | | | | | |
| | Keine | | Motorische | | Multiple | | Andere | | Insgesamt | |
	f	%	f	%	f	%	f	%	f	%
Mit V.a.MCD	52	21,1	31	91,2	42	73,7	25	61,0	150	39,7
Ohne MCD	194	78,9	3	8,8	15	26,3	16	39,0	258	60,3
Insgesamt	246	100	34	100	57	100	41	100	378	100

$\chi^2 = 108{,}31$ df = 3   deskr. p << 0,0001
Anmerkung: Bei 60 Patienten lag kein vollständiger Datensatz vor.

Tabelle 25 A. Zuordnung der Patienten mit der Verdachtsdiagnose „MCD" zu den Symptomgruppen in Abhängigkeit vom Faktor „Elternverlust"

| Patienten mit Verd. auf MCD | Symptomgruppe | | | | | | | | | | | | | |
| | rein aggr. dissozial | | rein emotional | | reine Kontaktstörg. | | reine Leistungsstg. | | rein körp. nahe Symp. | | Kombin. aus 2 Gr. | | Kombin. aus 3 Gr. | | Nennungen insgesamt | |
	f	%	f	%	f	%	f	%	f	%	f	%	f	%	f	%
Ohne EV	8	7,4	4	3,7	3	2,8	18	16,7	12	11,1	44	40,7	19	17,6	108	100
Mit EV	7	14,3	0	0,0	3	6,1	3	6,1	2	4,0	19	38,8	15	30,6	49	100
Insgesamt	15	9,6	4	2,5	6	3,8	21	13,4	14	8,9	63	40,1	34	21,7	157	100

$\chi^2 = 11{,}81$ df = 6   deskr. p ≈ 0,07

Tabelle 26 A. Ausprägung der Variablen „Bezogene Individuation" bei Patienten ohne die Verdachtsdiagnose „MCD": Vergleich zwischen Patienten mit Elternverlust und ohne Elternverlust

Pat. ohne MCD	Bezogene Individuation											
	Ausstoßung				Dialog				Fusion		Insgesamt	
	f	%	f	%	f	%	f	%	f	%	f	%
Ohne EV	9	5,6	48	29,8	13	8,1	78	48,4	13	8,1	161	100
Mit EV	15	18,1	36	43,4	7	8,4	19	22,9	6	7,2	83	100
Insgesamt	24	9,8	84	34,4	20	8,2	97	39,8	19	7,8	244	100

$\chi^2 = 20,66$ df $= 4$ deskr. p $< 0,005$

Tabelle 27 A. Ausprägung der „Funktionalen Kompetenz" in den Familien der Patienten ohne die Verdachtsdiagnose einer MCD: Vergleich zwischen Patienten mit und ohne Elternverlust

Pat. ohne MCD	Funktionale Kompetenz											
	Rigide				Flexibel				Chaotisch		Insgesamt	
	f	%	f	%	f	%	f	%	f	%	f	%
Ohne EV	5	3,2	66	41,8	30	19,0	46	29,1	11	7,0	158	100
Mit EV	6	7,1	35	41,7	9	10,7	17	20,2	17	20,2	84	100
Insgesamt	11	4,6	101	41,7	39	16,1	63	26,0	28	11,6	242	100

$\chi^2 = 14,25$ df $= 4$ deskr. p $< 0,007$

Tabelle 28 A. Zusammenhang zwischen den 5 wichtigsten Items der Variablen „Abnorme psychosoziale Umstände" (5. Achse des MAS) und dem sozioökonomischen Status

SÖS	Abnorme psychosoziale Umstände									
	02		03		04		05		08	
	f	%	f	%	f	%	f	%	f	%
Niedrig (n = 284)	98	66,2	42	72,4	58	67,4	69	87,3	51	64,6
Hoch (n = 128)	50	33,8	16	27,6	28	32,6	10	12,7	28	35,4
Insgesamt	148	100	58	100	86	100	79	100	79	100

Anmerkung: Bis zu 3 Items auf der 5. Achse des MAS konnten notiert werden.
02 = Disharmonie in der Familie
03 = Mangel an emotionaler Wärme in den intrafamiliären Beziehungen
04 = Übermäßig ausgeprägte oder abnorme familiäre Beziehung
05 = Unzureichende oder inkonsistente elterliche Kontrolle
08 = Unzureichende oder verzerrte intrafamiliäre Kommunikation

Tabelle 29 A. Zusammenhang zwischen der Variablen „Bezogene Individuation" und dem Faktor „Elternverlust" bei Patienten aus Familien mit hohem sozioökonomischem Status

| Pat. mit hohem SöS | Bezogene Individuation | | | | | | | | | | | |
| | Ausstoßung | | | | Dialog | | | | Fusion | | Insgesamt | |
	f	%	f	%	f	%	f	%	f	%	f	%
ohne EV	2	2,2	28	31,5	11	12,4	45	50,6	3	3,4	89	100
mit EV	7	20,0	21	60,0	3	8,6	2	5,7	2	5,7	35	100
Insgesamt	9	7,3	49	39,5	14	11,3	47	37,9	5	4,0	124	100

$\chi^2 = 30,08$ df = 4   deskr. p < 0,00001

Tabelle 30 A. Zusammenhang zwischen dem Merkmal „Psychiatrische Auffälligkeit bei den Eltern" und der Verteilung der Patienten in die diagnostischen Gruppen

| Elterl. Psychopathologie | Diagnostische Gruppe | | | | | | | |
| | Internalisiert | | Gemischt | | Externalisiert | | Insgesamt | |
	f	%	f	%	f	%	f	%
Bei keinem	103	58,5	43	24,4	30	17,0	176	100
Bei V. od. M.	41	47,7	31	36,0	14	16,9	86	100
Bei beiden	11	39,3	13	46,4	4	14,3	28	100
Insgesamt	155	53,4	87	30,0	48	16,6	290	100

$\chi^2 = 7,94$ df = 4   deskr. p ≈ 0,09

Tabelle 31 A. Zuordnung der Patienten mit psychiatrisch unauffälligen Eltern in die Symptomgruppen in Abhängigkeit vom Faktor „Elternverlust"

| Pat. mit psychiat. unauffälligen Eltern | Symptomgruppe | | | | | | | | | | | | | |
| | rein aggr. dissozial | | rein emotional | | reine Kontaktstörg. | | reine Leistungsstg. | | rein körp. nahe Symp. | | Kombin. aus 2 Gr. | | Kombin. aus 3 Gr. | | Nennungen insgesamt | |
	f	%	f	%	f	%	f	%	f	%	f	%	f	%	f	%
Ohne EV	13	72,2	18	75,0	10	66,7	24	88,9	44	93,6	83	83,0	20	64,5	212	80,9
Mit EV	5	27,7	6	25,0	5	33,3	3	11,1	3	6,4	17	17,0	11	35,5	50	19,1
Insgesamt	18	100	24	100	15	100	27	100	47	100	100	100	31	100	262	100

$\chi^2 = 15,10$ df = 6   deskr. p ≈ 0,02

Tabelle 32 A. Zusammenhang zwischen dem Alter der Patienten und der Variablen „Abnorme psychosoziale Umstände" (5. Achse des MAS)

Abnorme psychosoz. Umstände	Alter (in Jahren)									
	≤ 5		6 bis 10		11 bis 14		≥ 15		Insgesamt	
	f	%	f	%	f	%	f	%	f	%
02	17	11,0	58	37,4	58	37,4	22	14,2	155	100
03	11	17,7	27	43,5	19	30,6	5	8,1	62	100
04	4	4,5	31	35,2	38	43,2	15	17,0	88	100
05	12	14,0	42	48,8	24	27,9	8	9,3	86	100
08	7	8,4	17	20,5	38	45,8	21	25,3	83	100
Insgesamt	51	10,8	175	36,9	177	37,3	71	15,0	474	100

Anmerkung: Bis zu 3 Items auf der 5. Achse des MAS konnten notiert werden.
02 = Disharmonie in der Familie
03 = Mangel an emotionaler Wärme in den intrafamiliären Beziehungen
04 = Übermäßig ausgeprägte oder abnorme familiäre Beziehungen
05 = Unzureichende oder inkonsistente elterliche Kontrolle
08 = Unzureichende oder verzerrte intrafamiliäre Kommunikation

Tabelle 33 A. Vergleich zwischen den Patienten mit Elternverlust und den Patienten ohne Elternverlust bezüglich der Altersverteilung des Merkmals „Mangel an emotionaler Wärme in den intrafamiliären Beziehungen"

	Alter (in Jahren)									
	≤ 5		6–10		11–14		≥ 15		Insgesamt	
	f	%	f	%	f	%	f	%	f	%
Ohne EV	8	21,6	12	32,4	16	43,2	1	2,7	37	100
Mit EV	3	12,0	15	60,0	3	12,0	4	16,0	25	100
Insgesamt	11	17,7	27	43,5	19	30,6	5	8,1	62	100

$\chi^2 = 11,41$ df = 3   deskr. p ≈ 0,03

Tabelle 34 A. Vergleich zwischen den Patienten mit Elternverlust und den Patienten ohne Elternverlust bezüglich der Altersverteilung des Merkmals „Übermäßig ausgeprägte oder abnorme familiäre Beziehungen"

	Alter (in Jahren)									
	≤ 5		6–10		11–14		≥ 15		Insgesamt	
	f	%	f	%	f	%	f	%	f	%
Ohne EV	0	0,0	28	41,8	31	46,3	8	11,9	67	100
Mit EV	4	19,0	3	14,3	7	33,3	7	33,3	21	100
Insgesamt	4	4,5	31	35,2	38	43,2	15	17,0	88	100

$\chi^2 = 21,11$ df = 3   deskr. p ≈ 0,0001

Tabelle 35 A. Vergleich zwischen den Patienten mit Elternverlust und den Patienten ohne Elternverlust bezüglich der Altersverteilung des Merkmals „Unzureichende oder verzerrte intrafamiliäre Kommunikation"

| | Alter (in Jahren) | | | | | | | | | |
| | ≤ 5 | | 6–10 | | 11–14 | | ≥ 15 | | Insgesamt | |
	f	%	f	%	f	%	f	%	f	%
Ohne EV	6	10,7	7	12,5	29	51,8	14	25,0	56	100
Mit EV	1	3,7	10	37,0	9	33,3	7	25,9	27	100
Insgesamt	7	8,4	17	20,5	38	45,8	21	25,3	83	100

$\chi^2 = 7{,}78 \quad df = 3 \quad$ deskr. $p \approx 0{,}05$

Tabelle 36 A. Geschlechtsverteilung der am häufigsten genannten Diagnosen der 5. Achse des MAS (abnorme psychosoziale Umstände)

| Geschlecht | Abnorme psychosoziale Umstände | | | | | | | | | | | |
| | 02 | | 03 | | 04 | | 05 | | 08 | | n | |
	f	%	f	%	f	%	f	%	f	%	f	%
Männlich	90	58,1	41	66,1	50	56,8	67	77,9	40	48,2	258	58,9
Weiblich	65	41,9	21	33,9	38	43,2	19	22,1	43	51,8	180	41,1
Insgesamt	155	100	62	100	88	100	86	100	83	100	438	100

Anmerkung: Bis zu 3 Items auf der 5. Achse des MAS konnten notiert werden.
02 = Disharmonie in der Familie
03 = Mangel an emotionaler Wärme in den intrafamiliären Beziehungen
04 = Übermäßig ausgeprägte oder abnorme familiäre Beziehungen
05 = Unzureichende oder inkonsistente elterliche Kontrolle
08 = Unzureichende oder verzerrte intrafamiliäre Kommunikation

Tabelle 37 A. Zusammenhang zwischen der Verteilung der Patienten in die diagnostischen Gruppen und den am häufigsten genannten Diagnosen auf der 5. Achse des MAS (abnorme psychosoziale Umstände)

Abnorme psychosoz. Umstände	Diagnostische Gruppe							
	Internalisiert		Gemischt		Externalisiert		Insgesamt	
	f	%	f	%	f	%	f	%
02	42	35,6	51	43,2	25	21,2	118	100
03	18	36,0	21	42,0	11	22,0	50	100
04	37	58,7	17	27,0	9	14,3	63	100
05	13	20,6	26	41,3	24	38,1	63	100
08	41	69,5	14	23,7	4	6,8	59	100
Insgesamt	151	42,8	129	36,5	73	20,7	353	100

Anmerkung: Bis zu 3 Items auf der 5. Achse des MAS konnten notiert werden.
02 = Disharmonie in der Familie
03 = Mangel an emotionaler Wärme in den intrafamiliären Beziehungen
04 = Übermäßig ausgeprägte oder abnorme familiäre Beziehungen
05 = Unzureichende oder inkonsistente elterliche Kontrolle
08 = Unzureichende oder verzerrte intrafamiliäre Kommunikation

Tabelle 38 A. Zuordnung in die Symptomgruppen: Vergleich der Patienten mit dem Merkmal „Disharmonie in der Familie" mit den Patienten ohne diesem Merkmal

Symptomgruppe	rein aggr. dissozial		rein emotional		reine Kontaktstörg.		reine Leistungsstg.		rein körp. nahe Symp.		Kombin. aus 2 Gr.		Kombin. aus 3 Gr.		Nennungen insgesamt	
	f	%	f	%	f	%	f	%	f	%	f	%	f	%	f	%
Mit „Disharmonie"	21	14,3	8	5,4	5	3,4	9	6,1	16	10,9	64	43,5	24	16,3	147	100
Ohne „Disharmonie"	12	4,6	23	8,9	19	7,3	24	9,3	49	18,9	95	36,7	37	14,3	259	100
Insgesamt	33	8,1	31	7,6	24	5,9	33	8,1	65	16,0	159	39,2	61	15,0	406	100

$\chi^2 = 20,96$ df $= 6$ deskr. p $\approx 0,002$

Tabelle 39 A. Zusammenhang zwischen der Altersverteilung der Patienten und der Variablen „Bezogene Individuation"

Bezogene Individuation	Alter (in Jahren)									
	≤ 5		6 bis 10		11 bis 14		≥ 15		Insgesamt	
	f	%	f	%	f	%	f	%	f	%
Ausstoßung	8	16,3	14	8,8	10	7,2	7	12,3	39	9,6
	15	30,6	58	36,3	60	43,2	14	24,6	147	36,3
Dialog	7	14,3	20	12,5	8	5,8	3	5,3	38	9,4
	15	30,6	61	38,1	50	36,0	26	45,6	152	37,5
Fusion	4	8,2	7	4,4	11	7,9	7	12,3	29	7,2
Insgesamt	49	100	160	100	139	100	57	100	405	100

$\chi^2 = 19,70$ df $= 12$ deskr. p $\approx 0,07$

Tabelle 40 A.   Geschlechtsverteilung der Variablen „Bezogene Individuation"

Bezogene Indivi-duation	Geschlecht					
	Männlich		Weiblich		Insgesamt	
	f	%	f	%	f	%
Ausstoßung	17	7,2	22	13,0	39	9,6
	98	41,5	49	29,0	147	36,3
Dialog	23	9,7	15	8,9	38	9,4
	78	33,1	74	43,8	152	37,5
Fusion	20	8,5	9	5,3	29	7,2
Insgesamt	236	100	169	100	405	100

$\chi^2 = 12,19$ df $= 4$ deskr. p $< 0,02$

Tabelle 41 A.   Zusammenhang zwischen der Variablen „Bezogene Individuation" und der Variablen „Psychiatrische Auffälligkeit bei Eltern".

Elterl. Psycho-pathol.	Bezogene Individuation											
	Ausstoßung				Dialog				Fusion		Insgesamt	
	f	%	f	%	f	%	f	%	f	%	f	%
Bei Kei-nem	12	4,7	93	36,2	34	13,2	105	40,9	1	5,1	257	100
V. oder M.	20	17,9	46	41,1	4	3,6	33	29,5	9	8,0	112	100
Bei beiden	7	19,4	8	22,2	0	0,0	14	38,9	7	19,4	36	100
Insgesamt	39	9,6	147	36,3	38	9,4	152	37,5	29	7,2	405	100

$\chi^2 = 44,18$ df $= 8$ deskr. p $< 0,00001$

Tabelle 42 A.   Zusammenhang zwischen der Variablen „Funktionale Kompetenz" und der Variablen „Psychiatrische Auffälligkeit der Eltern"

Elterl. Psycho-pathol.	Funktionale Kompetenz											
	Rigide				Flexibel				Chaotisch		Insgesamt	
	f	%	f	%	f	%	f	%	f	%	f	%
Bei Kei-nem	6	2,4	126	49,6	54	21,3	61	24,0	7	2,8	254	100
V. od. M.	7	6,4	40	36,4	7	6,4	31	28,2	25	22,7	110	100
Bei beiden	2	5,6	7	19,4	1	2,8	9	25,0	17	47,2	36	100
Insgesamt	15	3,8	173	43,3	62	15,5	101	25,3	49	12,3	400	100

$\chi^2 = 92,06$ df $= 8$ deskr. p $< 0,00001$

Tabelle 43 A. Zusammenhang zwischen der Variablen „Bezogene Individuation" und dem Faktor „Elternverlust" bei Patienten mit psychiatrisch unauffälligen Eltern

Pat. mit psychiat. unauffäll. Eltern	Bezogene Individuation											
	Ausstoßung				Dialog				Fusion		Insgesamt	
	f	%	f	%	f	%	f	%	f	%	f	%
Ohne EV	5	2,5	68	33,3	25	12,3	95	46,6	11	5,4	204	100
Mit EV	7	13,2	25	47,2	9	17,0	10	18,9	2	3,8	53	100
Insgesamt	12	4,7	93	36,2	34	13,2	105	40,9	13	5,1	257	100

$\chi^2 = 21,48$ df = 8   deskr. p $\approx$ 0,006

Tabelle 44 A. Zusammenhang zwischen der Variablen „Funktionale Kompetenz" und dem Faktor „Elternverlust" bei Patienten mit psychiatrisch unauffälligen Eltern

Pat. mit psych. unauffälligen Eltern	Funktionale Kompetenz											
	Rigide				Flexibel				Chaotisch		Insgesamt	
	f	%	f	%	f	%	f	%	f	%	f	%
Ohne EV	3	1,5	102	51,0	44	22,0	48	24,0	3	1,5	200	100
Mit EV	3	5,6	24	44,4	10	18,5	13	24,1	4	7,4	54	100
Insgesamt	6	2,4	126	49,6	54	21,3	61	24,0	7	2,8	254	100

$\chi^2 = 8,96$ df = 4   deskr. p $\approx$ 0,06

Tabelle 45 A. Zusammenhang zwischen der Variablen „Bezogene Individuation" und den am häufigsten genannten Diagnosen der 5. Achse des MAS (Abnorme psychosoziale Umstände)

Abnorme psycho- soz. Umstände	Bezogene Individuation											
	Ausstoßung				Dialog				Fusion		Insgesamt	
	f	%	f	%	f	%	f	%	f	%	f	%
02	18	11,8	84	55,3	7	4,6	36	23,7	7	4,6	152	100
03	20	32,3	32	51,6	2	3,2	6	9,7	2	3,2	62	100
04	3	3,4	20	22,7	3	3,4	43	48,9	19	21,6	88	100
05	10	12,5	38	47,5	3	3,8	24	30,0	5	6,3	80	100
08	7	8,5	32	39,0	3	3,7	31	37,8	9	11,0	82	100
Insgesamt	39	9,6	147	36,3	38	9,4	152	37,5	29	7,2	405	100

Anmerkung: Bis zu 3 Items auf der 5. Achse des MAS konnten notiert werden.
02 = Disharmonie in der Familie
03 = Mangel an emotionaler Wärme in den intrafamiliären Beziehungen
04 = Übermäßig ausgeprägte oder abnorme familiäre Beziehungen
05 = Unzureichende oder inkonsistente elterliche Kontrolle
08 = Unzureichende oder verzerrte intrafamiliäre Kommunikation

Tabelle 46 A.   Zusammenhang zwischen der Variablen „Funktionale Kompetenz" und der Variablen „Abnorme psychosoziale Umstände" (Achse 5 des MAS)

Abnorme psychosoz. Umstände	Funktionale Kompetenz											
	Rigide				Flexibel				Chaotisch		Insgesamt	
	f	%	f	%	f	%	f	%	f	%	f	%
02	6	4,3	69	49,6	9	6,5	41	29,5	14	10,1	139	100
03	3	4,2	25	34,7	2	2,8	17	23,6	25	34,7	72	100
04	8	9,1	41	46,6	4	4,5	24	27,3	11	12,5	88	100
05	2	2,6	19	24,4	1	1,3	31	39,7	25	32,1	78	100
08	6	7,4	44	54,3	3	3,7	15	18,5	13	16,0	81	100
Insgesamt	15	3,8	173	43,3	62	15,5	101	25,3	49	12,3	400	100

Anmerkung: Bis zu 3 Items auf der 5. Achse des MAS konnten notiert werden.
02 = Disharmonie in der Familie
03 = Mangel an emotionaler Wärme in den intrafamiliären Beziehungen
04 = Übermäßig ausgeprägte oder abnorme familiäre Beziehungen
05 = Unzureichende oder inkonsistente elterliche Kontrolle
08 = Unzureichende oder verzerrte intrafamiliäre Kommunikation

Tabelle 47 A.   Zusammenhang zwischen der Verteilung in die Symptomgruppen und der Ausprägung der Variablen „Bezogene Individuation"

Bezogene Individuation	Symptomgruppe															
	rein aggr. dissozial		rein emotional		reine Kontaktstörg.		reine Leistungsstg.		rein körp. nahe Symp.		Kombin. aus 2 Gr.		Kombin. aus 3 Gr.		Nennungen insgesamt	
	f	%	f	%	f	%	f	%	f	%	f	%	f	%	f	%
Ausstoßung	6	20,0	1	3,3	2	10,0	4	13,3	6	10,0	16	10,7	3	5,1	38	10,0
	11	36,7	12	40,0	7	35,0	10	33,3	12	20,0	64	42,7	24	40,7	140	36,9
Dialog	2	6,7	5	16,7	2	10,0	3	10,0	8	13,3	9	6,0	3	5,1	32	8,4
	11	36,7	12	40,0	4	20,0	12	40,0	32	53,3	47	31,3	24	40,7	142	37,5
Fusion	0	0,0	0	0,0	5	25,0	1	3,3	2	3,3	14	9,3	5	8,5	27	7,1
Insgesamt	30	100	30	100	20	100	30	100	60	100	150	100	59	100	379	100

$\chi^2 = 46,78$ df = 18   deskr. p < 0,0003
Anmerkung: 59 Patienten hatten keinen vollständigen Datensatz bzw. konnten den Symptomgruppen nicht zugeordnet werden.

Tabelle 48 A. Zusammenhang zwischen der Zuordnung zu den Symptomgruppen und der Ausprägung der Variablen „Funktionale Kompetenz"

Funktionale Kompetenz	Symptomgruppe													
	rein aggr. dissozial		rein emotional		reine Kontaktstörg.		reine Leistungsstg.		rein körp. nahe Symp.		Kombin. aus 2 Gr.		Kombin. aus 3 Gr.		Nennungen insgesamt	
	f	%	f	%	f	%	f	%	f	%	f	%	f	%	f	%
Rigide	1	3,3	2	6,7	2	10,5	0	0,0	4	6,8	3	2,0	2	3,4	14	3,7
	12	40,0	9	30,0	7	36,8	11	36,7	32	54,2	64	43,2	23	39,0	158	42,1
Flexibel	1	3,3	11	36,7	3	15,8	9	30,0	8	13,6	19	12,8	5	8,5	56	14,9
	9	30,0	8	26,7	4	21,1	6	20,0	12	20,3	40	27,0	19	32,2	98	26,1
Chaotisch	7	23,3	0	0,0	3	15,8	4	13,3	3	5,1	22	14,9	10	16,9	49	13,1
Insgesamt	30	100	30	100	19	100	30	100	59	100	148	100	59	100	375	100

$\chi^2 = 42{,}19$ df $= 24$ deskr. p $< 0{,}01$
Anmerkung: 63 Patienten konnten dem Symptomgruppen nicht zugeordnet werden oder hatten keinen vollständigen Datensatz.

Tabelle 49 A. Zusammenhang zwischen der Variablen „Bezogene Individuation" und der Verteilung in die diagnostischen Gruppen

Bezogene Individuation	Diagnostische Gruppe							
	Internalisiert		Gemischt		Externalisiert		Insgesamt	
	f	%	f	%	f	%	f	%
Ausstoßung	8	32,0	10	40,0	7	28,0	25	100
	44	40,4	41	37,6	24	22,0	109	100
Dialog	11	64,7	4	23,5	2	11,8	17	100
	68	66,0	24	23,3	11	10,7	103	100
Fusion	16	72,7	6	27,3	0	0,0	22	100
Insgesamt	147	53,3	85	30,8	44	15,9	276	100

$\chi^2 = 25{,}53$ df $= 8$ deskr. p $< 0{,}0015$
Anmerkung: Bei 14 Patienten war der Datensatz nicht vollständig.

Tabelle 50 A. Zusammenhang zwischen der Verteilung in die diagnostischen Gruppen und dem Faktor „Elternverlust" bei Patienten mit dem Merkmal „Dialogfähige Familie"

Pat. aus „dialogfäh." Fam.	Diagnostische Gruppe							
	Internalisiert		Gemischt		Externalisiert		Insgesamt	
	f	%	f	%	f	%	f	%
Ohne EV	10	76,9	1	7,7	2	15,4	13	100
Mit EV	1	25,0	3	75,0	0	0,0	4	100
Insgesamt	11	64,7	4	23,5	2	11,8	17	100

$\chi^2 = 7{,}78$ df $= 2$ deskr. p $\approx 0{,}02$

Tabelle 51 A.   Zusammenhang zwischen der Verteilung in die diagnostischen Gruppen und dem Faktor „Elternverlust" bei Patienten mit dem Merkmal „Fusionierte Familie"

Pat. aus „fusionierter Fam."	Diagnostische Gruppe							
	Internalisiert		Gemischt		Externalisiert		Insgesamt	
	f	%	f	%	f	%	f	%
Ohne EV	10	90,9	1	9,1	0	0,0	11	100
Mit EV	6	54,5	5	45,5	0	0,0	11	100
Insgesamt	16	72,7	6	27,3	0	0,0	22	100

$\chi^2 = 3,67$ df $= 1$ deskr. p $\approx 0,06$

Tabelle 52 A.   Zusammenhang zwischen der Variablen „Funktionale Kompetenz" und der Verteilung in die in die diagnostischen Gruppen

Funktionale Kompetenz	Diagnostische Gruppe							
	Internalisiert		Gemischt		Externalisiert		Insgesamt	
	f	%	f	%	f	%	f	%
Rigide	9	69,2	3	23,1	1	7,7	13	100
	63	54,8	33	28,7	19	16,5	115	100
Flexibel	30	83,3	4	11,1	2	5,6	36	100
	34	44,7	30	39,5	12	15,8	76	100
Chaotisch	11	30,6	16	44,4	9	25,0	36	100
Insgesamt	147	53,3	86	31,2	43	15,6	276	100

$\chi^2 = 25,13$ df $= 8$ deskr. p $\approx 0,0015$
Anmerkung: Bei 14 Patienten war der Datensatz nicht vollständig.

Tabelle 53 A.   Zusammenhang zwischen der Variablen „Bezogene Individuation" und der Variablen „Funktionale Kompetenz"

Bezogene Individuation	Funktionale Kompetenz											
	Rigide				Flexibel				Chaotisch		Insgesamt	
	f	%	f	%	f	%	f	%	f	%	f	%
Ausstos-	2	5,3	10	26,3	0	0,0	10	26,3	16	42,1	38	100
sung	5	3,5	68	47,9	9	6,3	45	31,7	15	10,6	142	100
Dialog	0	0,0	10	26,3	24	63,2	4	10,5	0	0,0	38	100
	5	3,3	77	51,3	26	17,3	32	21,3	10	6,7	150	100
Fusion	3	10,7	7	25,0	1	3,6	9	32,1	8	28,6	28	100
Insgesamt	15	3,8	172	43,4	60	15,2	100	25,3	49	12,4	396	100

$\chi^2 = 138,38$ df $= 16$ deskr. p $<< 0,00001$

Tabelle 54 A. Zusammenhang zwischen dem Modus des Elternverlustes und dem davon betroffenen Elternteil

Elternteil	Modus					
	„Scheitern"		Tod (außer Suizid)		Insgesamt	
	f	%	f	%	f	%
Vater	98	78,4	6	46,2	104	75,4
Mutter	16	12,8	3	23,1	19	13,8
Beide	11	8,8	4	30,8	15	10,9
Insgesamt	125	100	13	100	138	100

$\chi^2 = 7,76$ df $= 2$ deskr. p $< 0,02$

Tabelle 55 A. Geschlechtsverteilung der Patienten mit Elternverlust in Abhängigkeit vom abwesenden Elternteil

Geschlecht	Verlust beider Eltern		Mutterverlust		Vaterverlust		Insgesamt	
	%	f	f	%	f	%	f	%
Männlich	4	26,7	13	68,4	63	60,6	80	58,0
Weiblich	11	73,3	6	31,6	41	39,4	58	42,0
Insgesamt	15	100	19	100	104	100	138	100

$\chi^2 = 7,17$ df $= 2$ deskr. p $< 0,03$

Tabelle 56 A. Zusammenhang zwischen dem Modus des Elternverlustes und der Verteilung in die diagnostischen Gruppen

Modus	Diagnostische Gruppe							
	Internalisiert		Gemischt		Externalisiert		Insgesamt	
	f	%	f	%	f	%	f	%
„Scheitern"	37	40,2	41	44,6	14	15,2	92	100
Tod (außer Suizid)	11	91,7	0	0,0	1	8,3	12	100
Insgesamt	48	46,2	41	39,4	15	14,4	104	100

$\chi^2 = 11,78$ df $= 2$ deskr. p $< 0,003$

Tabelle 57 A. Abhängigkeit der Variablen „Dauer der elterlichen Beziehung" vom jeweiligen abwesenden Elternteil bei den 138 Patienten mit Elternverlust

Abwesender Elternteil	Dauer der elterlichen Beziehung (in Jahren)							
	≤ 3		4 bis 9		≥ 10		Insgesamt	
	f	%	f	%	f	%	f	%
Mutter	0	0,0	9	47,4	10	52,6	19	100
Vater	37	35,6	32	30,8	35	33,7	104	100
Beide Eltern	6	40,0	5	33,3	4	26,7	15	100
Insgesamt	43	31,2	46	33,3	49	35,5	138	100

$\chi^2 = 10,28$ df $= 4$ deskr. p $< 0,04$

Tabelle 58 A. Zusammenhang zwischen der Variablen „Dauer der elterlichen Beziehung" und der Verteilung in die diagnostischen Gruppen

Diagnosengruppe	Dauer der elterlichen Beziehung bis Elternverlust (in Jahren)							
	≤ 3		4 bis 9		≥ 10		Insgesamt	
	f	%	f	%	f	%	f	%
Internalisiert	11	40,7	11	30,6	26	63,4	48	46,2
Gemischt	13	48,1	19	52,8	9	22,0	41	39,4
Externalisiert	3	11,1	6	16,7	6	14,6	15	14,4
Insgesamt	27	100	36	100	41	100	104	100

$\chi^2 = 10,37$ df $= 4$ deskr. p $< 0,04$

Tabelle 59 A. Zusammenhang zwischen der Variablen „Dauer der elterlichen Beziehung" und der Variablen „Bezogene Individuation"

Bezogene Individuation	Dauer der elterlichen Beziehung (in Jahren)							
	≤ 3		4 bis 9		≥ 10		Insgesamt	
	f	%	f	%	f	%	f	%
Ausstoßung	8	18,6	7	15,2	7	14,9	22	16,2
	14	32,6	26	56,5	15	31,9	55	40,4
Dialog	4	9,3	6	13,0	3	6,4	13	9,6
	9	20,9	5	10,9	19	40,4	33	24,3
Fusion	8	18,6	2	4,3	3	6,4	13	9,6
Insgesamt	43	100	46	100	47	100	136	100

$\chi^2 = 19,90$ df $= 8$ deskr. p $\approx 0,01$
Anmerkung: Bei 2 Patienten lagen keine ausreichenden Informationen zur Einschätzung der „Bezogenen Individuation" vor.

Tabelle 60 A. Zusammenhang zwischen der Variablen „Dauer der elterlichen Beziehung" und der Variablen „Funktionale Kompetenz"

Funktionale Kompetenz	Dauer der elterlichen Beziehung (in Jahren)							
	≤ 3		4 bis 9		≥ 10		Insgesamt	
	f	%	f	%	f	%	f	%
Rigide	4	9,5	0	0,0	2	4,2	6	4,4
	13	31,0	17	37,0	25	52,1	55	40,4
Flexibel	4	9,5	4	8,7	7	14,6	15	11,0
	9	21,4	14	30,4	10	20,8	33	24,3
Chaotisch	12	28,6	11	23,9	4	8,3	27	19,9
Insgesamt	42	100	46	100	48	100	136	100

$\chi^2 = 14,36$ df = 8   deskr. p ≈ 0,07
Anmerkung: Bei 2 Patienten lagen keine ausreichenden Informationen zur Einschätzung der „Funktionalen Kompetenz" vor.

Tabelle 61 A. Alter bei Elternverlust in Abhängigkeit vom jeweilig betroffenen Elternteil

	Alter des Patienten bei EV (in Jahren)							
	≤ 2		3–6		≥ 7		Insgesamt	
	f	%	f	%	f	%	f	%
Verlust der Mutter	1	5,3	9	47,4	9	47,4	19	100
Verlust des Vaters	41	39,4	31	29,8	32	30,8	104	100
Verlust beider Eltern	4	26,7	7	46,7	4	26,7	15	100
Insgesamt	46	33,3	47	34,1	45	32,6	138	100

$\chi^2 = 9,63$ df = 4   deskr. p < 0,05

Tabelle 62 A. Verteilung der diagnostischen Gruppen in Abhängigkeit von der Variablen „Alter bei Elternverlust"

Alter bei EV (in Jahren)	Diagnostische Gruppe							
	Internalisiert		Gemischt		Externalisiert		Insgesamt	
	f	%	f	%	f	%	f	%
≤ 1	9	52,9	6	35,3	2	11,8	17	16,3
1 bis 2	2	16,7	8	66,7	2	16,7	12	11,5
3 bis 6	14	36,8	17	44,7	7	18,4	38	36,5
7 bis 9	5	35,7	7	50,0	2	14,3	14	13,5
≥ 10	18	78,3	3	13,0	2	8,7	23	22,1
Insgesamt	48	46,2	41	39,4	15	14,4	104	100

$\chi^2 = 16,74$ df = 8   deskr. p ≈ 0,033

Tabelle 63 A. Zuordnung der Patienten mit Elternverlust zu den Symptomgruppen in Abhängigkeit von ihrem Alter beim Elternverlust

| Alter bei EV in Jahren | Symptomgruppen | | | | | | | | | | | | |
| | rein aggr. dissozial | | rein emotional | | reine Kontaktstörg. | | reine Leistungsstg. | | rein körp. nahe Symp. | | Kombin. aus 2 Gr. | | Kombin. aus 3 Gr. | | Nennungen insgesamt | |
	f	%	f	%	f	%	f	%	f	%	f	%	f	%	f	%
≤ 2	2	4,8	0	0,0	2	4,8	3	7,1	4	9,5	23	54,8	8	19,1	42	100
3–6	8	17,4	4	8,7	4	8,7	2	4,4	2	4,4	14	30,4	12	26,1	46	100
≥ 7	2	4,7	7	16,3	3	7,0	0	0,0	6	14,0	16	37,2	9	20,9	43	100
Insgesamt	12	9,2	11	8,3	9	6,9	5	3,8	12	9,2	53	40,5	29	22,1	131	100

$\chi^2 = 21,50$ df = 12   deskr. p < 0,005

Tabelle 64 A. Zusammenhang zwischen den Variablen „Kontakthäufigkeit zum abwesenden Elternteil" und „Einstellung zum ehemaligen Partner" bei den Patienten mit Elternverlust

| Kontakthäufigkeit | Einstellung zum ehemaligen Partner | | | | | | | |
| | stark negativ | | negativ | | neutral/ positiv | | Insgesamt | |
	f	%	f	%	f	%	f	%
Kaum bis nie	24	28,9	46	55,4	13	15,6	83	100
Regelmäßig	13	29,5	14	31,8	17	38,6	44	100
Insgesamt	37	29,1	60	47,2	30	23,6	127	100

$\chi^2 = 9,82$ df = 2   deskr. p < 0,008
Anmerkung: Bei 11 Patienten mit Elternverlust lagen keine vollständigen Daten vor.

Tabelle 65 A. Zusammenhang zwischen der Zeit seit dem Elternverlust und der Variablen „Funktionale Kompetenz"

| Funktionale Kompetenz | Zeit seit Elternverlust (in Jahren) | | | | | | | |
| | ≤ 4 | | 5–9 | | ≥ 10 | | Insgesamt | |
	f	%	f	%	f	%	f	%
Rigide	1	1,9	1	1,9	4	12,9	6	4,4
	19	35,8	24	46,2	12	38,7	55	40,4
Flexibel	7	13,2	5	9,6	3	9,7	15	11,0
	19	35,8	8	15,4	6	19,4	33	24,3
Chaotisch	7	13,2	14	26,9	6	19,4	27	19,9
Insgesamt	53	100	52	100	31	100	136	100

$\chi^2 = 15,08$ df = 8   deskr. p ≈ 0,06

Tabelle 66 A. Zusammenhang der Variablen „Kontakthäufigkeit der Patienten zum abwesenden Elternteil" und „Bezogene Individuation"

| | Bezogene Individuation | | | | | | | | | | | |
| | Ausstoßung | | | | Dialog | | | | Fusion | | Insgesamt | |
Kontakte	f	%	f	%	f	%	f	%	f	%	f	%
Kaum/kein	19	21,3	28	31,5	8	31,5	24	27,0	10	11,2	89	100
Regelmä-ßig	3	6,7	27	60,0	5	11,1	8	17,8	2	4,4	45	100
Insgesamt	22	16,4	55	41,0	13	9,7	32	23,8	12	9,0	134	100

$\chi^2 = 12,59$ df = 4   deskr. p $\approx$ 0,015

Tabelle 67 A. Zusammenhang zwischen der Variablen „Bezogene Individuation" und der Variablen „Einstellung zum ehemaligen Partner"

| Einstellung zum ehemaligen Partner | Bezogene Individuation | | | | | | | | | | | |
| | Ausstoßung | | | | Dialog | | | | Fusion | | Insgesamt | |
	f	%	f	%	f	%	f	%	f	%	f	%
Negativ	21	21,9	39	40,6	6	6,3	21	21,9	9	9,4	96	100
Neutral bis positiv	1	3,3	11	36,7	6	20,0	11	36,7	1	3,3	30	100
Insgesamt	22	17,5	50	39,7	12	9,5	32	25,4	10	7,9	126	100

$\chi^2 = 12,15$ df = 4   deskr. p $\approx$ 0,16

Tabelle 68 A. Zusammenhang zwischen der Variablen „Funktionale Kompetenz" und der Variablen „Einstellung zum ehemaligen Partner"

| Einstellung zum ehemaligen Partner | Funktionale Kompetenz | | | | | | | | | | | |
| | Rigide | | | | Flexibel | | | | Chaotisch | | Insgesamt | |
	f	%	f	%	f	%	f	%	f	%	f	%
Negativ	5	5.1	43	43,9	8	8,2	22	22,4	20	20,4	98	100
Neutral bis positiv	1	3,3	9	30,0	7	23,3	10	33,3	3	10,0	30	100
Insgesamt	6	4,7	52	40,6	15	11,7	32	25,0	23	18,0	128	100

$\chi^2 = 8,23$ df = 4   deskr. p $\approx$ 0,084

Tabelle 69 A.   Zusammenhang zwischen der Variablen „Psychiatrische Auffälligkeit der Eltern" und der Variablen „Kontakte zwischen den getrennten Eltern"

| Kontakte | Psychiatrische Auffälligkeit der Eltern | | | | | | | |
| | Keiner | | V. oder M. | | Beide | | Insgesamt | |
	f	%	f	%	f	%	f	%
Regelmäßig	22	40,7	7	12,1	2	8,7	31	23,0
Gelegentlich	7	13 0	17	29,3	4	17,4	28	20.7
Kaum bis nie	25	46,3	34	58,6	17	73,9	76	56,3
Insgesamt	54	100	58	100	23	100	135	100

$\chi^2 = 18,50$ df $= 4$ deskr. p $\approx 0,001$
Anmerkung: Bei 3 Patienten mit Elternverlust war der Datensatz unvollständig.

Tabelle 70 A.   Zusammenhang zwischen der Rekonstitution des Vater-Verlustes und der Variablen „Bezogene Individuation"

| Patienten mit Vater-Verlust | Bezogene Individuation | | | | | | | | | | | |
| | Ausstoßung | | | | Dialog | | | | Fusion | | Insgesamt | |
	f	%	f	%	f	%	f	%	f	%	f	%
rekonsti-tuiert	6	14,6	25	61,0	3	7,3	6	14,6	1	2,4	41	100
nicht rekonstit.	7	11,3	17	27,4	7	11,3	20	32,3	11	17,7	62	100
Insgesamt	13	12,6	42	40,8	10	9,7	26	25,2	12	11,6	103	100

$\chi^2 = 15,43$ df $= 4$ deskr. p $\approx 0,004$

Tabelle 71 A.   Beziehungen zwischen Stiefvater-Situation und sozioökonomischem Status

| Sozioöko-nomischer Status | Patienten ohne Elternverlust | | Patienten mit Stiefvätern | | Patienten ohne männliche Be-zugsperson | | Insgesamt | |
	f	%	f	%	f	%	f	%
Niedrig	201	68,4	22	55,0	54	84,4	277	69,6
Hoch	93	31,6	18	45,0	10	15,6	121	30,4
Insgesamt	294	100	40	100	64	100	398	100

$\chi^2 = 10,84$ df $= 2$ deskr. p $< 0,005$

Tabelle 72 A. Ausmaß der mütterlichen Erwerbstätigkeit in Abhängigkeit von der familiären Situation

	„Vollständige" Familie ohne EV		Mit alleinerziehender Mutter		Mit Stiefvater		Insgesamt	
	f	%	f	%	f	%	f	%
Im Haushalt tätig	152	53,7	21	33,3	16	40,0	189	49,0
Zeitweise erwerbstätig	80	28,3	13	20,6	16	40,0	109	28,2
Ganztags erwerbstätig	51	18,0	29	46,0	8	20,0	88	22,8
Insgesamt	283	100	63	100	40	100	386	100

$\chi^2 = 26,24$ $df = 4$ deskr. $p < 0,00003$

Tabelle 73 A. Zusammenhang zwischen den diagnostischen Gruppen und dem Geschlecht der 21 Patienten aus Stiefvater-Familien

Patienten aus Stiefvaterfam.	Diagnostische Gruppe							
	Internalisiert		Gemischt		Externalisiert		Insgesamt	
	f	%	f	%	f	%	f	%
Jungen	0	0,0	9	75,0	3	25,0	12	100
Mädchen	5	55,6	3	33,3	1	11,1	9	100
Insgesamt	5	23,8	12	57,1	4	19,0	21	100

$\chi^2 = 8,75$ $df = 2$ deskr. $p \approx 0,012$

Tabelle 74 A. Alpha-Werte der loglinearen Modelle für den Zusammenhang zwischen den Zielvariablen „Symptomatik" (A), und den Einflußvariablen Geschlecht (B), „Alter" (C), und „Elternverlust" (D)

				Diss.	Emot.	Kont.	Leist.	Körp.
2	ABC	ABD	ACD	0.61	1.00	0.76	0.69	0.75
3	ABC	ABD	---	0.51	0.94	0.75	0.89	0.75
4	ABC	---	ACD	0.63	0.98	0.74	0.57	0.58
5	---	ABD	ACD	0.58	1.00	0.81	0.70	0.51
6	ABC	AD	---	0.50	0.96	0.79	0.76	0.76
7	AC	ABD	---	0.52	0.97	0.80	0.90	0.66
8	---	AB	ACD	0.57	0.99	0.79	0.57	0.52
9	AB	AC	AD	**0.47**	0.97	0.83	0.76	0.72
10	AB	AC	---	0.01	0.81	0.74	0.83	0.91
11	AB	---	AD	0.39	**0.97**	0.38	0.74	0.49
12	---	AC	AD	0.06	0.91	**0.82**	0.63	0.77
13	AB	---	---	0.01	0.84	0.37	**0.82**	0.77
14	---	AC	---	0.00	0.73	0.74	0.76	**0.94**
15	---	---	AD	0.07	0.93	0.43	0.66	0.54
						Symptomatik		

Anmerkung: Hervorgehoben sind die α-Werte der für die jeweilige Symptomgruppe zu bevorzugenden Modelle. Die dazugehörigen Graphen zeigen die Abbildungen 15 a – 15 d.

Tabelle 75 A. Häufigkeit von Kontaktstörungen in Abhängigkeit vom Alter bei Elternverlust, der Stiefsituation und dem Alter bei der Vorstellung

Beschreibung der Patienten	n	Mit Kontakt-störungen	%
Alter ≤ 10 Jahre	203	45	22.2
≥ 11 Jahre	221	76	34.4
männlich	253	75	29.6
weiblich	171	46	26.9
mit EV	124	40	32.3
ohne EV	300	81	27.0
≤ 10 Jahre, ohne EV	146	32	21.9
≤ 10 Jahre, mit EV	57	13	22.8
≥ 11 Jahre, ohne EV	154	49	31.8
≥ 11 Jahre, mit EV	67	27	40.3
Patienten mit rekonstituiertem EV	56	17	30.6
Davon Alter bei EV ≤ 2 Jahre	22	6	27.3
Alter bei EV 3–6 Jahre	20	4	20.3.
Alter bei EV ≥ 7 Jahre	14	7	50.6
Patienten mit nicht rekonstituiertem EV	68	23	33.8
Davon Alter bei EV ≤ 2 Jahre	20	8	40.0
Alter bei EV 3–6 Jahre	20	7	35.0
Alter bei EV ≥ 7 Jahre	28	8	28.6
Davon ≥ 10 Jahre	39	16	41.0
Davon ≥ 10 Jahre, Alter bei EV ≥ 2 Jahre	7	5	71.4

Tabelle 76 A. Veränderungen der Haushaltsgemeinschaft in Abhängigkeit von der Person des abwesenden Elternteils

Änderung	Mutter-Verlust		Vater-Verlust		Verlust bei-der Eltern		Insgesamt	
	f	%	f	%	f	%	f	%
Keine	8	42,1	72	70,6	6	42,9	86	63,7
Im Haushalt	6	31,6	11	10,8	2	14,3	19	14,1
Des Haushalts	5	26,3	19	18,6	6	42,9	30	22,2
Insgesamt	19	100	102	100	14	100	135	100

$\chi^2 = 11,45$ df = 4   deskr. p ≈ 0,02

Anmerkung: Von 3 Patienten lagen keine vollständigen Daten vor.

Tabelle 77 A. Zusammenhang zwischen Veränderungen in der Haushaltsgemeinschaft und der Variablen „Psychiatrische Auffälligkeit der Eltern"

| | Psychiatrische Auffälligkeit | | | | | | | |
| | Bei keinem | | Bei V. od. M. | | Bei beiden | | Insgesamt | |
	f	%	f	%	f	%	f	%
Keine Änderung	39	70,9	56	54,4	9	39,1	104	57,5
Wechsel im Haushalt	7	12,7	16	15,5	4	17,4	27	14,9
Wechsel des Haushalts	9	16,4	31	30,1	10	43,5	50	27,6
Insgesamt	55	100	103	100	23	100	181	100

$\chi^2 = 8,39$ df $= 4$ deskr. p $\approx 0,08$

Tabelle 78 A. Vergleich zwischen der katamnestischen Ergebnisse bezüglich der Gesamtsituation und der symptombezogenen Katamnese

| | Gesamtsituation | | | | | | | |
| Symptombezoge-ne Katamnese | Gut | | Befriedigend | | Schlecht | | Insgesamt | |
	f	%	f	%	f	%	f	%
Gut	34	89,5	15	26,8	0	0,0	49	37,4
Befriedigend	4	10,5	36	64,3	11	29,7	51	38,9
Schlecht	0	0,0	5	8,9	26	70,3	31	23,7
Insgesamt	38	100	56	100	37	100	131	100

$\chi^2 = 109,09$ df $= 4$ deskr. p $\ll 0,00001$

Tabelle 79 A: Geschlechtsabhängigkeit der symptombezogenen Katamnese

| | Symptombezogene Katamnese | | | | | | | |
| Geschlecht | Gut | | Befriedigend | | Schlecht | | Insgesamt | |
	f	%	f	%	f	%	f	%
Männlich	21	26,9	38	48,7	19	24,4	78	100
Weiblich	28	52,8	13	24,5	12	22,6	53	100
Insgesamt	49	37,4	51	38,9	31	23,7	131	100

$\chi^2 = 10,45$ df $= 2$ deskr. p $\approx 0,005$

Tabelle 80 A. Zusammenhang zwischen der symptombezogenen Katamnese und den diagnostischen Gruppen

Katamnese	Diagnostische Gruppe							
	Internalisiert		Gemischt		Externalisiert		Insgesamt	
	f	%	f	%	f	%	f	%
Gut	22	47,8	13	32,5	1	7,1	36	36,0
Befriedigend	15	32,6	15	37,5	9	64,3	39	39,0
Schlecht	9	19,6	12	30,0	4	28,6	25	25,0
Insgesamt	46	100	40	100	14	100	100	100

$\chi^2 = 8,98$ $df = 4$ deskr. $p \approx 0,06$

Tabelle 81 A. Ergebnisse der Kurzzeitkatamnese (Gesamtsituation) bei ausgewählten klinisch-psychiatrischen Syndromen

ICD		Katamnese		
		Gut	Befriedigend	Schlecht
300	(Neurotische Störungen)	6	6	2
301	(Persönlichkeitsstörung)	0	0	4
307	(Spezielle nicht anderweitig klassifizierbare Symptome oder Syndrome)	9	12	8
307.1	(Anorexia nervosa)	2	4	0
307.2	(Tics)	2	1	2
307.6	(Enuresis)	1	2	3
307.7	(Enkopresis)	0	4	3
312	(Störung des Sozialverhaltens)	6	15	9
312.0	(Nicht sozialisiert)	2	5	2
312.3	(Mit emotionalen Störungen)	4	8	6
313	(Spezifische emotionale Störungen)	13	11	11
313.0	(Mit Angst und Furchtsamkeit)	4	1	1
313.3	(Mit Beziehungsschwierigkeiten)	4	2	5
314	(Hyperkinetische Syndrome)	6	10	9
314.0	(Mit Störung von Aktivität und Aufmerksamkeit)	3	3	2
314.2	(Mit Störung des Sozialverhaltens)	1	2	5

Tabelle 82 A.   Zusammenhang zwischen den katamnestischen Ergebnissen der Patienten mit Elternverlust und ihrer Zuordnung zu den Symptomgruppen

Gesamt-situation	Symptomgruppen													
	rein aggr. dissozial		rein emo- tional		reine Kon- taktstörg.		reine Lei- stungsstg.		rein körp. nahe Symp.		Kombin. aus 2 Gr.		Kombin. aus 3 Gr.		Nennungen insgesamt
	f	%	f	%	f	%	f	%	f	%	f	%	f	%	f	%
Gut	1	9,1	5	50,0	1	11,1	3	60,0	6	50,0	16	30,2	5	17,2	37	28,6
Befrie-digend	6	54,5	4	40,0	2	22,2	2	40,0	4	33,3	20	37,7	17	58,6	55	43,8
Schlecht	4	36,4	1	10,0	6	66,7	0	0,0	2	16,6	17	32,1	7	24,1	37	28,8
Insgesamt	11	100	10	100	9	100	5	100	12	100	53	100	29	100	129	100

$\chi^2 = 20,98$ df $= 12$ deskr. p $\approx 0,05$

Tabelle 83 A.   Zusammenhang zwischen den katamnestischen Ergebnissen und der Variablen „Alter bei Elternverlust"

Gesamt-situation	Alter bei Elternverlust (in Jahren)							
	≤ 2		3 bis 6		≥ 7		Insgesamt	
	f	%	f	%	f	%	f	%
Gut	10	23,8	10	21,7	18	41,9	38	29,0
Befriedigend	14	33,3	25	54,3	17	39,5	56	42,7
Schlecht	18	42,9	11	23,9	8	18,6	37	28,2
Insgesamt	42	100	46	100	43	100	131	100

$\chi^2 = 11,00$ df $= 4$ deskr. p $\approx 0,027$

Tabelle 84 A.   Zusammenhang zwischen den katamnestischen Ergebnissen und der Variablen „Funktionale Kompetenz"

Funktionale Kompetenz	Gesamtsituation							
	Gut		Befriedigend		Schlecht		Insgesamt	
	f	%	f	%	f	%	f	%
Rigide	1	20,0	3	60,0	1	20,0	5	100
	17	31,5	18	33,3	19	35,2	54	100
Flexibel	8	57,1	5	35,7	1	7,1	14	100
	8	25,8	18	58,1	5	16,1	31	100
Chaotisch	4	15,4	12	46,2	10	38,5	26	100
Insgesamt	38	29,2	56	43,1	36	27,7	130	100

$\chi^2 = 15,09$ df $= 8$ deskr. p $\approx 0,06$

Tabelle 85 A.   Loglineare Modelle

Modell (immer KABC, und . .)	Symptomatik				
	DIS	EMO	KON	LEI	KöR
ZK, ZA, ZB, ZC	0.31	0.62	0.41	0.91	0.56
ZK, ZA, ZB	0.34	0.63	0.45	0.91	0.58
ZK, ZA, ZC	0.38	0.70	0.50	0.94	0.61
ZK, ZB, ZC	0.17	0.48	0.25	0.66	0.32
ZA. ZB, ZC	0.32	0.20	0.45	0.92	0.50
ZK, ZA	0.41	**0.70**	0.53	0.93	**0.64**
ZK, ZB	0.20	0.51	0.29	0.69	0.37
ZK, ZC	0.22	0.56	0.32	0.74	0.39
ZA, ZB	0.39	0.22	0.47	0.92	0.53
ZA, ZC	0.40	0.25	0.52	**0.95**	0.58
ZB, ZC	0.18	0.10	0.26	0.71	0.30
ZK	0.25	**0.58**	0.36	0.75	0.44
ZA	**0.42**	0.27	**0.54**	**0.94**	**0.60**
ZB	0.21	0.12	0.29	0.74	0.33
ZC	0.24	0.14	0.33	0.78	0.37

Erläuterung: Hervorgehoben sind die jeweiligen Niveaus für Likelihood-ratio Chi-Quadrat der zu bevorzugenden Modelle.

K = Klinischer Faktor (Symptomatik) – dissozial-aggressiv
                                    – emotionale Symptome
                                    – Kontaktstörung
                                    – Leistungsstörung
                                    – körpernahe Symtomatik
A = Verdacht auf MCD
B = Elterliche Psychopathologie
C = Kontakt zwischen Eltern
Z = Katamnese

Tabelle 86 A.   Katamnestische Ergebnisse in Abhängigkeit von den Merkmalen „V.a.MCD" und der Symptomatik bei den Patienten mit Elternverlust

	n	Befriedigende Katamnese		Schlechte Katamnese	
		f		f	%
Alle Patienten	129	94	72,9	35	27,1
Patienten ohne Verdacht auf MCD	77	61	79,2	16	20,8
Patienten mit Verdacht auf MCD	52	33	63,5	19	36,5
Davon mit					
– dissozial-aggressiver Symptomatik	23	12	52,2	11	47,8
– emotionaler Symptomatik	15	13	86,7	2	13,3
– Kontaktstörung	21	16	76,2	5	23,8
– Leistungsstörung	17	12	70,6	5	29,4
– Körpernaher Symptomatik	20	11	55.0	9	45,0

Tabelle 87 A. Abhängigkeit der katamnestischen Ergebnisse von den Merkmalen „Kontaktstörung" und „V. a. MCD" bei Patienten mit Elternverlust

Patienten mit Kontaktstörungen	Befriedigende Katamnese		Schlechte Katamnese		n
	f	%	f	%	
Mit Verdacht auf MCD	16	76,2	5	23,8	21
Davon: Kein Kontakt zwischen den psychia- trisch unauffälligen Eltern	2	100	0	0	2
Kein Kontakt zwischen den psychia- trisch auffälligen Eltern	9	81,8	2	18,2	11
Mit Kontakt zwischen den psychia- trisch unauffälligen Eltern	2	66,7	1	33,3	3
Mit Kontakt zwischen den psychia- trisch auffälligen Eltern	3	60,0	2	40,0	5
Ohne Verdacht auf MCD	13	59,1	9	40,1	22
Davon: Kein Kontakt zwischen den psychia- trisch unauffälligen Eltern	3	60,0	2	40,0	5
Kein Kontakt zwischen den psychia- trisch auffälligen Eltern	7	50,0	7	50,0	14
Mit Kontakt zwischen den psychia- trisch unauffälligen Eltern	2	100	0	0	2
Mit Kontakt zwischen den psychia- trisch auffälligen Eltern	1	100	0	0	1

Tabelle 88 A. Katamnestische Ergebnisse bezüglich der Gesamtsituation: Vergleich zwischen den Patienten, bei denen eine Therapie durchgeführt wurde, und denen, die den therapeutischen Kontakt von sich aus abbrachen

	Gesamtsituation							
	Gut		Befriedigend		Schlecht		Insgesamt	
	f	%	f	%	f	%	f	%
„Abbrecher"	6	18,8	14	43,8	12	37,5	32	100
≥ 4 Termine	12	57,1	5	23,8	4	19,0	21	100
„Abbrecher"								
≥ 4 Termine	12	57,1	5	23,8	4	19,0	21	100
Insgesamt	18	34,0	19	35,8	16	30,2	53	100

$\chi^2 = 8,34$ df $= 2$ deskr. p $< 0,02$

Tabelle 89 A. Vergleich zwischen den Patienten, bei denen eine Therapie durchgeführt wurde, mit denen, die den therapeutischen Kontakt von sich aus abbrachen, bezüglich der Kontakthäufigkeit zwischen Patienten und abwesendem Elternteil

| | Kontakt zum abwesendem Elternteil | | | | | |
| | Kaum | | Regelmäßig | | Insgesamt | |
	f	%	f	%	f	%
„Abbrecher"	27	79,4	7	20,6	34	100
≥ 4 Termine	12	57,1	9	42,9	21	100
Insgesamt	39	70,9	16	29,1	55	100

$\chi^2 = 3,12$ df = 1   deskr. p < 0,08

Tabelle 90 A. Vergleich zwischen stationär und nicht stationär behandelten Patienten mit Elternverlust bezüglich des Ausmaßes der psychiatrischen Auffälligkeit bei ihren Eltern

| Therapieform | Psychiatrische Auffälligkeit bei den Eltern | | | | | | | |
| | Bei keinem | | Bei V. od. M. | | Bei beiden | | Insgesamt | |
	f	%	f	%	f	%	f	%
Stationär	8	14,5	12	20,7	12	52,2	32	23,5
Nicht stationär	47	85,5	46	79,3	11	47,8	104	76,5
Insgesamt	55	100	58	100	23	100	136	100

$\chi^2 = 13,22$ df = 2   deskr. p ≈ 0,001

Tabelle 91 A. Vergleich zwischen stationär und der nicht stationär behandelten Patienten mit Elternverlust bezüglich ihres sozioökonomischen Status

| Therapieform | Patienten mit Elternverlust | | | | | |
| | Niedriger SÖS | | Höherer SÖS | | Insgesamt | |
	f	%	f	%	f	%
Stationär	26	27,7	4	11,4	30	23,3
Nicht stationär	68	72,3	31	88,6	99	76,7
Insgesamt	94	100	35	100	129	100

$\chi^2 = 3,76$ df = 1   deskr. p ≈ 0,05

7 Literatur

Abelsohn, D. (1983): Dealing with the abdication dynamic in the post divorce family: A context for adolescent crisis. Family Process 22, 359–383.

Abraham, K. (1924): Versuch einer Entwicklungsgeschichte der Libido auf Grund der Psychoanalyse seelischer Störungen. In: Abraham, K.: Psychoanalytische Studien zur Charakterbildung und andere Schriften. Frankfurt: Fischer 1969, 113–183.

Abt, K. (1983a): Significance testing of many variables. Neuropsychobiology 9, 47–51.

Abt, K. (1983b): Deskriptive Statistik als eigenständige Methode der Biometrie. Referat, Biometrisches Seminar der Region Österreich – Schweiz der Internationalen Biometrischen Gesellschaft, Basel, 26.– 30.09.1983.

Achenbach, Th. M. (1978): The child behavior profile: I.Boys aged 6–11.Journal of Consulting and Clinical Psychology 46, 478–488.

Achenbach, Th. M. (1980): DSM-III in light of empirical research on the classification of child psychopathology. Journal of the American Academy of Child Psychiatry 19, 395–412.

Achenbach, Th. M., Edelbrock, C.S. (1978): The classification of child psychopathology: A review and analysis of empirical efforts. Psychological Bulletin 85, 1275–1301.

Achenbach, Th. M., Edelbrock, C.S. (1979): The child behavior profile: II. Boys aged 12–16 and girls aged 6–11 and 12–16.Journal of Consulting and Clinical Psychology 47, 223–233.

Adam, K.S., Bouckoms, A., Streiner, D. (1982): Parental loss and family stability in attempted suicide. Archives of General Psychiatry 39, 1081–1085.

Adams, P.L., Horovitz, J.H. (1980): Psychopathology and fatherlessness in poor boys. Child Psychiatry and Human Development 10, 135–143.

Adams, P.L., Milner, J.R., Schrepf, N.A. (1984): Fatherless children. New York: Wiley & Sons.

Ahrons, C.R. (1980a): Divorce: A crisis of family transition and change. Family Relations 29, 533–540.

Ahrons, C.R. (1980b): Joint custody arrangements in the postdivorce family. Journal of Divorce 3, 189–205.

Anderson, R.E. (1968): Where's Dad? Paternal deprivation and delinquency. Archives of General Psychiatry 18, 641–649.

Anthony, E.J., Benedek, T. (Hrsg.) (1970): Parenthood: Its psychology and psychopathology. Boston: Little, Brown.

Barner, S. (1980): Die Entwicklung der Kinderpsychiatrie in Frankreich. Von den Anfängen bis 1948.Freiburg: Schulz.

Barron, A.P., Earls, F. (1984): The relation of temperament and social factors to behavior problems in three-jear old children. Journal of Child Psychology and Psychiatry 25, 23–33.

Basch, M.F. (1981): Selbstobjekte und Selbstübertragungen. Vortrag am Kongreß für Selbstpsychologie. Berkeley, 3.10.1981, Deutsche Übertragung von U.May.

Bauer, A. (1986): Minimale cerebrale Dysfunktion und/oder Hyperaktivität im Kindesalter. Berlin, Heidelberg, New York, Tokyo: Springer.

Bauers, B., Reich, G., Adam, D. (1986): Scheidungsfamilien: Die Situation der Kinder und die familientherapeutische Behandlung. Praxis der Kinderpsychologie und Kinderpsychiatrie 35, 90–96.

Beck, B., Jungjohann, E.E. (1985): Zur Inanspruchnahme einer regionalen kinderpsychiatrischen Behandlungseinrichtung. Praxis der Kinderpsychologie und Kinderpsychiatrie 34, 187–195.

Beck, D., Lempp, R. (1969): Die Bedeutung nicht normaler Familienverhältnisse für die Entstehung und Art psychoreaktiver Störungen. Zeitschrift für Psychotherapie und medizinische Psychologie 19, 1-11.

Becker, S., Zons, R.S. (1975): Gedanken über Objektbeziehungspsychologie. In: Goeppert, S. (Hrsg.): Die Beziehungen zwischen Arzt und Patient. München: List.

Beckmann, D., Junker, H. (1973): Ehepaarstrukturen im Gießen-Test (GT). Zeitschrift für Psychotherapie und medizinische Psychologie 23, 140-150.

Belfer, M.L. (1979): The effects of foster homes and institutionalization on infants and children. In: Noshpitz, J.D. (Hrsg.): Basic Handbook of Child Psychiatry, Vol.4, Prevention and Current Issues. New York: Basic Books, 94-101.

Bendkower, J., Oggenfuss, F. (1980): Scheidungskinder in der Schule. Familiendynamik 5, 242-271.

Benedek, E.P., Benedek, R.S. (1979a): Joint custody: Solution or illusion? American Journal of Psychiatry 136, 1540-1544.

Benedek, R.S., Benedek, E.P. (1979b): Children of divorce: Can we meet their needs? Journal of Social Issues 35, 155 169.

Benedek, Th. (1959): Parenthood as a developmental phase. Journal of the American Psychoanalytical Association 7, 389-417.

Bennett, M. (1979): The emotional responses of husbands to suicide attempts by their wives. In: Cook, M., Wilson, G. (Hrsg.): Love and attraction. Oxford: Pergamon Press, 205 206.

Berg, B., Kelly, R. (1979): The measured self-esteem of children from broken, rejected, and accepted families. Journal of Divorce 2, 363-369.

Berger, B., Berger, P.L. (1983): In Verteidigung der bürgerlichen Familie: S.Fischer 1984.

Berger, P.L., Kellner, H. (1964): Die Ehe und die Konstruktion der Wirklichkeit. Soziale Welt 16, 1965, 220-235.

Bergmann, M.S. (1980): On the intrapsychic function of falling in love. Psychoanalytical Quarterly 49, 56-77.

Bergquist, B. (1984): The remarried family: An annotated bibliography, 1979-1982. Family Process 23, 107-119.

Berlinsky, E.B., Biller, H.B. (1982): Parental death and psychological development. Lexington (Mass.): Lexington Books.

Biermann, G., Biermann, R. (1978): Scheidungskinder. Praxis der Kinderpsychologie und Kinderpsychiatrie 27, 221-234.

Bion, W. (1959): Erfahrungen in Gruppen und andere Schriften. Stuttgart: Klett 1971.

Birtchnell, J. (1980): Women whose mothers died in childhood: An outcome study. Psychological Medicine 10, 699-713.

Bishop, Y.M.M., Fienberg, S.E., Holland, P.W. (1975): Discrete multivariate analysis: Theory and practice. Cambridge: MIT-Press.

Blanck, R. (1986): Die Funktion der Objektrepräsentanzen. Psychotherapie und medizinische Psychologie 36, 1-7.

Blanck, R., Blanck, G. (1968): Ehe und seelische Entwicklung. Stuttgart: Klett-Cotta 1978.

Blanz, B., Geisel, B., Laucht, M., Esser, G., Schmidt, M.H. (1986): Zur Rolle des Vaters in der Entwicklung von Kindern im Schulalter. Ergebnisse einer epidemiologischen Studie. Zeitschrift für Kinder- und Jugendpsychiatrie 14, 5-31.

Blechman, E.A. (1982): Are children with one parent at psychological risk? A methodological review. Journal of Marriage and the Family 44, 179-195.

Blos, P. (1962): Adoleszenz. Eine psychoanalytische Interpretation. Stuttgart: Klett-Cotta 1978.

Bohman, M. (1980): Adoptivkinder und ihre Familien. Göttingen: Vandenhoeck & Ruprecht.

Bohman, M., Sigvardsson, S. (1984): Adoption als Präventionsinstrument. Neuere Ergebnisse der Adoptionsforschung. In: Remschmidt, H. (Hrsg.): Psychotherapie mit Kindern, Jugendlichen und Familien, Bd.2. Stuttgart: Enke, 151-168.

Boszormenyi-Nagy, I. (1981): Kontextuelle Psychotherapie - Therapeutische Strategien zur Schaffung von Vertrauen. Familiendynamik 6, 176-195.

Boszormenyi-Nagy, I., Spark, G. (1973): Unsichtbare Bindungen. Die Dynamik familiärer Systeme. Stuttgart: Klett-Cotta 1981.

Bowen, M. (1961): The family as the unit of study and treatment. I. Family psychotherapy. American Journal of Orthopsychiatry 31, 40-60.

Bowlby, J. (1969): Bindung. Eine Analyse der Mutter-Kind-Beziehung. München: Kindler 1975.

Bowlby, J. (1973): Trennung. Psychische Schäden als Folge der Trennung von Mutter und Kind. München: Kindler 1976.

Bowlby, J. (1979): Das Glück und die Trauer. Herstellung und Lösung affektiver Bindungen. Stuttgart: Klett-Cotta 1982.

Bowlby, J. (1980): Verlust. Trauer und Depression. Frankfurt: Fischer 1983.

Brähler, E., Ernst, R., Brähler, C. (1986): Typische Paarbeziehungsstrukturen im Gießen-Test. Psychotherapie und medizinische Psychologie 36, 187–198.

Braiker, H. B., Kelley, H. H. (1979): Conflict in the development of close relationships. In: Burgess, R. L., Huston, T. L. (Hrsg.): Social exchange in developing relationships. New York: Wiley & Sons, 135–168.

Brazelton, T. B. (1986): Issues for working parents. American Journal of Orthopsychiatry 56, 14–25.

Brinich, P. M., Brinich, E. B. (1982): Adoption and adaptation. Journal of Nervous and Mental Diseases 170, 489–493.

Bronfenbrenner, U., Crouter, A. C. (1983): The evolution of environental models in developmental research. In: Mussen, P. H. (Hrsg.): Handbook of Child Psychology, Vol. I: History, Theory, and Methods. New York: Wiley & Sons, 357–414.

Brown, G. W., Harris, T., Copeland, J. R. (1977): Depression and loss. British Journal of Psychiatry 130, 1–18.

Brown, G. W., Harris, T. (1978): Social origins of depression: A study of psychiatric disorder in women. New York: The Free Press.

Brugha, T. S. (1984): Personal losses and deficiencies in social networks. Social Psychiatry 19, 69–74.

Brun, G. (1978): Conflicted parents: High and low vulnerability of children to divorce. In: Anthony, E. J., Koupernik, C., Chiland, C., Brun, G.: The Child in his Family, Vol. 4, New York: J. Wiley & Sons, 253–259.

Buddeberg, B. (1983): Kinder mißhandelter Frauen – Struktur und Dynamik von Mißhandlungsfamilien. Praxis der Kinderpsychologie und Kinderpsychiatrie 32, 273–277.

Büchler, P. (1978): Kinder aus unvollständigen Familien: Eine literarisch-empirische Vorstudie. Schweizer Zeitschrift für Soziologie 2, 33–69.

Bühler, H., Kächele, S. (1978): Die Ehescheidung als pathogener Faktor – eine kinder- und jugendpsychiatrische Untersuchung. Praxis der Kinderpsychologie und Kinderpsychiatrie 27, 296–300.

Burgner, M. (1985): The oedipal experience: Effects on development of an absent father. International Journal of Psycho-Analysis 66, 311–320.

Burke, W. F., Tansey, M. J. (1985): Projective identification and countertransference turmoil: Disruptions in the empathic process. Contemporary Psychoanalysis 21, 372–402.

Burlingham, D., Freud, A. (1944): Infants without families. London: Allen & Unwin.

Cain, A. C. (Hrsg.) (1972): Survivors of suicide. Springfield (Ill.): Thomas.

Cain, A. C., Fast, I. (1966a): The legacy of suicide. Psychiatry 29, 406–411.

Cain, A. C., Fast, I. (1966b): Children's disturbed reactions to parent suicide. American Journal of Orthopsychiatry 36, 873–880.

Calhoun, L. G., Selby, J. W., Gribble, C. M. (1979): Reactions to the family of the suicide. American Journal for Community Psychology 7, 571–575.

Caplan, M. G., Douglas, V. I. (1969): Incidence of parental loss in children with depressed mood. Journal of Child Psychology and Psychiatry 10, 225–232.

Carey, W. B., McDevitt, S. C., Baker, D. (1979): Differentiating minimal brain dysfunction and temperament. Developmental Medicine and Child Neurology 21, 765–772.

Cherlin, A. (1978): Remarriage as an incomplete institution. American Journal of Sociology 84, 634–650.

Clarke, A. M., Clarke, A. D. B. (1976): Early experience: Myth and evidence. London: Open Books.

Cohen, R. S., Cohler, B. J., Weissman, S. H. (Hrsg.) (1984): Parenthood. A Psychodynamic Perspective. New York, London: Guilford Press.

Cohen, R. S., Weissman, S. H. (1984): The parenting alliance. In: Cohen, R. S., Cohler, B. J., Weissman, S. H. (Hrsg.) (1984): Parenthood. A Psychodynamic Perspective. New York, London: Guilford Press, 33–49.

158 Literatur

Colletta, N.D. (1979): Support systems after divorce.: Incidence and impact. Journal of marriage and the family 41, 837–846.

Cooke, D.J., Hole, D.J. (1983): The aetiological importance of stressfull life events. British Journal of Psychiatry 143, 397–400.

Cooper, B. (1980): Die Rolle von Lebensereignissen bei der Entstehung von psychischen Erkrankungen. Nervenarzt 51, 321–331.

Corboz, R., Schmidt, M., Remschmidt, H., Schieber, P.M., Göbel, D. (1983): Gemeinsamkeiten und Differenzen der Inanspruchnahmepopulation dreier Kliniken: Artefakt oder Realität? Multiaxiale Klassifikation in Berlin, Mannheim und Zürich. In: Remschmidt, H., Schmidt, M. (Hrsg.): Multiaxiale Diagnostik in der Kinder- und Jugendpsychiatrie. Bern, Stuttgart, Wien: Huber, 77–109.

Coyne, J.C. (1983): Gibt es Holismus und Forschung gleichzeitig? Zeitschrift für systemische Therapie 1, 55–59.

Crook, Th., Eliot, J. (1980): Parental death during childhood and adult depression: A critical review of the literature. Psychological Bulletin 87, 252–259.

Crook, Th., Raskin, A. (1975): Association of childhood parental loss with attempted suicide and depression. Journal of Consulting and Clinical Psychology 43, 277–284.

Crosby, J.F., Gage, B.A., Raymond, M.C. (1983): The grief resolution process in divorce. Journal of Divorce 7, 3–18.

Csef, H., Wyss, D. (1985): Die Bedeutung von Bindung und Trennung für die Entstehung von Krankheiten. Nervenarzt 56, 245–251.

Daniels, D., Plomin, R. (1985): Differential experience of siblings in the same family. Developmental Psychology 21, 747–760.

David, J. (1960): Von Bürde und Würde des Vaters in unserer Zeit. Orientierung. Katholische Blätter für weltanschauliche Information, Nr.9.

Dell, P.F., Appelbaum, A.S. (1977): Trigenerational enmeshment: Unresolved ties of single-parents to family of origin. American Journal of Orthopsychiatry 47, 52–59.

Derdeyn, A.P. (1978): A premarital contract: Blueprint for dissension or key to conflict resolution? Journal of Divorce 1, 303–314.

Derdeyn, A.P., Scott, E. (1984): Joint custody: A critical analysis and appraisal. American Journal of Orthopsychiatry 54, 199–209.

Deutsch, H. (1934): Über einen Typus der Pseudoaffektivität – „als ob". Internationale Zeitschrift für Psychoanalye 20, 323–335.

Dezernent für Jugend, Soziales und Wohnungswesen (Hrsg.) (1986): Jugendplan der Stadt Frankfurt am Main (Entwurf). Frankfurt.

Dicks, H.V. (1967): Marital tensions. New York: Basic Books.

Dilling, H., Balck, F., Bosch, G., Christiansen, U., Eckmann, F., Kaiser, K.-K., Kunze, H., Selheim, H., Spangenberg, H. (1983): Zur psychiatrischen Basisdokumentation. Nervenarzt 54, 262–267.

Donzelot, J. (1977): Die Ordnung der Familie. Frankfurt: Suhrkamp 1980.

Dorpat, T.L. (1972): Psychological effects of parental suicide on surviving children. In: Cain, A.C. (Hrsg.): Survivors of suicide. Springfield (Ill.): Thomas, 121–142.

Dorpat, T.L., Jackson, J.K., Ripley, H.S. (1965): Broken homes and attempted and completed suicide. Archives of General Psychiatry 12, 213–216.

Drescher, A., Fach, W. (1985): Lieben für den Staat? Über das Dilemma konservativer Familienpolitik. Zeitschrift für Soziologie 14, 5–12.

Duberman, L. (1975): The reconstituted family: A study of remarried couples and their children. Chicago: Nelson-Hall Publ.

Dührssen, A. (1984): Risikofaktoren für die neurotische Krankheitsentwicklung. Ein Beitrag zur psychoanalytischen Geneseforschung. Zeitschrift für psychosomatische Medizin 30, 18–42.

Edwards, J.N., Saunders, J.M. (1981): Coming apart: A model of the marital dissolution decision. Journal of Marriage and the Family 43, 379–389.

Eiduson, B.T. (1983): Conflict and stress in nontraditional families: Impact on children. American Journal of Orthopsychiatry 53, 426–435.

Elson, M. (1984): Parenthood and the transformations of narcissism. In: Cohen, R.S., Cohler, B.J., Weissman, S.H. (Hrsg.): Parenthood: A psychodynamic perspective. New York: Guilford Press, 297–314.

Emery, R. E., O'Leary, K. D. (1984): Marital discord and child behavior problems in a nonclinic sample. Journal of Abnormal Child Psychology 12, 411–420.

Engel, G. L. (1982): The biopsychosocial model and medical education. The New England Journal of Medicine 306, 802–805.

Erikson, E. H. (1959): Identität und Lebenszyklus. Frankfurt: Suhrkamp 1966.

Ermann, M. (1985): Die Fixierung in der frühen Triangulierung. Forum der Psychoanalyse 1, 93–110.

Ernst, C., Angst, J. (1983): Birth order. Its influence on personality. Berlin, Heidelberg, New York: Springer.

Ernst, C., Lempp, R. (1986): Diskussion zum Buch: Ernst, C., von Luckner, N.: Stellt die Frühkindheit die Weichen? Praxis der Kinderpsychologie und Kinderpsychiatrie 35, 64–71.

Ernst, C., von Luckner, N. (1985): Stellt die Frühkindheit die Weichen? Eine Kritik an der Lehre von der schicksalshaften Bedeutung erster Erlebnisse. Stuttgart: Enke.

Esser, G., Schmidt, M. H., Allehoff, W., Geisel, B. (1981): Zerebrale Funktionsstörungen bei Achtjährigen: Mehrebenenfalldefinition in einer epidemiologischen Untersuchung. Zeitschrift für Kinder- und Jugendpsychiatrie 9, 399–411.

Federn, P. (1929): Selbstmordprophylaxe in der Analyse. Zeitschrift für psychoanalytische Pädagogik 3, 379–389.

Fegert, J. M. (1986): Zur Vorgeschichte der Kinder- und Jugendpsychiatrie. Eine Übersicht zur Erforschung ideengeschichtlicher Aspekte kinderpsychiatrischen Denkens und Handelns. Zeitschrift für Kinder- und Jugendpsychiatrie 14, 126–144.

Felner, R. D., Stolberg, A., Cowen, E. L. (1975): Crisis events and school mental health referral patterns of young children. Journal on Consulting and Clinical Psychology 43, 305–310.

Filipp, S.-H. (1978): Aufbau und Wandel von Selbstschemata über die Lebensspanne. In: Oerter, R. (Hrsg.): Entwicklung als lebenslanger Prozeß. Hamburg: Hoffmann u. Campe, 111–135.

Filipp, S.-H. (Hrsg.) (1979): Selbstkonzeptforschung. Probleme, Befunde, Perspektiven. Stuttgart: Klett-Cotta.

Filipp, S.-H. (1981): Ein allgemeines Modell für die Analyse kritischer Lebensereignisse. In: Filipp, S.-H. (Hrsg.): Kritische Lebensereignisse. München – Wien – Baltimore: Urban & Schwarzenberg, 3–52.

Filipp, S.-H., Gräser, H. (1982): Psychologische Prävention im Umfeld kritischer Lebensereignisse. In: Brandtstätter, J., Eye, A. V. (Hrsg.): Psychologische Prävention. Bern, Stuttgart, Wien: Huber, 155–195.

Fine, S. (1980): Children in divorce, custody and access situations: The contribution of the mental health professional. Journal of Child Psychology and Psychiatry 21, 353–361.

Fischer, G. (1986): Empirische Forschung zur Wirkung von Traumata bei Kindern und Jugendlichen. Kritik und Informationen zu einem wieder aktuellen Thema. Psyche 40, 145–161.

Focken, A. (1978): Die Bedeutung der minimalen cerebralen Dysfunktion für die Entwicklung von Lern- und Verhaltensstörungen im Kindesalter. Medizinische Welt 29, 1349–1352.

Focken, A., Rossel, E., Wellstein, A., Appel, E., Costa, D. S., Palm, D. (1984): Wirken von Methylphenidat bei hyperkinetischen Kindern mit minimaler cerebraler Dysfunktion. Zeitschrift für Kinder- und Jugendpsychiatrie 12, 235–249.

Framo, J. L. (1980): Scheidung der Eltern – Zerreißprobe für die Kinder. Familiendynamik 5, 204–228.

Freud, S. (1917): Trauer und Melancholie. Gesammelte Werke, Bd. 10, S. 428–446. Frankfurt: S. Fischer.

Freud, S. (1921): Massenpsychologie und Ich-Analyse. Gesammelte Werke, Bd. 13, S. 71–161. Frankfurt: S. Fischer.

Fry, P. S., Grover, S. C. (1983): An exploration of the child's perspective: Children's perceptions of parental treatment, personal anxiety and attributions of blame in single-parent families. Journal of Psychiatric Treatment Evaluation 5, 353–362.

Fry, P. S., Trifiletti, R. J. (1983): An exploration of the adolescent's perspective: Perceptions of major stress dimensions in the single-parent family. Journal of Psychiatric Treatment Evaluation 5, 101–111.

Fthenakis, W. E. (1985): Väter. Zur Vater-Kind-Beziehung in verschiedenen Familienstrukturen. 2 Bde. München: Urban & Schwarzenberg.

Fthenakis, W. E., Niesel, R., Kunze, H. R. (1982): Ehescheidung. Konsequenzen für Eltern und Kinder. München: Urban & Schwarzenberg.

Foulkes, S. H. (1964): Gruppenanalytische Psychotherapie. München: Kindler 1974.

Furman, E. (1974): Ein Kind verwaist. Suttgart: Klett-Cotta 1977.

Furman, R. A. (1973): A child's capacity for mourning. In: Anthony, E. A., Koupernik, C. (eds.): The child in his family, Vol. II. New York: Wiley.

Furstenberg, F. F., Spanier, G. B. (1984): Recycling the family. Remarriage after divorce. Beverly Hills: Sage Publ.

Gardner, R. A. (1978): Social, legal, and therapeutic changes that should lessen the traumatic effects of divorce on children. Journal of the American Academy of Psychoanalysis 6, 231–247.

Garmezy, N. (1983): Stressors of childhood. In: Garmezy, N., Rutter, M. (Hrsg.): Stress, coping, and development in children. New York: McGraw-Hill, 43–84.

Gecas, V., Calonico, J. M., Thomas, D. L. (1974): The development of self-concept in the child: Mirror theory versus model theory. Journal of Social Psychology 92, 67–76.

Gill, H. S. (1986): Oedipal determinants in differential outcome of bereavement. British Journal of Medical Psychology 59, 21–25.

Glueck, S., Glueck, E. T. (1950): Unraveling juvenile delinquency. New York: Commenwealth Fund.

Goldner, V. (1985): Feminism and family therapy. Family Process 24, 31–47.

Goldsmith, J. (1980): Relationships between former spouses: Descriptive findings. Journal of Divorce 4, 1–20.

Goldstein, J., Freud, A., Solnit, A. J. (1979): Diesseits des Kindeswohls. Frankfurt: Suhrkamp.

Greenberg, E. F., Nay, W. R. (1982): The intergenerational transmission of marital instability reconsidered. Journal of Marriage and the Family 44, 335–347.

Greenson, R. R. (1959): The struggle against identification. Journal of the American Psychoanalytical Association 2, 200–217.

Grinberg, L. (1973): Projective identification and projective counter-identification in the dynamics of groups. In: Wolberg, L. R., Schwartz, E. K. (Hrsg.): Group therapy. An overview. New York: International Medical Book Corp.

Guidubaldi, J., Perry, J. D. (1984): Divorce, sociooeconomic status, and children's cognitive-social competence at school entry. American Journal of Orthopsychiatry 54, 459–468.

Gutschmidt, G. (1986): Kind und Beruf. Weinheim, München: Juventa.

Haffter, C. (1948): Kinder aus geschiedenen Ehen. Bern: Huber.

Hagnell, O., Kreitman, N. (1974): Mental illness in married pairs in a total population. British Journal of Psychiatry 125, 293–302.

Hechtman, L. (1981): Families of hyperactives. Research in Community and Mental Health 2, 275–292.

Heigl-Evers, A., Heigl, F. (1975): Der „implizite Ehevertrag" in seiner Bedeutung als theoretisches Konzept. Praxis der Psychotherapie 20, 25–34.

Heigl-Evers, A., Heigl, F. (1983): Die projektive Identifizierung – eines der Entstehensmechanismen psychosozialer Kompromißbildungen in Gruppen. Gruppenpsychotherapie und Gruppendynamik 18, 316–327.

Heinsohn, G., Knieper, R. (1974): Theorie des Familienrechts. Geschlechtsrollenaufhebung, Kindesvernachlässigung, Geburtenrückgang. Frankfurt: Suhrkamp

Held, T. (1984): Läßt sich die Wirklichkeit ausklammern? Zur psychischen Konstruktion von Wirklichkeit. Sozialpsychiatrische Informationen 14, 79–95.

Hemminger, H. (1982): Kindheit als Schicksal. Reinbek: Rowohlt.

Henseler, H. (1985): Kritische Bemerkungen zur Theorie des Narzißmus. In: Luft, H., Maass (Hrsg.): Narzißmus und Aggression. Hofheim/Wiesbaden 1985, 49–64.

Henslin, J. M. (1972): Selbstmord und die „signifikanten anderen". In: Steinert, H. (Hrsg.): Symbolische Interaktion. Stuttgart: Klett 1973, 88–100.

Herzog, E., Sudia, C. E. (1973): Children in fatherless families. In: Caldwell, B. M., Ricciuti, H. M. (Hrsg.): Review of child developmental research, Vol. III. Chicago: Chicago Univ. Press, 141–232.

Hess, R. D., Camara, K. A. (1979): Post-divorce family relationships as a mediating factors in the consequences of divorce for children. Journal of Social Issues 35, 79–96.

Hetherington, E. M. (1981): Children and divorce. In: Henderson, R. W. (Hrsg.): Parent-child interaction: Theory, research and prospect. New York: Academic Press, 33–58.

Hetherington, E.M., Cox, M., Cox, R. (1976): Divorced fathers. Family Coordinator 25, 417–428.

Hetherington, E.M., Cox, M., Cox, R. (1978): The aftermath of divorce. In: Stevens, J.R., Matthews, M. (Hrsg.): Motherchild father-child relationships. Washington: National Association for the Education of Young Children, 149–176.

Hetherington, E.M., Cox, M., Cox, R. (1979): Play and social interaction in children following divorce. Journal of Social Issues 35, 26–49.

Hetherington, E.M., Cox, M., Cox, R. (1982): Effects of divorce on parents and children. In: Lamb, M. (Hrsg.): Nontraditional families. Hillsdale (N.J.): Erlbaum.

Hilgard, J.R., Newman, M.F., Fisk, F. (1960): Strength of adult ego following childhood bereavement. American Journal of Orthopsychiatry 30, 788–798.

Hinkle, L.E. (1974): The effect of exposure to culture change, social change, and changes in interpersonal relationships on health. In: Dohrenwend, B.S., Dohrenwend, B.P. (Hrsg.): Stressful life events: Their nature and effects. New York: Wiley & Sons.

Höger, H.-Chr. (1983): Definitorische und diagnostische Probleme des Begriffs Minimale Zerebrale Dysfunktion. Praxis der Kinderpsychologie und Kinderpsychiatrie 32, 199–206.

Höger, H.-Chr., Quistorp, S., Bahr, J., Breull, A. (1984): Inanspruchnahme von Erziehungsberatungsstellen und kinderpsychiatrischen Polikliniken im Vergleich. Praxis der Kinderpsychologie und Kinderpsychiatrie 33, 264–271.

Hofer, M.A. (1984): Relationships as regulators: A psychobiologic perspective on bereavement. Psychosomatic Medicine 46, 183–197.

Hoffmann, L.W. (1974): Effects of maternal employment on the child. – A review of the research. Developmental Psychology 10, 204–210.

Hoffmann, S.O. (1986): Die Ethologie, das Realtrauma und die Neurose. Versuch einer Würdigung des Beitrags John Bowlbys zum Verständnis seelischer Störungen. Zeitschrift für psychosomatische Medizin 32, 8–26.

Hohage, R. (1985): Das Selbst zwischen Ambivalenz und Ambiguität. Forum der Psychoanalyse 1, 189–200.

Homburger, A. (1926): Vorlesungen über Psychopathologie des Kindesalters. Darmstadt: Wissenschaftliche Buchgesellschaft 1972.

Horn, A. (1985): Inanspruchnahme und Arbeitsweise der Ambulanz der Kinder- und Jugendpsychiatrie Viersen. Poster, 19. Wissenschaftliche Tagung der Deutschen Gesellschaft für Kinder- und Jugendpsychiatrie, Mannheim, 6.-8.5.1985.

Ihm, P. (1980): Explorative und konfirmatorische Datenanalyse – Gegensatz oder Ergänzung? In: Victor, N., Lehrmacher, W., Van Eimeren, W.: Explorative Datenanalyse. Berlin, Heidelberg, New York: Springer, 38–53.

Irving, H.H., Benjamin, M., Troche, N. (1984): Shared parenting: An empirical analysis utilyzing a large data base. Family Process 23, 561–569.

Isaacs, M.B. (1982): Helping Mom fail: A case of a stalemated divorcing process. Family Process 21, 225–234.

Jacobs, J.W. (1982): The effect of divorce on Fathers: An overview of the literature. American Journal of Psychiatry 139, 1235–1241.

Jacobs, J.W. (1983): Treatment of divorcing fathers: Social and psychotherapeutic considerations. American Journal of Psychiatry m140, 1294–1299.

Jacobs, J., Teicher, J.D. (1966): Broken homes and social isolation in attempted suicides of adolescents. International Journal of Social Psychiatry 13, 139–149.

Jacobson, D.S. (1978): The impact of marital separation/divorce on children: I. Parent-child separation and child adjustment. Journal of Divorce 1, 341–360.

Jacobson, D.S. (1978): The impact of marital separation/divorce on children: II. Interparent hostility and child adjustment. Journal of Divorce 2, 3–19.

Jacobson, D.S. (1978): The impact of marital separation/divorce on children: III. Parent-child communication and child adjustment, and regression analysis of findings from overall studies. Journal of Divorce 2, 175–194.

Jacobson, E. (1964): Das Selbst und die Welt der Objekte. Frankfurt: Suhrkamp 1973.

Jacobson, E. (1965): The return of the lost parent. In: Schur, M. (Hrsg.): Drives, Affects, Behavior. Vol. 2. New York: Int. Univ. Press, 193–211.

Jacoby, M. (1985): Individuation und Narzißmus. München: Pfeiffer.

Jensen, S. (1978): Interpenetration. Zum Verhältnis personaler und sozialer Systeme. Zeitschrift für Soziologie 7, 116–129.

Johnson, A., Szurek, S. A. (1952): The genesis of antisocial acting out in children and adults. Psychoanalytic Quarterly 21, 332–343.

Jungmann, J. (1980): Forschungsergebnisse zur Entwicklung von Adoptivkindern. Zeitschrift für Kinder- und Jugendpsychiatrie 8, 184–219.

Jungmann, J., Göbel, D., Remschmidt, H. (1978): Erfahrungen mit einer kinder- und jugendpsychiatrischen Basisdokumentation unter Berücksichtigung des multiaxialen Diagnosenschlüssels. Zeitschrift für Kinder- und Jugendpsychiatrie 6, 56–75.

Kagan, J. (1982): The emergence of self. Journal of Child Psychology and Psychiatry 23, 363–381.

Kagan, J. (1983 a): Epilogue: Classifications of the child. In: Mussen, P. H. (Hrsg.): Handbook of Child Psychology. 4. Aufl., Bd. I (History, theory, and methods). New York: Wiley & Sons, 527–560.

Kagan, J. (1983 b): Stress and coping in early development. In: Garmezy, N., Rutter, M. (Hrsg.): Stress, coping and development in children. New York: McGraw-Hill, 191–216.

Kalter, N. (1977): Children of divorce in a outpatient psychiatric population. American Journal of Orthopsychiatry 47, 40–51.

Kalter, N. (1984): Conjoint mother-daughter treatment. American Journal of Orthopsychiatry 54, 490–497.

Kalter, N., Rembar, J. (1981): The significance of a child's age at the time of parental divorce. American Journal of Orthopsychiatry 51, 85–100.

Kaltreider, N. B., Becker, T., Horovitz, M. J. (1984): Relationship testing after the loss of a parent. American Journal of Orthopsychiatry 54, 243–246.

Kaslow, F. W. (1984): Divorce: An evolutionary process of change in the family system. Journal of Divorce 7, 21–39.

Katschnig, H. (1980): Methodische Probleme der Life-Event-Forschung. Nervenarzt 51, 332–343.

Keilson, H. (1979): Sequentielle Traumatisierung bei Kindern. Stuttgart: Enke.

Kellam, S. G., Ensminger, M. E., Turner, R. J. (1977): Family structure and the mental health of children. Archives of General Psychiatry 34, 1012–1022.

Kelley, H. H. (1973): The process of causal attribution. American Psychologist 28, 107–128.

Kelly, G. A. (1955): Psychology of personal constructs. New York: Norton.

Kennard, J., Birtchnell, J. (1982): The mental health of early mother separated women. Acta Psychiatrica Scandinavica 65, 388–402.

Kernberg, O. F. (1975): Borderline-Störungen und pathologischer Narzißmus. Frankfurt: Suhrkamp 1978.

Kernberg, O. F. (1976): Objektbeziehungen und Praxis der Psychoanalyse. Stuttgart: Klett-Cotta 1981.

Kernberg, O. F. (1980): Love, the couple, and the group: A psychoanalytic frame. Psychoanalytic Quarterly 49, 78–108.

Keshet, H. F., Rosenthal, K. M. (1978): Fathering after marital separation. Social Work 23, 11–18.

Kestenbaum, C. J., Stone, M. H. (1976): The effects of fatherless homes upon daughters: Clinical impressions regarding paternal deprivation. Journal of the American Academy of Psychoanalysis 4, 171–190.

Kindt, H. (1971): Vorstufen der Entwicklung der Kinderpsychiatrie im 19. Jahrhundert. Freiburg: Schulz.

Kitson, G. C., Holmes, W. M., Sussman, M. B. (1983): A predictive tests of the exchange model of divorce. Journal of Divorce 7, 51–66.

Kitson, G. C., Langlie, J. K. (1984): Couples who file for divorce but change their minds. American Journal of Orthopsychiatry 54, 469–489.

Kitson, G. C., Lopota, H. Z., Holmes, W. M., Meyering, S. M. (1980): Divorcees and widows: Similarities and differences. American Journal of Orthopsychiatry 50, 291–301.

Klein, M. (1955): On identification. In: Klein, M., Heimann, P., Money-Kyrle, R. F. (eds.): New directions in psycho-analysis. London: Tavistock.

Kleining, G. (1975): Soziale Mobilität in der Bundesrepublik Deutschland. II. Status - oder Prestige - Mobilität. Kölner Zeitschrift für Soziologie und Sozialpsychologie 27, 273–292.

Kleining, G., Moore, H. (1968): Soziale Selbsteinstufung (SSE). Ein Instrument zur Messung sozialer Schichten. Kölner Zeitschrift für Soziologie und Sozialpsychologie 20, 502–552.

Klemann, M. (1981): Tod und Töten in Familien mit Selbstmord. Crisis 2, 27–36.

Klicpera, Chr., Schwarzbach, H., Warnke, A. (1985): Deprivation und ihre Folgen. In: Remschmidt, H., Schmidt, M.H. (Hrsg.): Kinder- und Jugendpsychiatrie in Klinik und Praxis. Bd. III: Alterstypische reaktive und neurotische Störungen. Stuttgart, New York: Thieme, 350–364.

König, K. (1982): Der interaktionale Anteil der Übertragung in Einzelanalyse und analytischer Gruppenpsychotherapie. Gruppenpsychotherapie und Gruppendynamik 18, 76–83.

König, K. (1984): Aspekte der Partnerwahl: Wie entsteht eine Familie? Praxis der Psychotherapie und Psychosomatik 29, 16–22.

König, K., Kreische, R. (1985a): Partnerwahl und Übertragung. Familiendynamik 10, 341–352.

König, K., Kreische, R. (1985b): Zum Verständnis von Paarbeziehungen aus psychoanalytischer Sicht. Forum der Psychoanalyse 1, 239–249.

König, K., Tischtau-Schröter, R. (1982): Der interaktionelle Anteil der Übertragung bei Partnerwahl und Partnerveränderung. Zeitschrift für psychosomatische Medizin 28, 266–279.

Kohut, H. (1971): Narzißmus. Frankfurt: Suhrkamp 1973.

Kohut, H. (1973): Überlegungen zum Narzißmus und zur narzißtischen Wut. Psyche 27, 513–554.

Kohut, H. (1977): Die Heilung des Selbst. Frankfurt: Suhrkamp: 1979.

Krähenbühl, V., Jellouschek, H., Kohaus-Jellouschek, M., Weber, R. (1986): Stieffamilien. Struktur – Entwicklung – Therapie. Freiburg: Lambertus.

Kressel, K., Jaffee, N., Tuchman, B., Watson, C., Deutsch, M. (1980): A typology of divorcing couples: Implications for mediation and the divorce process. Family Process 19, 101–116.

Kübler-Ross, E. (1969): Was können wir noch tun? Antworten auf Fragen nach Sterben und Tod. Stuttgart: Kreuz 1974.

Kühn, H. (1929): Psychologische Untersuchungen über das Stiefmutterproblem. Beihefte zur Zeitschrift für angewandte Psychologie, Heft 45. Leipzig: J.A. Barth.

Kulka, R.A., Weingarten, H. (1979): The long-term effects of parental divorce in childhood on adult adjustment. Journal of Social Issues 35, 50–78.

Kurdek, L.A., Blisk, D., Siesky, A.E. (1981): Correlates of children's long-term adjustment to their parents' divorce. Developmental Psychology 17, 565–579.

Kurdek, L.A., Siesky, A.E. (1980a): Children's perception of their parents' divorce. Journal of Divorce 3, 339–378.

Kurdek, L.A., Siesky, A.E. (1980b): Effects of divorce on children. The relationship between parent and child perspectives. Journal of Divorce 4, 85–99.

L'Abate, L. (1983): Aspekte des Reduktionismus: Lassen sich zirkuläre Modelle auf Linearität zurückführen? Zeitschrift für systemische Therapie 1, 39–54.

Laing, R.D. (1961): Das Selbst und die Anderen. Köln: Kiepenheuer & Witsch 1973.

Landolf, P. (1968): Kind ohne Vater. Bern, Stuttgart: Huber.

Langeheine, R. (1980): Log-lineare Modelle zur multivariaten Analyse qualitativer Daten. München, Wien: Oldenbourg.

Langenmayr, A. (1985): Geschwisterkonstellation aus empirischer und klinisch-psychologischer Sicht. Praxis der Kinderpsychologie und Kinderpsychiatrie 34, 254–256.

Langs, R. (1976): The therapeutic interaction. New York: J. Aronson.

Lassers, E., Lassers, W.J. (1985): Children and parents in the divorce court. American Journal of Psychoanalysis 45, 77–91.

Leahey, M. (1984): Findings from research on divorce: Implications for professionals' skill development. American Journal of Orthopsychiatry 54, 298–317.

Lemaire, J.-G. (1984): Paar und Familie als Widerstand und/oder als Mittel der Psychotherapie. Praxis der Psychotherapie und Psychosomatik 29, 7–15.

Lempp, R. (1978): Frühkindliche Hirnschädigung und Neurose. 3. Aufl., Bern, Stuttgart, Wien: Huber.

Lempp, R. (1986a): Diskussion mit C. Ernst über das Buch von Ernst u. von Luckner „Stellt die Frühkindheit die Weichen?". Praxis der Kinderpsychologie und Kinderpsychiatrie 35, 64–71.

Lempp, R. (1986b): Familie im Umbruch. München: Kösel.

Lempp, R., Rücker, D. (1973): Die kinder- und jugendpsychiatrische Problematik bei Kindern aus geschiedener Ehe. Zeitschrift für Kinder- und Jugendpsychiatrie 1, 25–36.

Lenzen, D. (1985): Mythologie der Kindheit. Reinbek: Rowohlt.

Levinger, G., Moles, O.C. (Hrsg.): Divorce and separation. New York: Basic Books.

Lonetto, R. (1980): Children's conceptions of death. New York: Springer.

Longfellow, C. (1979): Divorce in context: Its impact on children. In: Levinger, G., Moles, O.C. (Hrsg.): Divorce and Separation. New York: Basic Books, 287–306.

Lüders, W. (1975): Symbiose und Separation. Psyche 29, 1057–1077.

Luhmann, N. (1973): Vertrauen. Ein Mechanismus der Reduktion sozialer Komplexität. 2. Aufl., Stuttgart: Enke.

Luhmann, N. (1977): Interpenetration – Zum Verhältnis personaler und sozialer Systeme. Zeitschrift für Soziologie 6, 62–76.

Luhmann, N. (1982): Liebe als Passion. Zur Codierung von Intimität. Frankfurt: Suhrkamp.

Luhmann, N. (1984): Soziale Systeme. Grundriß einer allgemeinen Theorie. Frankfurt: Suhrkamp.

Maccoby, E.E., Martin, J.A. (1983): Socialization in the context of the family: Parent-child interaction. In: Mussen, P.H. (Hrsg.): Handbook of Child Psychology, Vol. IV: Socialization, personality, and social development. New York: Basic Books, 1–101.

Mace, G.S., Akins, F.R., Akins, D.L. (1981): The bereaved child. Analysis, education and treatment. An abstracted bibliography. New York: Plenum Press.

Mattejat, F. (1984): Psychische Störungen von Kindern und Jugendlichen als Ausdrucksformen familiärer Beziehungsmuster und Systemmerkmale: Zur empirischen Fundierung familientherapeutischer Kategorien. In: Remschmidt, H. (Hrsg.): Psychotherapie mit Kindern, Jugendlichen und Familien, Bd. I. Stuttgart: Enke, 29–43.

Mattejat, F. (1985a): Familie und psychische Störungen. Eine Übersicht zu den empirischen Grundlagen des familientherapeutischen Ansatzes. Stuttgart: Enke.

Mattejat, F. (1985b): Pathogene Familienmuster. Stuttgart: Enke.

Matussek, P., May, U. (1981): Verlustereignisse in der Kindheit als prädisponierende Faktoren für neurotische und psychotische Depressionen. Archiv für Psychiatrie und Nervenkrankheiten 229, 189–204.

McDermott, J.F. (1968): Parental divorce in early childhood. American Journal of Psychiatry 124, 1424–1432.

McDermott, J.F. (1970): Divorce and its psychiatric sequelae in children. Archives of General Psychiatry 23, 421–427.

McDermott, J.F., Wen-Shing Tseng, Char, W.F., Fukunaga, C.S. (1978): Child custody decision making. Journal of the American Academy of Child Psychiatry 17, 104–116.

McLoughlin, D., Whitfield, R. (1984): Adolescents and their experience of parental divorce. Journal of Adolescence 7, 155–170.

Meissner, W.W. (1978): The conceptualization of marriage and family dynamics from a psychoanalytic perspective. In: Paolino, T.J., McCrady, B.S. (Hrsg.): Marriage and marital therapy. New York: Brunner/Mazel, 25–88.

Mentzos, S. (1976): Interpersonale und institutionalisierte Abwehr. Frankfurt: Suhrkamp.

Mentzos, S. (1982): Neurotische Konfliktverarbeitung. München: Kindler.

Messinger, L. (1984): Remarriage. A family affair. New York: Plenum Press.

Minuchin, S., Baker, L., Rosman, B., Liebman, R., Milman, L., Todd, T. (1975): A conceptual model of psychosomatic illness in children. Archives of General Psychiatry 32, 1031–1035.

Mitchell, A.K. (1983): Adolescents' experiences of parental separation and divorce. Journel of Adolescence 6, 175–187.

Mitscherlich, A. (1963): Auf dem Weg zur vaterlosen Gesellschaft. München: Piper.

Monden-Engelhardt, Chr. (1986): Attribuierungserinnerungen und Selbstbeurteilungen in der Persönlichkeitsdiagnostik. Eschborn: Fachbuchhandlung für Psychologie.

Moore, D., Hotch, D.F. (1982): Parent - adolescent separation: The role of parental divorce. Journal of Youth and Adolescence 11, 115–119.

Morawetz, A. (1984): The single - parent family: An author's reflection. Family Process 23, 571–576.

Morrison, J.R. (1974): Parental divorce as a factor in childhood psychiatric illness. Comprehensive Psychiatry 15, 95–102.

Moss, S.Z., Moss, M.S. (1973): Separation as a death experience. Child Psychiatry und Human Development 3, 187–194.

Müller-Pozzi, H. (1985): Identifikation und Konflikt. Die Angst vor Liebesverlust und der Verzicht auf Individuation. Psyche 39, 877–904.

Muslin, H.L. (1984): On the resistance to parenthood: Considerations on the self of the father. In:

Cohen, R.S., Cohler, B.J., Weissman, S.H. (Hrsg.): Parenthood: A psychodynamic perspective. New York: Guilford Press, 315-325.

Nagera, H. (1970): Children's reactions to the death of important objects. Psychoanalytic Study of the Child 25, 360-400.

Neraal, T., Meyer, A., Brähler, E. (1984): Beziehungsmuster von Eltern gestörter Kinder. Partnerberatung 21, 90-105.

Nissen, G. (1974): Der psychische Hospitalismus. In: Harbauer, H., Lempp, R., Nissen, G., Strunk, P.: Lehrbuch der speziellen Kinder- und Jugendpsychiatrie. 2. Aufl., 73-81.

Nissen, G. (1986): Hermann Emminghaus. Ein Begründer der wissenschaftlichen Kinder- und Jugendpsychiatrie. Zeitschrift für Kinder- und Jugendpsychiatrie 14, 81-87.

Noam, G., Kegan, R. (1982): Soziale Kognition und Psychodynamik: Auf dem Weg zu einer klinischen Entwicklungspsychologie. In: Edelstein, W., Keller, M. (Hrsg.): Perspektivität und Interpretation. Beiträge zur Entwicklung des sozialen Verstehens. Frankfurt: Suhrkamp, 422-460.

Nye, F.I. (1979): Choice, exchange, and the family. In: Burr, W.R., Hill, R., Nye, F.I., Reiss, I.L. (Hrsg.): Contemporary theories about the family. Vol. II. New York: The Free Press, 1-41.

Ogden, T.H. (1979): On projective identification. Internal Journal of Psycho-Analysis 60, 357-373.

Ogden, T.H. (1983): The concept of internal object relations. International Journal of Psycho-Analysis 64, 227-241.

Olbrich, D., Bojanovsky, J. (1981): Psychiatrische Hospitalisierung bei Geschiedenen. Psychiatria Clinica 14, 56-65.

Olson, D.H., Sprenkle, D.H., Russell, C.S. (1979): Circumplex model of marital and family systems: I. Cohesion and adaptability dimensions, family types, and clinical applications. Family Process 18, 3-28.

Olson, D.H., Russell, C.S., Sprenkle, D.H. (1980): Circumplex model of marital and family systems: II. Empirical studies and clinical intervention. In: Vincent, H.P. (Hrsg.): Advances in family internvention, assessment and theory, Vol. I. Greenwich (Conn.): JAI Press, 129-179.

Oshman, H.P., Manosevitz, M. (1976): Father absence: Effects of stepfathers upon psychosocial development in males. Developmental Psychology 12, 479-480.

Oshman, H.P., Manosevitz, M. (1978): Death fantasies of fatherabsent and father-present late adolescents. Journal of Youth and Adolescence 7, 41-48.

Papoušek, H., Papoušek, M. (1983): Biological basis of social interactions: Implications of research for an understanding of behavioural deviance. Journal of Child Psychology and Psychiatry 24, 117-129.

Parens, H. (1975): Parenthood as a developmental Phase. Journal of the American Psychoanalytic Association 23, 154-165.

Paul, N.L. (1980): Die Scheidung als äußerer und innerer Prozeß. Familiendynamik 5, 229-241.

Perris, C., Arrindell, W.A., Perris, H., Eisemann, M., van der Ende, J., von Knorring, L. (1986): Perceived depriving parental rearing and depression. British Journal of Psychiatry 148, 170-175.

Perris, C., Holmgren, S., von Knorring, L., Perris, H. (1986): Parental loss by death in the early childhood of depressed patients and of their healthy siblings. British Journal of Psychiatry 148, 165-169.

Peterson, G.W., Leigh, G.K., Day, R.D. (1984): Family stress theory and the impact of divorce on children. Journal of Divorce 7, 1-20.

Pfeffer, C.R. (1981): Developmental issues among children of separation and divorce. In: Stuart, I.R., Abt, L.E. (Hrsg.): Children of separation and divorce. New York: Van Nostrand Reinhold, 20-32.

Pfohl, B., Stangl, D., Tsuang, M.T. (1983): The association between early parental loss and diagnosis in the Iowa 500. Archives of General Psychiatry 40, 965-967.

Philips, I. (1983): Opportunities for prevention in the practice of psychiatry. American Journal of Psychiatry 140, 389-395.

Pinderhughes, C.A. (1971): Somatic, psychic, and social sequelae of loss. Journal of the American Psychoanalytic Association 19, 670-696.

Pino, C.P. (1980): Research and clinical application of marital autopsy in divorce counseling. Journal of Divorce 4, 31-47.

Plunkett, J.W., Schaefer, M., Kalter, N., Okla, K., Schreier, S. (1986): Perceptions of quality of life following divorce: A study of children's prognostic thinking. Psychiatry 49, 1–12.

Porst, R. (1984): Haushalte und Familien 1982. Zur Erfassung und Beschreibung von Haushalts- und Familienstrukturen mit Hilfe repräsentativer Bevölkerungsumfragen. Zeitschrift für Soziologie 13, 165–175.

Poustka, F. (1984): Psychiatrische Störungen bei Kindern ausländischer Arbeitnehmer. Stuttgart: Enke.

Poustka, F., Schieber, P.M. (1983): Effekte ergänzender Beurteilungen zur kinder- und jugendpsychiatrischen Syndromdiagnose. In: Remschmidt, H., Schmidt, M. (Hrsg.): Multiaxiale Diagnostik in der Kinder- und Jugendpsychiatrie. Bern, Stuttgart, Wien: Huber, 111–125.

Price-Bonham, S., Wright, D.W., Pittman, J.F. (1983): Divorce: A frequent „Alternative" in the 1970s. In: Macklin, E.D., Rubin, R.H. (Hrsg.): Contemporary families and alternative lifestyles. Beverly Hills: Sage Publ., 125–146.

Pruchno, R.A., Blow, F.C., Smyer, M.A. (1984): Life events and interdepentend lives. Human Development 27, 31–41.

Reich, G., Bauers, B., Adam, D. (1986): Zur Familiendynamik von Scheidungen: Eine Untersuchung im mehrgenerationalen Kontext. Praxis der Kinderpsychologie und Kinderpsychiatrie 35, 42–50.

Reinhard, D.W. (1977): The reaction of adolescent boys and girls to the divorce of their parents. Journal of Clinical Child Psychology 6, 21–23.

Reinhard, H.G. (1984): Geschwisterposition, Persönlichkeit und psychische Störung bei Kindern und Jugendlichen. Praxis der Kinderpsychologie und Kinderpsychiatrie 33, 178–183.

Reinhard, H.G. (1985): Daseinsbewältigung und Personenverlust. Ein Beitrag zur Psychopathologie des Kindes- und Jugendalters. Nervenarzt 56, 252–258.

Reiss, D. (1981): The family's construction of reality. Cambridge (Mass.): Harvard University Press.

Reiss, D., Oliveri, M.E. (1983): The family's construction of social reality and its ties to its kin network: An exploration of causal direction. Journal of Marriage and the Family 45, 81–91.

Reiter, L. (1983): Gestörte Paarbeziehungen. Göttingen: Vandenhoeck & Ruprecht.

Remschmidt, H. (1983): Multiaxiale Klassifikation in der Kinder- und Jugendpsychiatrie. In: Remschmidt, H., Schmidt, M. (Hrsg.): Multiaxiale Diagnostik in der Kinder- und Jugendpsychiatrie. Bern, Stuttgart, Wien: Huber, 11–42.

Remschmidt, H., Mattejat, F. (1981): Zur Konstruktion von Einschätzungsskalen für Familiengespräche: Aspekte der Inter-Rater-Übereinstimmung. Zeitschrift für Kinder- und Jugendpsychiatrie 9, 288–316.

Remschmidt, H., Reimann, P., Mewe, F., Merschmann, W. (1974): Zur sozialen Schichtung eines kinder- und jugendpsychiatrischen Krankenguts. In: Nissen, G., Strunk, P. (Hrsg.): Seelische Fehlentwicklung im Kindesalter und Gesellschaftsstruktur. Neuwied: Luchterhand, 61–82.

Remschmidt, H., Schmidt, M. (Hrsg.) (1977): Multiaxiales Klassifikationsschema für psychiatrische Erkrankungen im Kindes- und Jugendalter nach Rutter, Shaffer und Sturge. Bern, Stuttgart, Wien: Huber.

Remschmidt, H., Schmidt, M., Göbel, D. (1983): Erprobungs- und Reliabilitätsstudie zum multiaxialen Klassifikationsschema für psychiatrische Erkrankungen im Kindes- und Jugendalter. In: Remschmidt, H., Schmidt, M. (Hrsg.): Multiaxiale Diagnostik in der Kinder- und Jugendpsychiatrie. Bern, Stuttgart, Wien: Huber, 43–75.

Richman, J., Rosenbaum, M. (1970): A clinical study of the role of hostility and death wishes by the family and society in suicidal attempts. Israel Annals of Psychiatry and Related Disciplines 8, 213–231.

Richter, H.-E. (1963): Eltern, Kind und Neurose. Stuttgart: Klett.

Rohde-Dachser, Chr. (1981): Dyade als Illusion? Überlegungen zu einigen Strukturbedingungen der Zweierbeziehung am Beispiel von Partnerschaft und Psychoanalyse. Zeitschrift für psychosomatische Medizin 27, 318–337.

Rosenbaum, H. (1982): Formen der Familie. Untersuchungen zum Zusammenhang von Familienverhältnissen, Sozialstruktur und sozialem Wandel in der deutschen Gesellschaft des 19. Jahrhunderts. Frankfurt: Suhrkamp.

Rosenbaum, M., Richman, J. (1970): Suicide: The role of hostility and death wishes from the family and significant others. American Journal of Psychiatry 126, 1652–1655.

Rosenthal, P. A. (1980): Short - term family therapy and pathological grief resolution with children and adolescents. Family Process 19, 151–159.

Rossel, E. (1985): Die Wirkung von Methylphenidat auf Aspekte der Aufmerksamkeit bei hyperkinetischen Kindern mit minimaler cerebraler Dysfunktion. Inaugural-Dissertation, Universität Frankfurt.

Rothberg, B. (1983): Joint custody: Parental problems and satisfactions. Family Process 22, 43–52.

Rotmann, M. (1978): Über die Bedeutung des Vaters in der „Wiederannäherungs-Phase". Psyche 32, 1105–1147.

Roussel, L. (1980): Ehen und Ehescheidungen. Familiendynamik 5, 186–203.

Rubinstein, M., Winston, A. (1976): Suicide and the participation of others. Diseases of the Nervous System 37, 534–536.

Rudestam, K. E. (1977): Physical and psychological responses to suicide in the family. Journal of Consulting and Clinical Psychology 45, 162–170.

Rudinger, G., Chaselon, F., Zimmermann, E. J., Henning, H. J. (1985): Qualitative Daten. Neue Wege sozialwissenschaftlicher Methodik. München: Urban & Schwarzenberg.

Rutter, M. (1966): Children of sick parents. London: Oxford University Press.

Rutter, M. (1979 a): Separation experiences: A new look at an old topic. Journal of Pediatrics 95, 147–154.

Rutter, M. (1979 b): Maternal deprivation, 1972–1978: New findings, new concepts, new approaches. Child Development 50, 283–305.

Rutter, M. (1979 c): Protective factors in children's response to stress and disadvantage. In: Kent, M. W., Rolf, J. E. (Hrsg.): Primary prevention of psychopathology. Vol. 3. Social competence in children. Hanover (N. H.): University Press of New England, 49–54.

Rutter, M. (1981 a): Social-emotional consequences of day care for preschool children. American Journal of Orthopsychiatry 26, 4–28.

Rutter, M. (1981 b): Maternal deprivation reassessed. 2. Aufl. New York: Penguin Books.

Rutter, M. (1983): Stress, coping, and development: Some issues and some questions. In: Garmezy, N., Rutter, M. (Hrsg.): Stress, coping, and development in children. New York: McGraw-Hill, 1–41.

Rutter, M. (1985): Family and school influences on behavioural development. Journal of Child Psychology and Psychiatry 26, 349–368.

Rutter, M., Shaffer, D., Shepherd, M. (1975): A multi-axial classification of child psychiatric disorders. Genf: WHO.

Rutter, M., Quinton, D. (1984): Parental psychiatric disorder: Effects on children. Psychological Medicine 14, 853–880.

Ryle, A. (1985): Cognitive theory, object relations and the self. British Journal of Medical Psychology 58, 1–7.

Sadow, L. (1984): The psychological origins of parenthood. In: Cohen, R. S., Cohler, B. J., Weissman, S. H. (Hrsg.): Parenthood: A psychodynamic perspective. New York: Guilford Press 285–296.

Sager, C. J. (1976): Marriage contracts and couple therapy. Hidden forces in intimate relationships. New York: Brunner/Mazel.

Sager, C. J., Brown, H. S., Crohn, H., Engel, T., Rodstein, E., Walker, L. (1983): Treating the remarried family. New York: Brunner/Mazel.

Sager, C. J., Grundlach, R., Kremer, M., Lenz, R., Royce, J. R. (1968): The married in treatment. Effects of psychoanalysis on the marital state. Archives of General Psychiatry 19, 205–217.

Salts, C. J. (1979): Divorce process: Integration of theory. Journal of Divorce 2, 233–240.

Sander, E., Isselstein, D. (1982): Familie ohne Vater - notwendigerweise ein Defizit oder möglicherweise eine Chance. Gruppenpsychotherapie und Gruppendynamik 18, 233–246.

Sander, L. W. (1983): Polarity, paradox, and the organizing process in development. In: Call, J. D., Galenson, E., Tyson, R. L. (Hrsg.): Frontiers of infant psychiatry. New York: Basic Books, 334–346.

Sandler, J., Rosenblatt, B. (1962): The concept of a representational world. Psychoanalytic Study of the Child 17, 128–145.

Schaub, H. A., Schaub-Harmsen, F. (1984): Einelternfamilien. Familiendynamik 9, 19–32.

Schleiffer, R. (1979): Suizidhandlung als Familientradition. Zeitschrift für Kinder- und Jugendpsychiatrie 7, 208–218.

Schleiffer, R. (1982a): Familienhistorische Anmerkungen zur Familientherapie. Familiendynamik 7, 19–30.

Schleiffer, R. (1982b): Zur Psychodynamik von Stieffamilien mit einem psychisch gestörten Kind. Praxis der Kinderpsychologie und Kinderpsychiatrie 31, 155–160.

Schleiffer, R. (1984): Systemtheoretische Psychopathologie der Entwicklung als verbindendes Konzept von Kinderpsychiatrie und Erwachsenenpsychiatrie. Referat, Universitätsnervenklinik Tübingen, 19.12.1984.

Schleiffer, R. (1985): Zur Bedeutung der historischen Familienforschung für den Familientherapeuten. In: Overbeck, G. (Hrsg.): Familien mit psychosomatisch kranken Kindern. Göttingen: Vandenhoeck & Ruprecht, 67–82.

Schleiffer, R. (1986): Systemtheoretische Psychopathologie und Konsequenzen für die psychiatrische Praxis. In: Schmitt, W. (Hrsg.): Systemtheorie und Psychiatrie. Saarbrücken, 16–29.

Schloß, G. (1984): Die Problematik der Life-Event-Forschung unter psychodynamischen Aspekten. Zeitschrift für psychosomatische Medizin 30, 214–231.

Schmidt, M. H. (1984): Psychotherapieforschung in der Kinder- und Jugendpsychiatrie. In: Remschmidt, H. (Hrsg.): Psychotherapie mit Kindern, Jugendlichen und Familien, Bd. 1. Stuttgart: Enke , 17–25.

Schmidt, M. H., Esser, G., Allehoff, B., Geisel, B., Laucht, M., Voll, R. (1982): Bedeutung zerebraler Dysfunktion bei Achtjährigen. Zeitschrift für Kinder- und Jugendpsychiatrie 10, 365–377.

Schmitt, B. D. (1977): Der Mythos „Minimal Brain Dysfunction". Supplemente der Pädiatrischen Praxis 18, 73–92.

Schultz, H. J. (Hrsg.) (1982): Vatersein. Stuttgart: Kreuz.

Schwarz, K. (1982): Bericht über die demographische Lage in der Bundesrepublik Deutschland. Zeitschrift für Bevölkerungswissenschaft, Heft 2, 120–223.

Schweitzer, J., Weber, G. (1985): Scheidung als Familienkrise und klinisches Problem - Ein Überblick über die neuere nordamerikanische Literatur. Praxis der Kinderpschologie und Kinderpsychiatrie 34, 44–49.

Sennett, R. (1977): Verfall und Ende des öffentlichen Lebens. Eine Tyrannei der Intimität. Frankfurt: S. Fischer 1983.

Shepherd, D. M., Barraclough, B. M. (1976): The aftermath of parental suicide for children. British Journal of Psychiatry 129, 267–276.

Shepherd, M. B., Oppenheim, B., Mitchell, S. (1973): Auffälliges Verhalten bei Kindern. Göttingen: Vandenhoeck & Ruprecht.

Sieber, M. (1978): Das leicht hirngeschädigte und das psychoreaktiv gestörte Kind. Bern, Stuttgart, Wien: Huber.

Simon, F. B. (1983): Linearität und Puritanismus - Das Selbstverständnis des Therapeuten und die Verwirrung des „Kausalitäts"-Begriffs. Familiendynamik 8, 309–312.

Simon, F. B., Stierlin, H. (1984): Die Sprache der Familientherapie. Ein Vokabular. Stuttgart: Klett-Cotta.

Smith, W. J. (1979): The foster child. In: Nospitz, J. D. (Hrsg.): Basic Handbook of Child Psychiatry, Vol. I: Development. New York: Basic Books, 348–356.

Sonne, J. C., Swirsky, D. (1981): Self - object considerations in marital therapy. In: Sholevar, G. P. (Hrsg.): The Handbook of Marriage and Marital Therapy. New York: Spectrum Publ., 77–101.

Spanier, G. B., Thompson, L. (1983): Relief and distress after marital separation. Journal of Divorce 7, 31–49.

Spann, O. (1904): Die Stiefvaterfamilie unehelichen Ursprungs. Zugleich eine Studie zur Methodologie der Unehelichkeits-Statistik. Zeitschrift für Sozialwissenschaft 7, 539–574.

Sperling, E. (1979a): Changing patterns of parenting. In: Noshpitz, J. D. (Hrsg.): Basic Handbook of Child Psychiatry, Vol. IV: Prevention and Current Issues. New York: Basic Books, 335–339.

Sperling, E. (1979b): Familientherapie unter Berücksichtigung des Dreigenerationenproblems. Psychotherapie und medizinische Psychologie 29, 207–213.

Sperling, E. (1980): Suizid und Familie. Gruppenpsychotherapie und Gruppendynamik 16, 24–34.

Sperling, E. (1985): Abschlußbericht über das Forschungsprojekt „Scheidungsfamilien in einer familiendynamischen Einrichtung". Manuskript, Göttingen.

Sprey, J. (1979): Conflict theory and the study of marriage and the family. In: Burr, W.R., Hill, R., Nye, F.I., Reiss, I.L. (Hrsg.): Contemporary theories about the family. Vol. II, 130–159.

Stampfli, L. (1952): Die unvollständige Familie. Dissertation der Rechts- und staatswissenschaftlichen Fakultät der Universität Zürich.

Statistisches Bundesamt (Hrsg.) (1982): Bevölkerung und Erwerbstägigkeit, Fachserie 1, Reihe 3: Haushalte und Familien 1981. Stuttgart, Mainz: Kohlhammer.

Statistisches Bundesamt (Hrsg.) (1982): Statistisches Jahrbuch 1982 für die Bundesrepublik Deutschland. Stuttgart, Mainz: Kohlhammer.

Stehr, N., Meja, V. (1982): Zur gegenwärtigen Lage wissenssoziologischer Konzeptionen. In: Stehr, N., Meja, V. (Hrsg.): Der Streit um die Wissenssoziologie. Bd.2, Frankfurt: Suhrkamp, 893–946.

Steinhausen, H.-Chr., Splimbergo, A., Bussewitz, F. (1984): Die stationäre Klientel in der Kinder- und Jugendpsychiatrie. Deutsches Ärzteblatt 81, 1944–1950.

Steinhausen, H.-Chr., Göbel, D. (1983): Anamnese Symptom – Diagnose. Strukturanalysen an einem kinder- und jugendpsychiatrischen Krankengut. In: Remschmidt, H., Schmidt, M. (Hrsg.): Multiaxiale Diagnostik in der Kinder- und Jugendpsychiatrie. Bern – Stuttgart – Wien: Huber, 127–153.

Stephen, T.D. (1984): Symbolic interdependence and post-break-up distress: A reformulation of the attachment construct. Journal of Divorce 8, 1–16.

Stierlin, H. (1959): Die Anpassung an die Realität der „stärkeren Persönlichkeit“. Einige Aspekte der symbiotischen Beziehung der Schizophrenen. In: Stierlin, H.: Von der Psychoanalyse zur Familientherapie. Stuttgart: Klett-Cotta 1975, 50–64.

Stierlin, H. (1971): Die Funktion innerer Objekte. Psyche 25, 81–99.

Stierlin, H., Rücker-Embden, I., Wetzel, N., Wirsching, M. (1977): Das erste Familiengespräch. Stuttgart: Klett-Cotta.

Stober, B. (1980): Kinder aus geschiedenen Ehen. Zeitschrift für Kinder- und Jugendpsychiatrie 8, 79–92.

Stober, B., Göhring, J., Günzler, G. (1984): Familiäre und Umgebungsbedingungen und suizidale Verhaltensweisen bei Kindern und Jugendlichen. In: Rudolf, G.A.E., Tölle, R. (Hrsg.): Prävention in der Psychiatrie. Berlin – Heidelberg – New York – Tokyo: Springer, 84–88.

Stolberg, A.L., Anker, J.M. (1984): Cognitive and behavioral changes in children resulting from parental divorce and consequent environmental changes. Journal of Divorce 7, 23–41.

Stone, L.J., Smith, H.T., Murphy, L.B. (1973): The competent infant: Research and commentary. New York: Basic Books.

Stuart, I.R., Abt, L.E. (Hrsg.) (1983): Children of separation and divorce. New York: Van Nostrand Reinhold.

Süllwold, F. (1979): Erinnerungen an Eigenschaftsattributierungen in Kindheit und Jugend. Zeitschrift für experimentelle und angewandte Psychologie 26, 365–387.

Sugar, M. (1970): Children of divorce. Pediatrics 46, 588–595.

Tennant, C., Bebbington, P., Hurry, J. (1980): Parental death in childhood and risk of adult depressive disorders: A review. Psychological Medicine 10, 289–299.

Tennant, C., Smith, A., Bebbington, P., Hurry, J. (1981): Parental loss in childhood. Archives of General Psychiatry 38, 309–314.

Terman, D.M. (1984): Affect and parenthood: The impact of the past upon the present. In: Cohen, R.S., Cohler, B.J., Weissman, S. (Hrsg.): Parenthood: A psychodynamic perspective. New York: Guilford Press, 326–337.

Thiesen-Hutter, M., Schirm, H. (1981): Motoskopische und psychologische Diagnostik bei leicht hirngeschädigten Kindern. In: Hellbrügge, Th. (Hrsg.): Klinische Sozialpädiatrie. Berlin, Heidelberg, New York: Springer, 183–190.

Thomä, H., Kächele, H. (1985): Lehrbuch der psychoanalytischen Therapie. Berlin, Heidelberg: Springer.

Thomas, A., Chess, S. (1984): Genesis and evolution of behavioral disorders from infancy to early adult life. American Journal of Psychiatry 141, 1–9.

Thompson, E.H., Congla, P.A. (1983): Single-parent families: In the mainstream of american society. In: Macklin, E.D., Rubin, R.H. (Hrsg.): Contemporary families and alternative lifestyles. Beverly Hills: Sage Publ., 97–124.

Thompson, L., Spanier, G. B. (1983): The end of marriage and acceptance of marital termination. Journal of Marriage and the Family 45, 103–113.

Tizard, B., Hodges, J. (1978): The effect of early institutional rearing on the development of eight year old children. Journal of Child Psychology and Psychiatry 19, 99–118.

Tooley, K. (1976): Antisocial behavior and social alienation post divorce: The „Man of the house" and his mother. American Journal of Orthopsychiatry 46, 33–43.

Tress, W. (1986): Die positive frühkindliche Bezugsperson – Der Schutz vor psychogenen Erkrankungen. Psychotherapie und medizinische Psychologie 36, 51–57.

Trost, J. (1982): Joint custody of children. Journal of Comparative Family Studies 13, 199–208.

Trunnell, T. L. (1968): The absent father's children's emotional disturbances. Archives of General Psychiatry 19, 180–188.

Tuckman, J., Regan, R. A. (1966): Intactnes of the home and behavioral problems in children. Journal of Child Psychology and Psychiatry 7, 225–233.

Ullmann, C. (1986): Lempps Meinungswandel zum Umgangsrecht. Zeitschrift für Kinder- und Jugendpsychiatrie 14, 88–94.

Upton, G. J. G. (1978): The analysis of cross-tabulated data. Chichester: Wiley & Sons.

Vaillant, G. E. (1985): Loss as a metaphor for attachment. American Journal of Psychoanalysis 45, 59–67.

Van Eerdewegh, M. M., Bieri, M. D., Parilla, R. H., Clayton, P. J. (1982): The bereaved child. British Journal of Psychiatry 140, 23–29.

Van Goor-Lambo, G. (1984): Wie zuverlässig ist die Achse V? Zeitschrift für Kinder- und Jugendpsychiatrie 12, 62–78.

Victor, N., Lehmacher, W., Van Eimeren, W. (1980): Explorative Datenanalyse. Berlin, Heidelberg, New York: Springer.

Visher, E. B., Visher, J. S. (1979): Stepfamilies: A guide to working with stepparents and stepchildren. New York: Brunner/Mazel.

Vogel, E. F., Bell, N. W. (1960): Das gefühlsgestörte Kind als Sündenbock der Familie. In: Bateson, G. u. a.: Schizophrenie und Familie. Frankfurt: Suhrkamp 1969, 245–273.

Von Münch, E. M. (1983): Zusammenleben ohne Trauschein. 2. Aufl., München: Deutscher Taschenbuch Verlag.

Walker, K. N., Messinger, L. (1979): Remarriage after divorce: Dissolution and reconstruction of family boundaries. Family Process 18, 185–192.

Walker, L., Brown, H., Crohn, H., Rodstein, E., Zeisel, E., Sager, C. J. (1979): An annotated bibliography of the remarried, the living together, and their children. Family Process 18, 193–212.

Wallerstein, J. S. (1984): Children of divorce: Preliminary report of a ten-year follow-up of young children. American Journal of Orthopsychiatry 54, 444–458.

Wallerstein, J. S. (1985): Children of divorce: Preliminary report of a ten-year follow-up of older children and adolescents. Journal of the American Academy of Child Psychiatry 24, 545–553.

Wallerstein, J. S. (1986): Women after divorce: Preliminary report of a ten-year follow-up. American Journal of Orthopsychiatry 56, 65–77.

Wallerstein, J. S., Kelly, J. B. (1975): The effects of parental divorce. Journal of the American Academy of Child Psychiatry 14, 600–616.

Wallerstein, J. S., Kelly, J. B. (1980): Surviving the break up: How children and parents cope with divorce. New York: Basic Books.

Watzlawick, P. (1976): Wie wirklich ist die Wirklichkeit? Wahn, Täuschung, Verstehen. München: Piper.

Watzlawick, P. (Hrsg.) (1981): Die erfundene Wirklichkeit. München: Piper.

Weiss, R. S. (1975): Trennung vom Ehepartner. Stuttgart: Klett-Cotta 1980.

Weiss, R. S. (1979): Growing up a little faster: The experience of growing up in a single-parent household. Journal of Social Issues 35, 97–111.

Weltner, J. S. (1982): A structural approach to the single-parent family. Family Process 21, 203–210.

Wendorf, D. J., Wendorf, R. J. (1985): A systemic view of family therapy ethics. Family Process 23, 443–460.

Wessel, W. (1984): Zur Wechselwirkung nicht-gewollter Schwangerschaften und Familienprozesse. Familiendynamik 9, 33–70.

Westman, J.C., Cline, D.W., Swift, W.J., Kramer, D.A. (1970): Role of child psychiatry in divorce. Archives of General Psychiatry 23, 416–420.

Whitacker, C.A., Miller, M.H. (1969): A reevaluation of „psychiatric help" when divorce impends. American Journal of Psychiatry 126, 611–618.

Wienforth, J. (1985): Suizidalität und Weitergabe von Todeserlebnissen in der Familie. Zeitschrift für psychosomatische Medizin 31, 365–379.

Wiesbauer, E. (1982): Das Kind als Objekt der Wissenschaft. Medizinische und psychologische Kinderforschung an der Wiener Universität 1800–1914. Wien – München: Löcker.

Willi, J. (1975): Die Zweierbeziehung. Reinbek: Rowohlt.

Willi, J. (1978): Therapie der Zweierbeziehung. Reinbek: Rowohlt.

Willi, J. (1984): The concept of collusion: A combined systemic-psychodynamic approach to marital therapy. Family Process 23, 177–185.

Willke, H. (1983): Methodologische Leitfragen systemtheoretischen Denkens: Annäherung an das Verhältnis von Intervention und System. Zeitschrift für systemische Therapie 1, 23–37.

Willke, H. (1984): Zum Problem der Intervention in selbstreferentielle Systeme. Zeitschrift für systemische Therapie 2, 191–200.

Wikler, L. (1980): Folie à famille: A family therapist's perspective. Family Process 19, 257–268.

Winnicott, D.W. (1956): Die Beziehung zwischen dem Geist und dem Leibseelischen. In: Winnicott, D.W.: Von der Kinderheilkunde zur Psychoanalyse. München: Kindler 1976, 161–178.

Wolfenstein, M. (1966): How is mourning possible? Psychoanalytic Study of the Child 21, 93–123.

Wolff, S., Acton, W.P. (1968): Characteristics of parents of disturbed children. British Journal of Psychiatry 114, 593–601.

Woodruff, R.A., Guze, S.B., Clayton, P.J. (1972): Divorce among psychiatric out-patients. Britisch Journal of Psychiatry 121, 289–292.

Zwiebel, R. (1984): Zur Klinik der projektiven Identifizierung. Materialien zur Psychoanalyse und analytisch orientierten Psychotherapie 10, 111–129.